Angelika Kirchmaier

Xundheit!
Genießen leicht gemacht

Die Inhalte dieses Buches wurden sorfältig recherchiert und erarbeitet. Dennoch können weder die Autorin noch der Verlag für die Angaben eine Haftung übernehmen. Das Buch erhebt keinen Anspruch auf wissenschaftliche Vollständigkeit.

Bibliografische Information Der Deutschen Nationalbibliothek
Die Deutsche Nationalbibliothek verzeichnet diese Publikation in der Deutschen Nationalbibliografie; detaillierte bibliografische Daten sind im Internet über http://dnb.d-nb.de abrufbar.

2. Auflage 2008

Umschlaggestaltung, Layout und digitale Gestaltung: Tyrolia-Verlag, Innsbruck
Fotos auf den Seiten 8, 9, 20, 23, 29, 35, 39, 44, 46, 48, 50, 51, 53, 55, 57, 62, 67, 68, 70, 71, 73, 74, 75, 76, 77, 79, 80, 83, 92, 97, 99, 101, 103, 109, 112, 113, 117, 120, 136, 142, 145, 147, 148, 151, 153, 163, 171, 173, 175, 176, 179, 181, 183, 185, 186, 189:
Thomas Trinkl, TNT Photodesign, A-6361 Hopfgarten,www.tntphotodesign.com
Fotos auf den Seiten 3, 47, 49, 95, 115, 116, 119, 122, 124, 135, 156, 166 sowie am Cover:
Ingram Publishing Ltd., Cheshire CH39PX.
Fotos auf den Seiten 10, 11, 12, 13, 15, 17, 28, 33, 40, 42, 45, 59, 61, 66, 81, 91, 94, 105, 121, 123, 125, 127, 129, 132, 137, 144, 161: Creativ collection
Verlag GmbH, D-Freiburg.
Foto S. 4 © ECHO Verlag, Innsbruck
Grafische Gestaltung der Symbole: Helga Rabl
Druck und Bindung: Finidr s. r. o., Czech republic
ISBN 978-3-7022-2790-6
E-Mail: buchverlag@tyrolia.at
Internet: www.tyrolia-verlag.at

Angelika Kirchmaier

Xundheit!

Genießen leicht gemacht

Der praktische Ratgeber für die gesunde Ernährung
Mit vielen Tipps und Rezepten

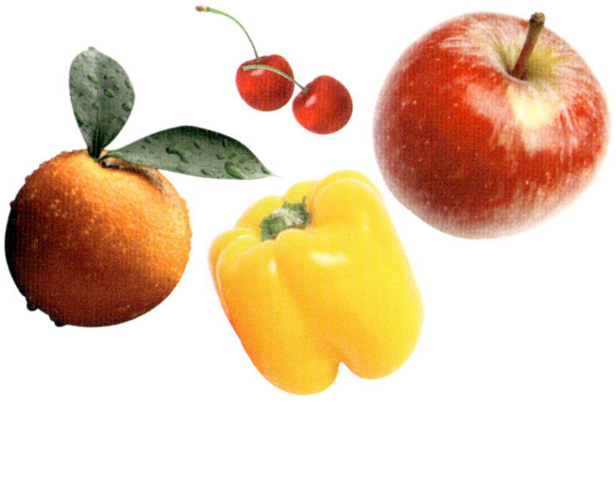

Tyrolia-Verlag · Innsbruck-Wien

Zu diesem Buch

Es war an einem Weihnachtstag vor ein paar Jahren im Verwandtenkreis. Am Tisch stand, wie das bei Weihnachtsbesuchen üblich ist, ein Teller mit Weihnachtskeksen. Mitten drin wunderbar mürbe Vanillekipferl. So ein schönes Vanillekipferl, hörte ich plötzlich eine in der Runde sagen, habe ähnlich viele Kalorien wie fünf Äpfel oder ein Kilo Karotten. Spätestens da habe ich gewusst: die Radio-Tirol-Ernährungstipps der Angelika Kirchmaier bleiben in Erinnerung. Denn es war, soweit ich mich erinnern kann, zwei oder gar drei Wochen her, dass Angelika Kirchmaier an einem Freitag (kurz nach elf) den Radio-Tirol-HörerInnen verraten hat, wie sie der weihnachtlichen Kalorienfalle entgehen könnten. Und in ähnlicher Weise könnte ich Ihnen viele Beispiele aufzählen, die ich mir im Lauf der Jahre dank der Aufnahmen mit Angelika Kirchmaier gemerkt habe. Wenn ich beim Einkaufen die Zutaten auf der Verpackungsrückseite anschaue – wissend, dass die Reihung auch der Mengenverteilung entspricht –, dann habe ich das irgendwann bei ihr gehört. Wenn ich seit ein paar Jahren die Kartoffeln besonders gerne in der Schale koche, weil sich so ihre Vitamine erhalten, dann habe ich das von Angelika gelernt. Viele dieser Tipps haben sich so eingeprägt, dass ich schon vergessen hatte, woher sie kommen. Beim Lesen des fertigen Buchmanuskriptes ist es mir wieder eingefallen.

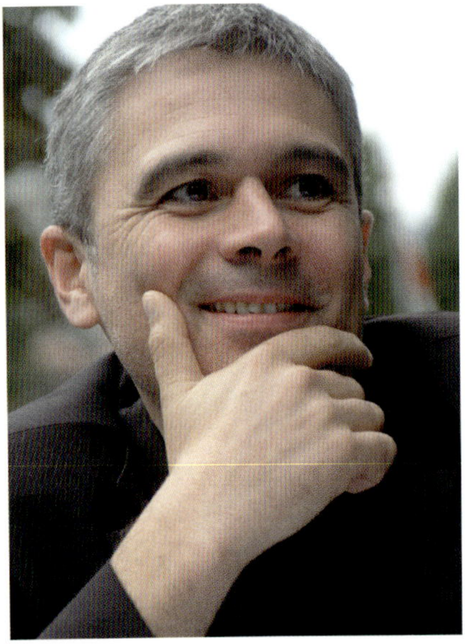

Vor kurzem hat der Verein für Konsumenteninformation die gängigsten der unzähligen Diätprogramme unter die Lupe genommen. Die getroffene Auswahl umfasste immer noch 80 verschiedene Diäten und das Ergebnis war ernüchternd. Die allermeisten Diäten halten nicht annähernd, was sie versprechen!

Die Radio-Tirol-Ernährungstipps von Angelika Kirchmaier versprechen kein neues Wunderheilmittel zum Abnehmen oder gar ein langes Leben dank der richtigen Ernährung. Wir wissen, dass das Humbug wäre.
Angelika Kirchmaier gibt handfeste Ratschläge für den Alltag, kompakt, einprägsam und klar formuliert. Sie brauchen kein langwieriges Diätprogramm studieren. Ihre Tipps prägen sich auch deshalb ein, weil wir immer erfahren, warum das so ist. Warum beispielsweise Preiselbeeren zum Wiener Schnitzel eine gesunde Beilage sind oder warum Rettich eine Medizin für den Alltag ist. Und warum teures Olivenöl nicht unbedingt gesünder sein muss.

Es hat schon lange eine kompakte Sammlung der Radio-Tirol-Ernährungstipps gefehlt, jetzt ist sie da und ich wünsche diesem Buch, dass es ein Standardwerk für die gesundheitsbewusste Küche wird.

Christoph Rohrbacher
Programmchef ORF Radio Tirol

Geleitwort

Nachdem das Thema Ernährung immer mehr an Bedeutung gewinnt, ist es erfreulich, dieses anschauliche und kurzweilige Buch in Händen zu halten.
Es ist ein Ratgeber, der ausgesprochen prägnant, fachlich richtig, aber auch leicht verständlich Interessantes für jedermann vermittelt.

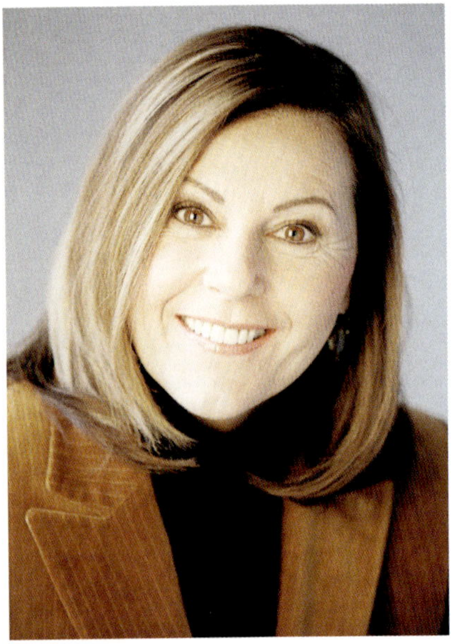

Beim Thema Essen und Trinken bestehen viele Unklarheiten: Was und wie viel soll ich essen?, Was ist gesund?, Wie kann ich mich vitaminreich ernähren? – Auf diese und viele andere Fragen erhalten wir hier fundierte Antworten. Leicht umsetzbare Tipps helfen einer gesunden Ernährung und Lebensweise näher zu kommen, die ja letztlich das A & O für gute Lebensqualität sind.

Der Autorin gelingt mit diesem Buch, was sie auch schon mit den Radio-Tirol-Ernährungstipps geschafft hat: Sie leistet einen wertvollen Beitrag zur Verbesserung des Ernährungsbewusstseins der Tiroler Bevölkerung.

Ihre
LHStv. Elisabeth Zanon

Nahrung ist die erste Medizin

Gerade die Ernährung hat in den letzten Jahren zunehmend an Bedeutung gewonnen. Sowohl in der Prävention als auch in der Therapie von verschiedensten Erkrankungen spielt die richtige Ernährung und Diätetik eine zentrale Rolle. Richtige Ernährung verlangt nach Kompetenz – und diese Kompetenz ist durch den Beruf der Diaetologen eindeutig gegeben. Diese Berufsgruppe ist prädestiniert, hohe wissenschaftliche Erkenntnisse in eine einfache Sprache zu bringen und somit den Betroffenen eine wichtige Hilfestellung zu geben.

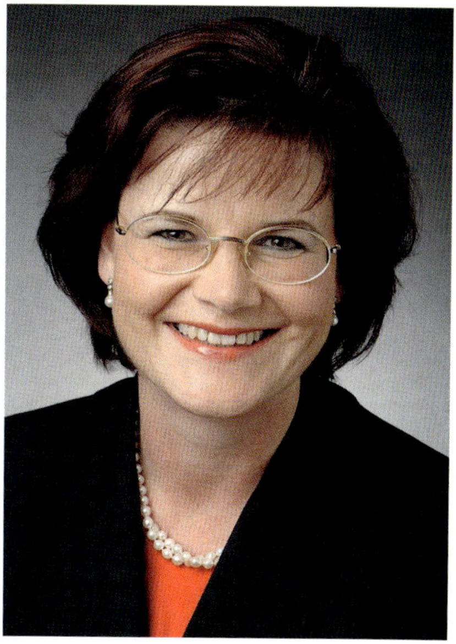

Gerade der Ernährungsbereich lockt sehr viele selbst ernannte „Experten", in der Beratung tätig zu werden. Oftmals wird dann Pseudowissen weitergegeben, ohne wissenschaftlichen und seriösen Hintergrund. Die Konsequenz daraus ist, dass viele Menschen sehr verunsichert werden.
Aus diesem Grund ist es mehr als zu begrüßen, dass dieses Buch entstanden ist. Die Autorin und Diaetologin Angelika Kirchmaier beantwortet seriös und kompetent die häufigsten Fragen aus der Ernährungspraxis in Kombination mit schmackhaften Rezepten.

Dieses Buch lege ich jedem ernährungsinteressierten Menschen ans Herz – denn Ernährung verlangt nach Kompetenz!
Das Motto unserer Berufsgruppe lautet nicht umsonst „Nahrung ist die erste Medizin". In diesem Sinne wünsche ich Ihnen eine spannende und informative Lektüre.

Andrea Hofbauer
Vorsitzende Verband der Diaetologen Österreichs

Vorwort

Wie alles entstand ...

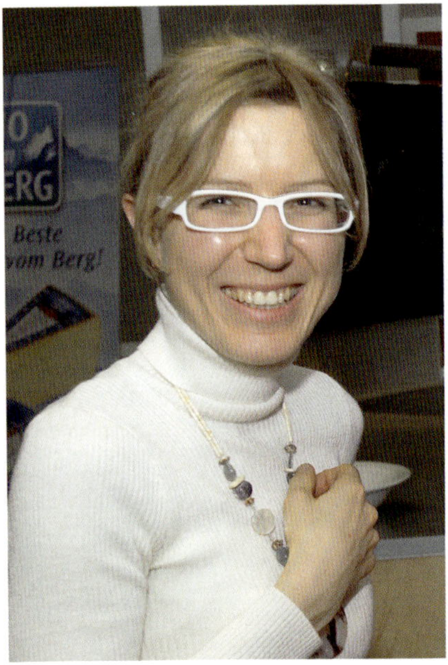

Im Dezember 2000 starteten wir im ORF Landesstudio Tirol mit dem Trockentraining für die Ernährungstipps. Sie können sich vielleicht vorstellen, wie nervös ich war.
Das erste Mal in einem Aufnahmestudio – Mikrofon, Atemtechnik, Stimmlage, all das hat mir ganz schön zugesetzt. Nur durch die wunderbare Unterstützung und die wertvollen Tipps von Programmleiter Christoph Rohrbacher und durch die Geduld von Herrn Sturm gelang es mir, diese Scheu ein wenig zu überwinden.
Im Januar 2001 war dann der Startschuss für die vielen Ernährungstipps, die ich Ihnen bis heute mitteilen durfte. Danke, dass Sie mir jeden Freitag kurz nach elf Ihr Ohr leihen, und vielen Dank für die vielen positiven Rückmeldungen!

Angelika Kirchmaier

Widmung

Dieses Buch widme ich allen Radio-Tirol-Hörerinnen und -Hörern. Es ist eine Ehre für mich, dass Sie mir jeden Freitag ein paar Minuten Ihrer Zeit schenken. Ihnen ist es zu verdanken, dass dieses Buch entstanden ist. Es ist schön, so ein Publikum, wie Sie es sind, zu haben.

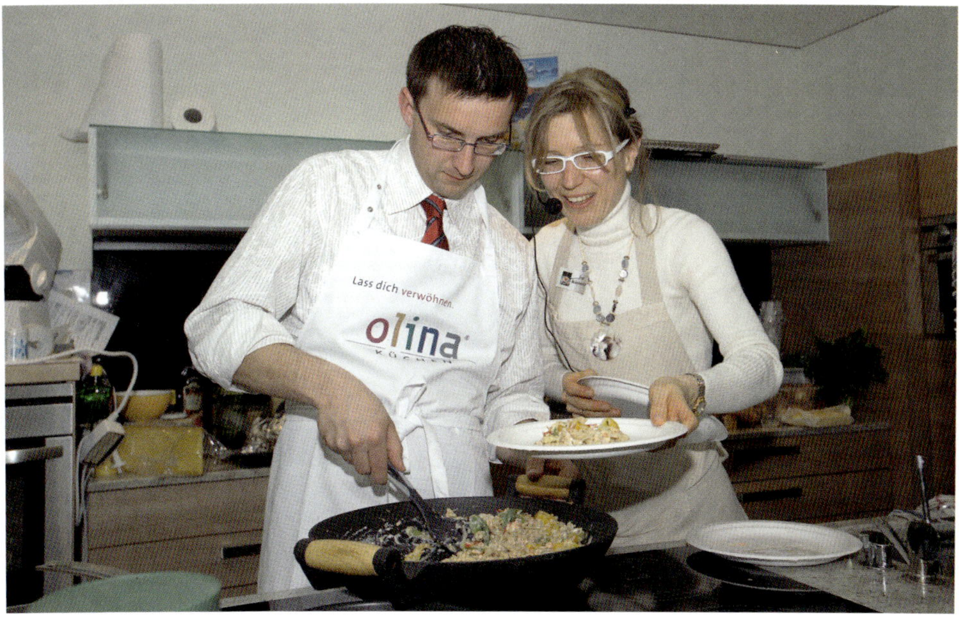

Danke

Danke, Didi und Celine, dass Ihr den Werdegang des Buches und das Verkosten der neuen Rezeptkreationen mit Geduld ertragen habt. Ihr seid mein Brunnen, aus dem ich schöpfen kann! Danke dafür! Danke auch meinem Schwager Walter für die umfangreiche Unterstützung bei der Organisation des Food-Fotoshootings!

Gesund essen – ja – aber wie?

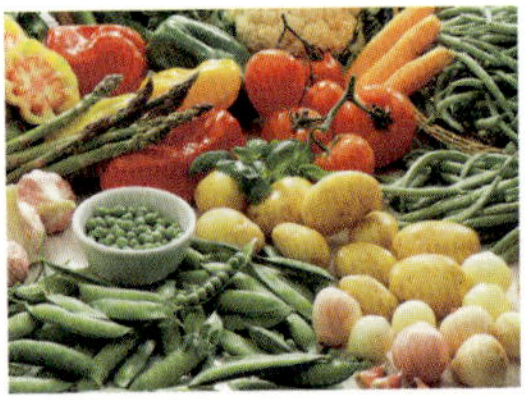

Trinken Sie sich fit!

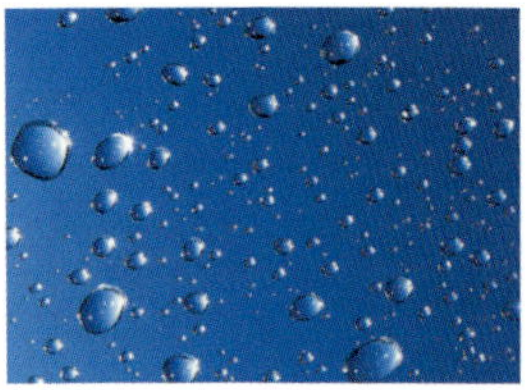

Saftiges Obst

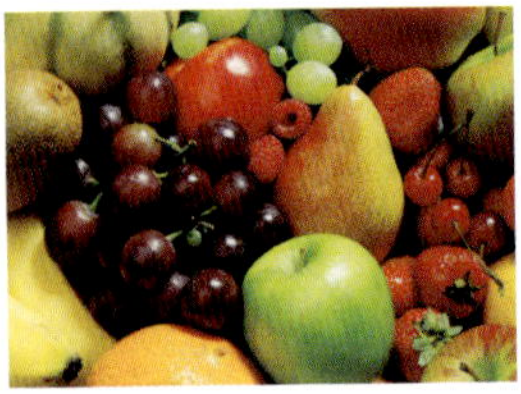

Tipps und Tricks rund um das liebe Gewicht . . . 125

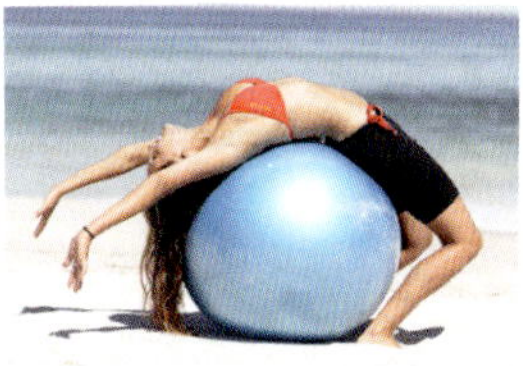

Hilfreiches aus der Ernährungsmedizin . . . 161

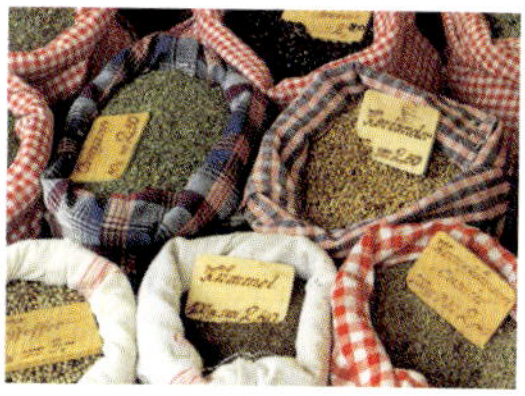

Zu den Rezepten 185

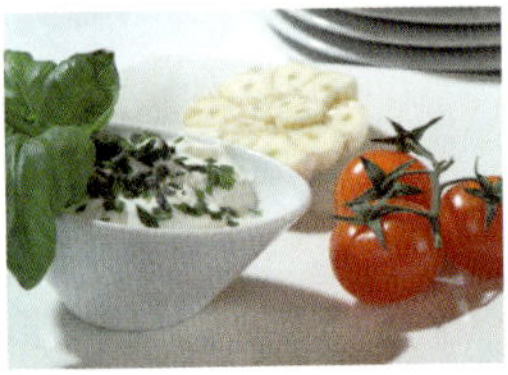

Anhang 196

Gesund essen – ja – aber wie?

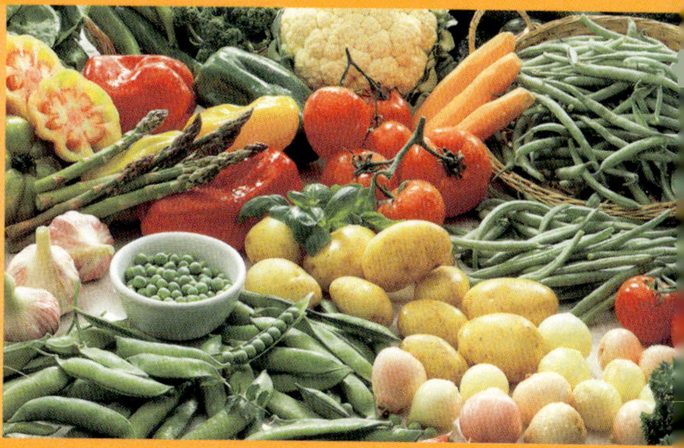

- *Stress beim Essen?*
- *Gesund essen – die Faustregel*
- *Fett ist nicht gleich Fett!*
- *Wirkstoffe, klein in der Dosis, riesengroß in der Wirkung*
- *So sind die Vitamine auch nach dem Garen noch im Gemüse!*

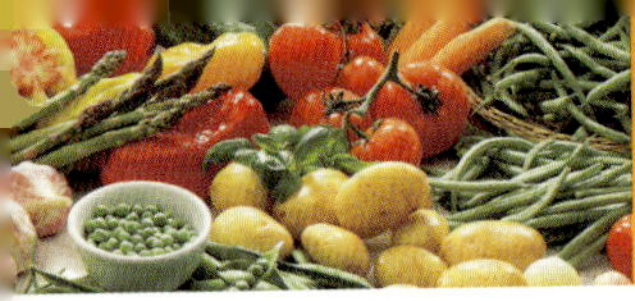

Gesund essen – ja – aber wie?

Eiweiß, Fett und Kohlenhydrate sprechen Sie nicht an? Kein Wunder, nur für Ernährungsexperten sind diese Begriffe Alltag. Warum also sich mit theoretischen Begriffen quälen, wenn die Praxis so nah liegt? Sind es doch Äpfel, Fleisch, Kartoffeln, Eis & Co, die uns den Tag versüßen. Wir verbinden Essen mit positiven Erlebnissen. Keine Hochzeit ohne ein festliches Mahl, kein Weihnachtsfest ohne Leckereien. Essen ist mehr als Ernährung. Essen ist pure Lebensqualität. Jeder, der aufgrund irgendeiner Erkrankung nicht alles essen kann, weiß, welche Einschränkung dahintersteckt.

Verbote sind heute bei gesunden Menschen out. Genuss ist in. Und das Beste daran, Genuss und gesundes Essen ergänzen sich wunderbar. Können Sie sich noch an die Körndlfutterzeit erinnern? Frischkornmüsli, Grünkernlaibchen, grobes Schrotbrot und Dinkelsüppchen sollten uns zum absoluten Energie- und Gesundheitskick verhelfen. Mancher dachte wohl, ich glaub', ich wäre ein Huhn? Und tatsächlich. Die Antwort auf dieses Körndlessen ließ nicht lange auf sich warten. Darmkrämpfe, Blähungen und Verdauungsbeschwerden waren der Beweis dafür, dass man es zu gut gemeint hatte. Obwohl jedes dieser Körndlgerichte solo betrachtet ein Jungbrunnen sein kann, so macht doch, wie Paracelsus schon sagte, die Dosis das Gift. Und genau darin liegt der springende Punkt. Sie können alles essen und trinken, egal ob Schweinebraten, Schnaps, Torten, Müsli oder Äpfel.

> Wichtig sind <

- die Dosierung
- die Kombination der Lebensmittel untereinander und
- die Herkunft, d. h. der Anbau der Pflanzen bzw. die Haltung der Tiere.

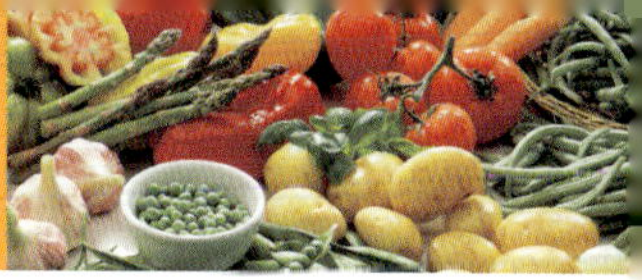

Dosierung?

Eine deftige XXL-Pizza am Abend einmal pro Monat genossen, raubt Ihnen maximal den Schlaf, nicht aber die Gesundheit. Wurstbrot zum Frühstück, Fleischkässemmel am Vormittag, Majonäsesemmel zu Mittag, „Fertigkuchen" am Nachmittag und eine kalte Wurstjause am Abend oder heute Schweinebraten, morgen Wiener Schnitzel mit Pommes und übermorgen Salami-Pizza? Es leuchtet jedem ein, dass das zu viel des Guten ist. Es fehlen der nötige Ausgleich und die richtige Kombination der Lebensmittel.

Richtige Kombination der Lebensmittel?

Ein Wiener Schnitzel wird durch Preiselbeeren, Kartoffeln und Endiviensalat zu einem fast vollwertigen Gericht, ein Wiener Schnitzel mit Pommes, Ketchup und Majonäse zu einer Bombe. Ähnlich verhält es sich beim Würstel. Ein Würstel mit Senf oder Kren, Vollkornweckerl, Salat und Mineralwasser oder Fruchtsaft kann durchaus als Abwechslung auf der Speisekarte stehen. Ein Würstel mit Pommes, Ketchup, Majonäse und Cola liefert nur eins: „fette, leere Kalorien".

Auf die richtige Dosierung, die Kombination und die Herkunft der Lebensmittel kommt es an.

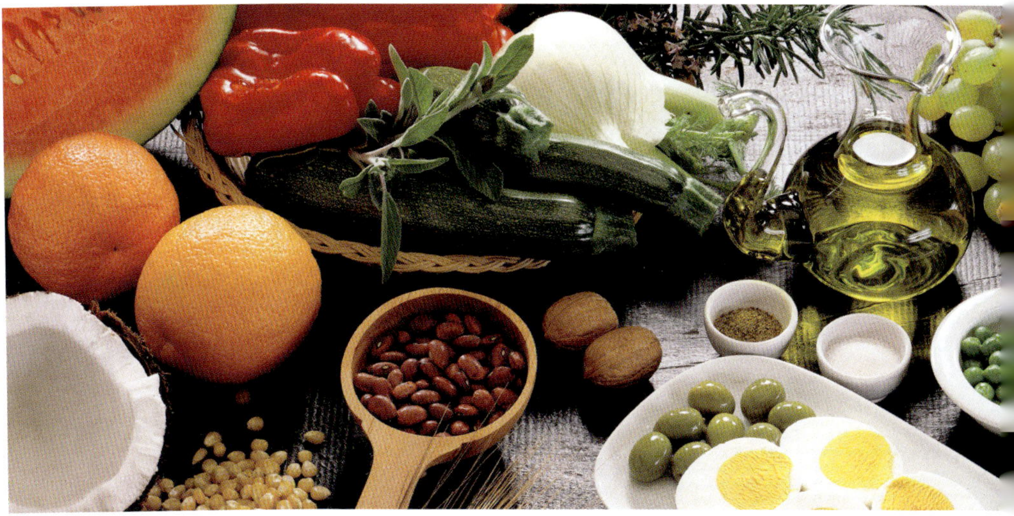

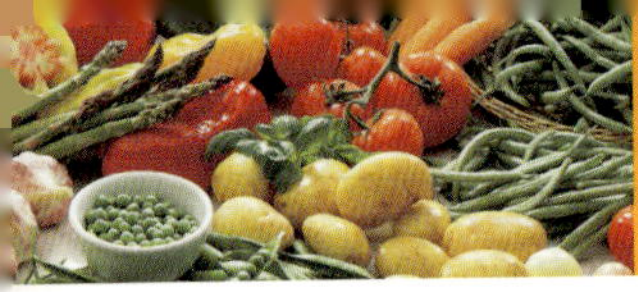

Herkunft der Lebensmittel?

Haben Sie Lust auf ein Quiz? Dann beantworten Sie bitte folgende Fragen!

Teil 1:

Welches Fleisch ist gesünder?

a) Schweinefleisch oder

b) Putenfleisch?

Teil 2:

Lesen Sie bitte folgenden Text und beantworten Sie dann die Frage noch einmal!

Die Pute stammt von einem konventionellen Betrieb mit automatischer Fütterung und vorwiegend Stallhaltung. Das Schwein lebt auf einem Bergbauernhof. Täglich darf das Schwein aus dem Stall in das Freie spazieren. Gefüttert wird das Schwein neben dem herkömmlichen Schweinefutter mit frischem Gras.

Welches Fleisch ist gesünder?

a) Schweinefleisch oder

b) Putenfleisch?

Haben Sie die erste Frage mit b) Putenfleisch beantwortet? Wahrscheinlich sind Sie bei der zweiten Frage ins Wanken gekommen. Und tatsächlich. Es stellt sich nicht die Frage, ob Schwein, Huhn, Pute, Rind, Kalb oder was es sonst noch alles gibt, viel wichtiger ist die Herkunft und Haltung der Tiere. Je nach Futter verändert sich die Fleischzusammensetzung und damit der Gesundheitswert. Frisches Gras, vor allem Almgras, Heu, Leinsamen und Raps im Futter bewirken einen sprunghaften Anstieg an gesunden Substanzen im Fleisch.

> Mal ehrlich <

Stellen Sie den Vergleich mit sich selber an. Wann fühlen Sie sich fitter und gesünder, wenn Sie täglich an die frische Luft kommen und ein stärkendes frisches Essen erhalten, oder wenn für Sie frische Luft ein Fremdwort und Fertiggerichte das tägliche Brot sind?

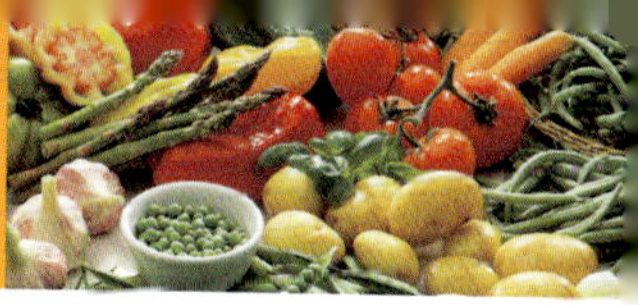

Stress beim Essen?

Es ist bekannt, dass erst nach rund 20 Minuten das Sättigungsgefühl eintritt. In 20 Minuten können Sie massenhaft Kalorien in sich hineinschaufeln, Sie können aber auch genießen und damit Kalorien sparen.

Lassen Sie Ihrem Körper Zeit, um die Energie langsam abzubauen. Ich vergleiche ein zu viel auf einmal gerne mit einem Kachelofen. Wenn Sie mehr Holz geholt haben, als Sie in Ihren Ofen legen können, bleibt ein Lager vor dem Ofen. Nun haben Sie zwei Möglichkeiten, immer wieder kleine Portionen nachlegen und das Lager wird aufgebraucht oder das Holz bleibt liegen und wenn Sie wieder Holz holen, wird das Lager immer größer. Bezogen auf Ihren Körper heißt das, Ihr Körper wird immer dicker und belasteter, wenn Sie zu viel in zu kurzer Zeit verspeisen.

> **> Tipp <**
>
> Gönnen Sie sich immer wieder Regenerations- und Reparaturphasen, um Ihren „Akku" lange gesund zu halten. Einem Akku wird auch eine längere Lebenszeit vorausgesagt, wenn er immer wieder vollständig entleert wird.

Genießen Sie Ihr Essen mit allen Sinnen!

Haben Sie Lust auf ein Experiment?

Sie benötigen

- 15 Minuten Zeit
- einen ruhigen angenehmen Essplatz
- Ihre Lieblingsspeise oder Ihr Lieblingslebensmittel, z. B. Schokolade, Wurst, Käse oder Knabbereien.

Los geht´s!

Richten Sie die Speise bzw. das Lebensmittel auf einem Teller schön an.

- **Schauen** Sie sich Ihr Lieblingsessen genau an. Betrachten Sie die Speise von allen Seiten. Wie schaut die Speise aus? Welche Farbe, welche Form hat die Speise?
- **Riechen** Sie an Ihrer Lieblingsspeise. Wie riecht Ihre Lieblingsspeise?
- **Betasten** Sie Ihre Lieblingsspeise. Entweder mit der Hand oder geben Sie ein Stück in den Mund und betasten Sie es mit Ihrer Zunge.

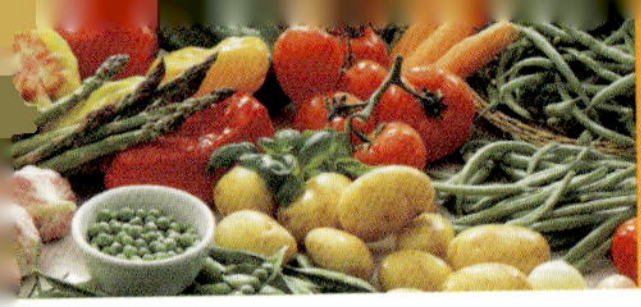

- **Hören** Sie auf die Kaugeräusche.
- Schieben Sie das Gericht im Mund hin und her, hinauf und hinab. **Schmecken** Sie mit allen Geschmacksrichtungen der Zunge. Kauen Sie die Speisen langsam und genießen Sie das Hinunterschlucken.

Wie war´s?

Zu umständlich, ungewohnt oder einfach genial?
Schlingen Sie den Rest des Essens hinunter, und zwar so schnell es geht. Wie viel Geruch und Geschmack haben Sie mitbekommen?

Auflösung:

Versuchen Sie bei jedem Essen alle Sinne einzusetzen. Sie werden sehen, die Speisen schmecken viel intensiver und Sie sind viel eher satt. Gleichzeitig gönnen Sie Ihrem Körper ausreichend Zeit,

Genießen Sie Ihr Essen mit allen Sinnen – dazu gehört auch ein schön gedeckter Tisch.

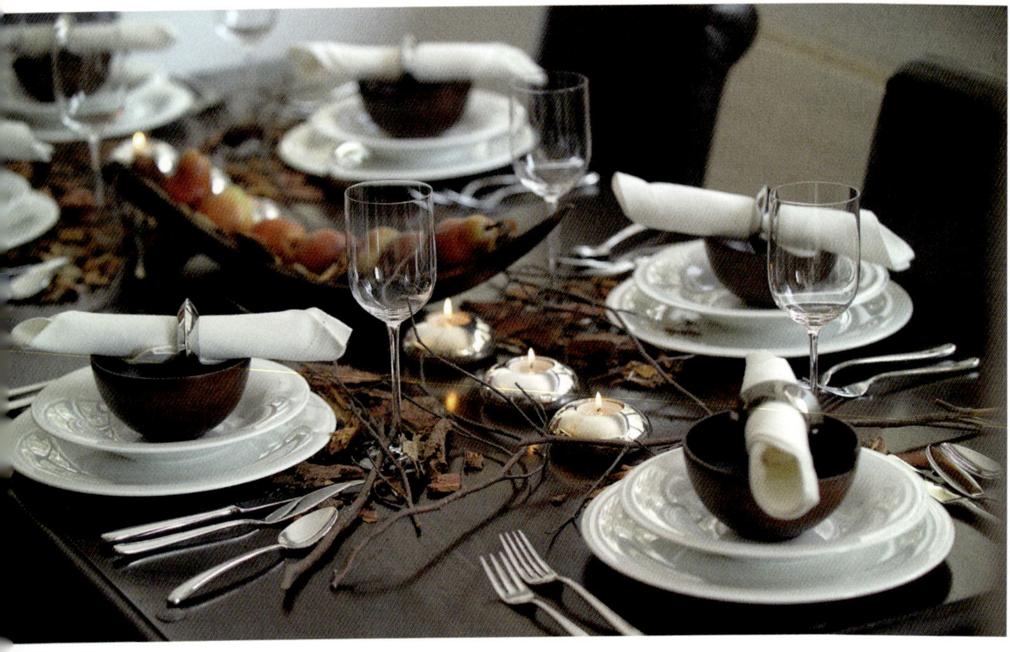

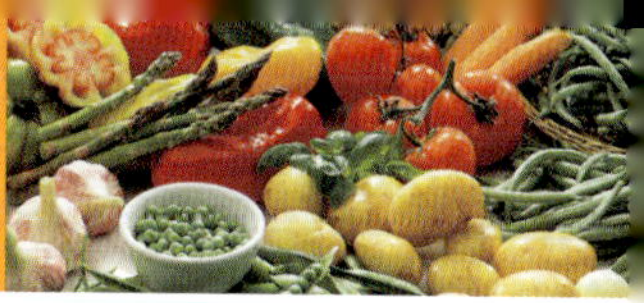

um mit der Verdauung nachzukommen, d. h. Völlegefühl und Unwohlsein sind passé. Verdauung braucht Zeit, gönnen Sie sich diese Zeit und genießen Sie das Essen.

Gesund essen – die Faustregel

Heißhunger auf Süßes, Völlegefühl, schlechter Schlaf und schlechte Kondition sind Ihnen nicht fremd? Dann machen Sie den Versuch! Essen Sie vier Wochen lang Top-Lebensmittel und spüren Sie den Unterschied! Ihr Leben wird sich verändern!

> Die Faustregel <

Die Faustregel lautet **3er-Regel** und bedeutet, dass Sie aus den angeführten Lebensmittelgruppen 3 x täglich bzw. 3 x wöchentlich eine Portion essen sollten.

3 x täglich oder öfter

- 1 Stück oder 1 Hand voll **Gemüse** oder **Salat** und
- **Obst**
- 1 Portion **Getreideprodukt** oder **Hülsenfrüchte** oder **Kartoffeln**, z. B. 1 Scheibe Brot, 1 „Hand voll" Bohnensalat, 1 „Hand voll" Reis als Beilage. Bevorzugen Sie Vollkorngetreide. Sie werden die Kraft der darin enthaltenen Wirkstoffe und Ballaststoffe spüren.

3 x täglich

- 1 Portion **Milchprodukt**, z. B. 1 Becher Jogurt, 3 Scheiben Käse, ½ Packung Buttermilch
- 1 Löffel **Öl**, z. B. Rapsöl zum Kochen, Olivenöl und Kürbiskernöl für den Salat

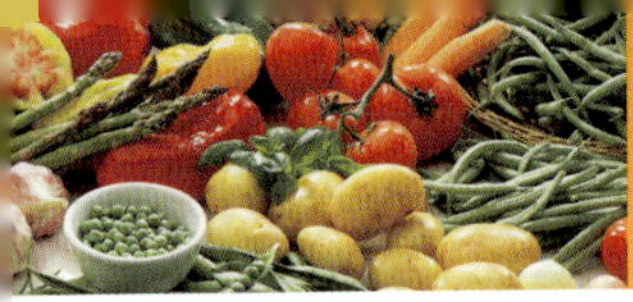

> Tipp <

Täglich mindestens 3 Portionen Obst, Gemüse, Getreideprodukte, 3 x täglich Milchprodukte und 3 Löffel Öl und 3 x wöchentlich Fisch, Fleisch und Eier, dann bekommen Sie alle Vitamine, Mineralien und was Sie sonst noch an lebenswichtigen Stoffen brauchen.

3 x wöchentlich

- 1 Portion **Fisch**, z. B. 1 Fischfilet als Hauptspeise, 1 Lachsbrot als Jause, 1 Fisch in Dosen als Abendessen
- 1 kleine Portion **Fleisch**, d. h. max. 150 g, inklusive Faschiertem, Wurst, Würstel, Leberkäse …
- 1 **Ei** inklusive Koch-Eier, also auch die Eier im Kuchen, in den Knödeln, Gnocchi, Spätzle, Nudeln … mitzählen.

Sie sind Fleischtiger, lieben Kaiserschmarren und lassen für eine gute Leberkäsesemmel jede Karotte in der Ecke liegen?

Sie gehören also zu denjenigen, die den Absatz 3 x wöchentlich mit 3 x täglich verwechseln? Geben Sie sich einen Ruck! Lassen Sie, wenn es schon eine Fleischkäsesemmel sein soll, zumindest eine Pfefferoni herauslachen. Oder wie wäre es stattdessen mit einem Käse- oder Fischweckerl? Ein Stück Obst für zwischendurch, eine knackige Gurke oder Karotte – Sie müssen nur daran denken, dann klappt es! Es muss ja nicht immer sein – aber immer öfter!

Fett ist nicht gleich Fett!

„Was den Schmied formt, zerreißt den Schneider!"

Fette und Öle, sparsam eingesetzt, verwöhnen Ihren Körper, verschwenderisch eingesetzt belasten sie ihn, auch wenn das Fett oder Öl noch so hochwertig ist. Z. B. mag Olivenöl sehr gesund sein, zu viel wird sich aber bald auf Ihren Hüften und in Ihrem Körper bemerkbar machen.

Einfach ungesättigt, mehrfach ungesättigt oder doch gesättigt?

Eines vorweg: Fette bzw. Öle enthalten eine Mischung aus mehreren verschiedenen Fettbestandteilen, u. a. aus den so genannten Fettsäuren. Je besser die Zusammensetzung der Fettsäuren, desto hochwertiger das Fett bzw. Öl.

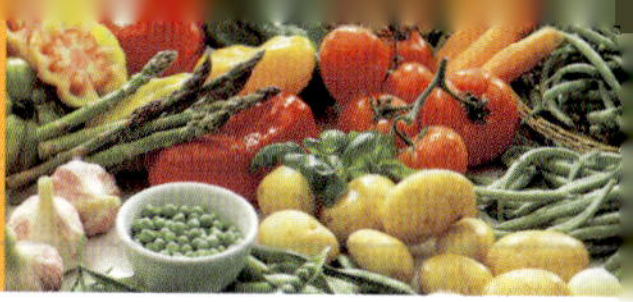

Wer soll sich da noch auskennen?

Vielleicht hilft Ihnen folgende Eselsbrücke:

- **Gesättigte Fettsäuren** sind „satt" und neigen zum Ruhen. Sie lagern sich überall im Körper ab, egal ob an den Hüften, am Bauch, am Po oder in den Gefäßen. Klar, dass Sie nur kleine Mengen davon benötigen. Die Konsistenz von Fetten mit einem hohen Anteil an gesättigten Fettsäuren ist fest, z. B. Kokosfett, minderwertige Margarine, Fleischfett.
- **Ungesättigte Fettsäuren** sind nicht „satt", sie stecken voller Tatendrang und haben daher im Körper einiges zu erledigen, nur die Reste, die zu viel sind, lagern sich auf Hüften, Bauch, Po und in den Gefäßen ab. Diese Fettsäuren verwöhnen Ihren Körper, nur wenn Sie zu viel davon verspeisen, wirken sie ähnlich den gesättigten Fettsäuren. Die einfach ungesättigten Fettsäuren gelten derzeit als die gesündesten. Die Konsistenz von Fetten mit einem hohen Anteil an ungesättigten Fettsäuren ist weich bis flüssig, z. B. Olivenöl, Rapsöl, Leinöl, aber auch weiche Almmilchbutter.

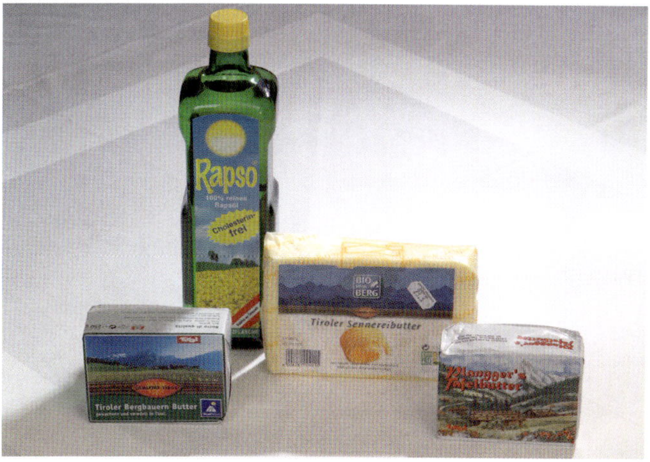

> Tipp <

Vielen Verpackungshinweisen können Sie heute schon die Fettsäurenzusammensetzung entnehmen.

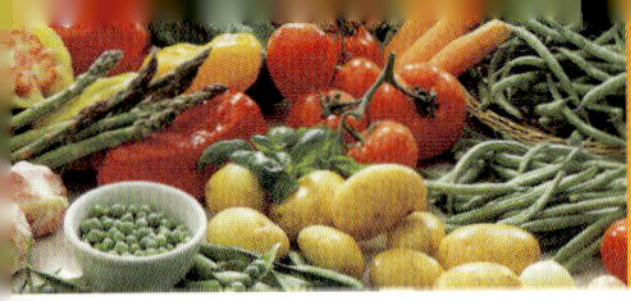

Welches Fett ist am gesündesten? Raffiniert oder lieber kaltgepresst?

Bevorzugen Sie eine Teilung.

- **Hochwertige Butter für das Brot**. D. h. Butter ohne Zusatzstoffe und möglichst weiche Butter, z. B. Almbutter oder Sommerbutter. Je weicher die Butter, desto höher der Anteil an hochwertigen Fettsäuren. Eine Dame fragte mich kürzlich bei einem Kurs, dass es dann wohl besser wäre, die Butter immer bei Zimmertemperatur zu lagern, da im Kühlschrank jede Butter fester wird. Das ist damit nicht gemeint. Durch das Lagern im Kühlschrank ändert sich die Fettzusammensetzung nicht! Wenn Sie einen Vergleich zwischen hochwertiger und minderwertiger Butter ziehen möchten, dann müssen Sie beide Buttersorten bei gleicher Temperatur lagern. Einmal mit dem Finger hinaufdrücken und schon erkennen Sie den Unterschied. Die härtere Butter ist die minderwertigere und damit die Butter, die Gewicht, Cholesterin & Co eher in die Höhe schaukeln kann.

  Warum enthält Almbutter viele hochwertige Fettsäuren? Almkräuter, Gras oder Leinsamenfutter sind reich an ungesättigten Fettsäuren. Fettsäuren sind milchgängig, d. h. das, was die Kuh an Fetten frisst, scheidet sie über die Milch zum Teil wieder aus. Je hochwertiger also das Futter, desto hochwertiger die Milch und damit alle Produkte, die daraus hergestellt werden. Übrigens ist das Prinzip auch auf den Menschen, sprich die Muttermilch übertragbar. Je hochwertiger die Fette, die die Mutter verzehrt, desto hochwertiger sind die Fette in der Muttermilch und Sie wissen ja, optimale Fettsäuren fördern die Gehirnentwicklung des Säuglings.

> **> Tipp <**
>
> Je weicher die Butter, desto höher der Anteil an hochwertigen Fettsäuren.

- **Raffiniertes Raps- oder Olivenöl zum stark Erhitzen**. Diese Öle enthalten einen sehr hohen Anteil an den hochwertigen einfach ungesättigten Fettsäuren.

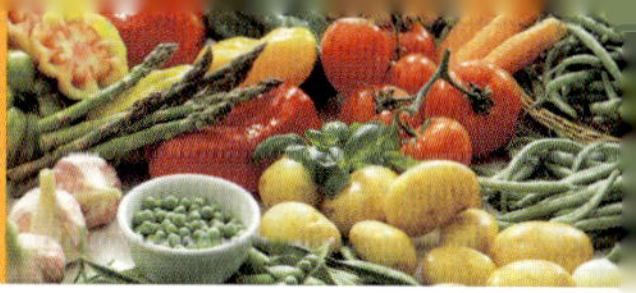

- **Kaltgepresste Öle für den Salat und die kalte Küche. Kaltgepresst** bedeutet, wie der Name schon sagt, dass die Ölfrucht zur Pressung nicht erhitzt wird. Geschmack und Inhaltsstoffe bleiben besser erhalten.

Variieren Sie die kaltgepressten Öle. Je bunter die Vielfalt, desto besser. Verwenden Sie Kürbiskernöl, diverse Nussöle, Leinöl (reich an Omega-3-Fettsäuren), Weizenkeimöl (reich an Vitamin E), kaltgepresstes Olivenöl (enthält viele einfach ungesättigte Fettsäuren) und viele mehr. Jedes Öl hat seine individuelle Wirkung. Kosten Sie den Nutzen der Öle aus.
Verwenden Sie kaltgepresste Öle nur für die kalte Küche, z. B. für den Salat. Kaltgepresste Öle verbrennen zu rasch, die wertgebenden Inhaltsstoffe gehen verloren und wenn Sie das kaltgepresste Öl sehr stark erhitzen, können sich sogar krebsfördernde Stoffe bilden.

> **> Tipp <**
>
> Verwenden Sie kaltgepresste Öle für die kalte Küche und raffinierte Öle zum Kochen und Braten. Übrigens, der Preis ist kein Qualitätskriterium.

Woran erkennen Sie, ob es sich um ein kaltgepresstes oder raffiniertes Öl handelt?

Kaltgepresste Öle enthalten meistens einen Hinweis auf die Kaltpressung. Fehlt ein solcher Hinweis, handelt es sich fast immer um ein raffiniertes, also heiß ausgepresstes Öl. Der Preis der kaltgepressten Öle ist aufgrund des geringeren Ertrags höher als der Preis der raffinierten Öle der gleichen Sorte.

Und welches Öl ist nun cholesterinfrei?

Cholesterin kommt nur im Menschen und im Tier vor. ALLE pflanzlichen Öle sind daher cholesterinfrei. Unabhängig davon, ob es auf der Verpackung steht oder nicht.

Olivenöl – gibt es eine Alternative?

Olivenöl ist gesund, das weiß inzwischen jeder. Aber gibt es eine Alternative dazu?
Ja! Z. B. das geschmacksneutrale Rapsöl und das Haselnussöl.

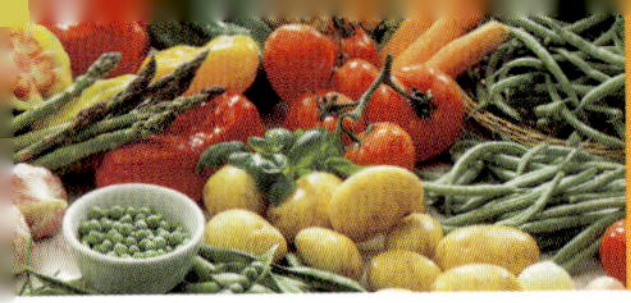

Rapsöl wird fast ausschließlich raffiniert, also heißgepresst angeboten und eignet sich daher für jede Art des Garens. Z. B. zum Braten, Kuchenbacken oder Frittieren. Ein weiteres Plus: Rapsöl ist deutlich kostengünstiger als Olivenöl.

Haselnussöl wird hauptsächlich kaltgepresst angeboten. Es schmeckt leicht nussig und sollte nur für die kalte Küche, also z. B. für den Salat verwendet werden. Aufgrund des hohen Preises besitzt Haselnussöl nur einen geringen Marktanteil.

> Tipp <

Wenn Sie eine Alternative zu Olivenöl suchen, dann verwenden Sie Raps- oder Haselnussöl.

Wirkstoffe, klein in der Dosis, riesengroß in der Wirkung

Kaum ein Vortrag oder ein Kurs, bei dem nicht eine Frage zu den Wirkstoffen, also Vitaminen, Mineralstoffen und bioaktiven Substanzen gestellt wird. Salopp als Vitaminpillen und -pulver bekannt.

Sind Vitaminpillen nun nötig oder doch nicht?

Schlucken Sie Vitamin- und Mineralstoffpillen, weil Sie der Meinung sind, wenn es nichts nützt, dann wird es schon nicht schaden?

Oder nehmen Sie die Pillen, weil Sie sich keine Zeit nehmen, um gesund zu essen, und glauben, dass Sie mit einer Pille den Mangel ausgleichen können?

Dann haben Sie leider falsch gedacht.

> Hätten Sie's gewusst? <

Pillen oder Pulver können ein gesundes Essen niemals ersetzen, da die lebensnotwendigen Begleitstoffe, wie z. B. die vielen tausend bioaktiven Substanzen und auch die Ballaststoffe fehlen. Im Gegenteil, falsch eingenommen können sich die Wirkungen der einzelnen Substanzen aufheben oder sogar Nebenwirkungen auslösen.

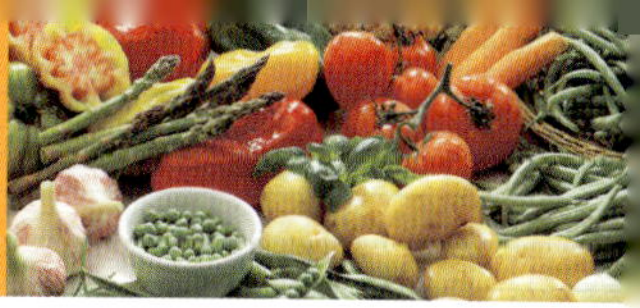

Zum Beispiel

- kann eine Kalzium-Überdosierung zu Nierensteinen führen,
- musste eine Studie mit Rauchern, denen das Provitamin ß-Carotin verabreicht wurde, abgebrochen werden, da die Lungenkrebsrate anstieg (ß-Carotin gilt als besonders gesund und krebsschützend, aber vermutlich kommt die Wirkung erst dann richtig zur Geltung, wenn ß-Carotin in Lebensmittel „verpackt" ist, z. B. in einer Karotte oder in Marillen)
- kann eine Vitamin-C-Überdosierung Darm- und Hautprobleme auslösen und
- die Universität in Südkalifornien stellte sogar einen Zusammenhang zwischen einer Wandverdickung der Kopfschlagader und einem Zuviel an Vitamin C fest.

> Tipp <

Schlucken Sie Pillen und Pulver nur, wenn es tatsächlich sein muss. Und lassen Sie sich beraten, welches Präparat für Sie sinnvoll ist und wie Sie es am besten einnehmen, z. B. müssen Sie manche Präparate zum Essen, andere nüchtern einnehmen und wiederum andere mit bestimmten Lebensmitteln kombinieren.

Nur wenn Ihnen Ihr Arzt aufgrund einer Erkrankung ein Präparat verordnet hat, z. B. Vitamin E bei einer Rheumaerkrankung dann müssen Sie dieses Präparat weiterhin einnehmen. Fragen Sie aber trotzdem nach, ob es in Ihrem Fall nicht auch eine Alternative zu den Pillen gibt.

Nutzen Sie Saisonlebensmittel, um Ihre Wirkstoffspeicher zu füllen

Warum enthalten die Frühkartoffeln mehr Wasser als die Herbstkartoffeln? Jeder Botaniker wüsste die botanische Antwort darauf. Welchen Effekt hat diese jahreszeitenabhängige Schwankung der Nähr- und Wirkstoffe auf Ihre Gesundheit?

Frühling

Viele kennen die Frühjahrsmüdigkeit ausgelöst durch einen Vitamin-C-Mangel. Deshalb benötigen wir gerade im Frühjahr und Frühsommer hochwirksame Vitamin-C-Spender. Ganz nebenbei sollen die Frühjahrslebensmittel aufgrund der steigenden Temperaturen viel Wasser und wenig Kalorien enthalten, damit wir den restlichen Winterspeck loswerden. Passend für das Frühjahr bietet uns die Natur eine Vielzahl an Lebensmitteln. Bereichern Sie Ihren Speise-

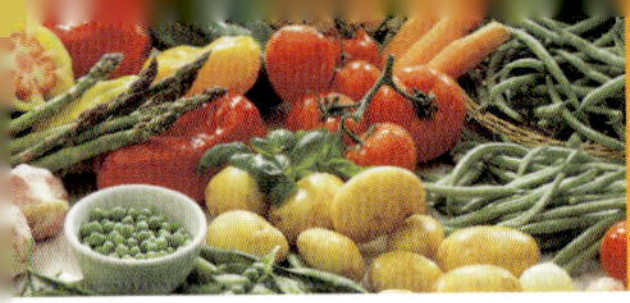

> Tipp <

Bevorzugen Sie das, was die Natur gerade bietet. Kaufen Sie Saisonlebensmittel. So werten Sie Ihr tägliches Essen zur Gesundheitspille ohne Nebenwirkungen auf. Positiver Nebeneffekt – Saisonlebensmittel schmecken besser und sind billiger!

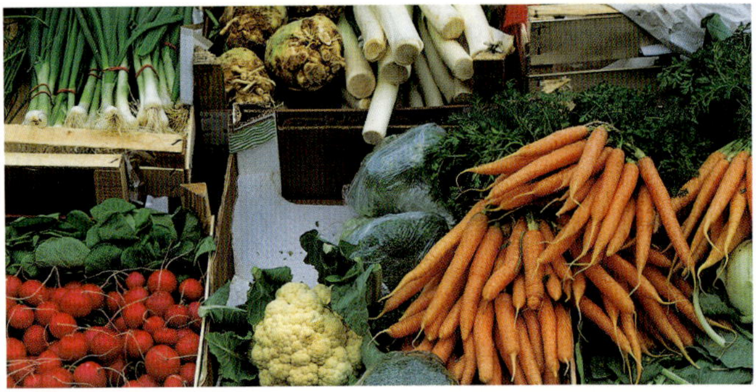

plan mit frischem Salat, Erdbeeren, Rhabarber, Frühkartoffeln oder frischen Kräutern. Bärlauch z. B. strotzt nicht nur vor Vitaminen, er sorgt auch noch für eine Verjüngungskur der Gefäße.

➤ Sommer

Im Sommer sorgen z. B. Gurken, Frühkraut, Salate, Frühäpfel und diverse Beeren für ein Plus an Flüssigkeit und ein Minus an Kalorien. Die Wirkstofftanks können Sie in dieser Jahreszeit optimal auffüllen.

➤ Herbst

Herbstliches, z. B. Lagerkartoffeln, Lageräpfel, Nüsse und Zwetschgen sorgen für die nötigen Energiereserven für die Wintermonate und schenken zusätzlich glücklich machende B-Vitamine, die Ihnen über die graue Novemberzeit hinweghelfen können. Das Anhäufen von Winterspeck im Herbst ist übrigens etwas ganz Natürliches. Früher zehrten die Menschen von diesem Speck und im Frühjahr blieb davon kaum mehr etwas über. Heute ist das Anhäufen von Fettvorräten im Körper nicht mehr nötig, die Anlage dafür ist allerdings noch vorhanden.

➤ Winter

Sauerkraut und Eingelegtes sowie Lagerobst und Gemüse schenken wertvolle Vitamine und Mineralien. Greifen Sie bei diesen Lebensmitteln kräftig zu, dann entsteht erst gar keine Frühjahrsmüdigkeit.

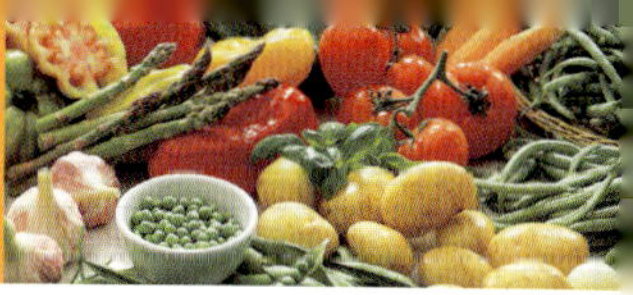

Rezept

Hirsepfanne (4 große Portionen)

Wasser und Suppenwürfel in einer Pfanne aufkochen. Hirse hinzufügen, würzen, nicht salzen! Salz verlängert die Kochzeit. Zugedeckt bissfest dünsten.

Gemüse untermengen. Zugedeckt so lange ziehen lassen, bis das Gemüse gar ist. Vom Herd nehmen. Mit fein geriebenem Käse und frischen Kräutern bestreuen.

Beilagentipp: Salat

Ca. 1 l Wasser

1 Suppenwürfel ohne Hefe und ohne Glutamat

350 g Hirse (in jedem guten Supermarkt erhältlich)

1 kg Gemüse, frisch oder tiefgekühlt

100 g Bergkäse, fein gerieben

Gewürze: Kräutersalz, Basilikum, Schnittlauch

Pro Portion

Kcal	kJ	Eiweiß/g	Fett/g	KH/g	BE
458	1919	18	12	67	5.60

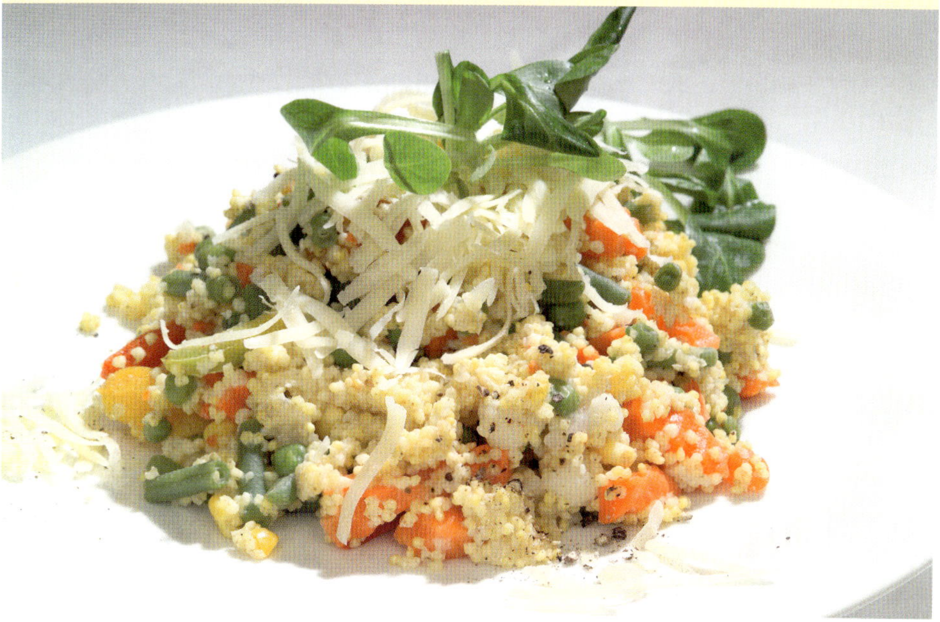

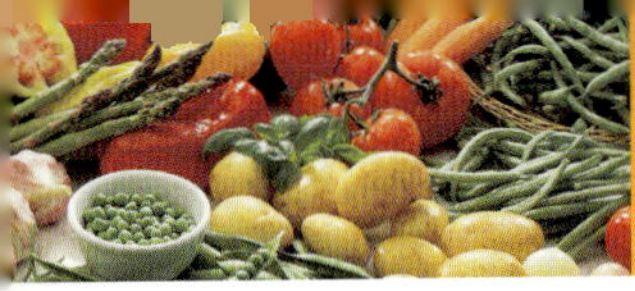

So sind die Vitamine auch nach dem Garen noch im Gemüse!

Das wertvollste Lebensmittel wird zur Leiche, wenn Sie es tot kochen.

> Hätten Sie's gewusst? <

In der Ankoch- und Warmhaltezeit gehen die meisten Vitamine verloren.

Warum ist der Vitamin-C-Verlust in der Ankochzeit so hoch?
Lebensmittel enthalten eine spezielle Substanz (Enzym Peroxidase), die das Vitamin C abbauen. Ab einer Temperatur von 70 ° C wird diese Substanz allmählich inaktiviert. D. h. je schneller diese Temperatur erreicht ist, desto weniger Schaden kann die abbauende Substanz anrichten.

Warum ist der Vitamin-C-Verlust in der Warmhaltezeit so hoch?
Durch das Kochen brechen die einzelnen Zellen auf, Vitamine werden frei und gehen durch langes Warmhalten verloren.

Wie können Sie dieses Wissen in den Koch-Alltag umsetzen?
Geben Sie Vitaminreiches, z. B. Gemüse, Obst und Kartoffeln immer ins Heiße, z. B. in den heißen Topf oder die heiße Pfanne. Wenn Sie Gemüse oder Obst mit kaltem Wasser zustellen und erst dann aufkochen, bleiben kaum noch Vitamine über.

Beispiel Gulasch: Lassen Sie den Topf heiß werden, mit oder ohne Fett, je nachdem wie Sie Ihr Gulasch zubereiten. Geben Sie erst dann die Zwiebeln zum Anbraten hinein.

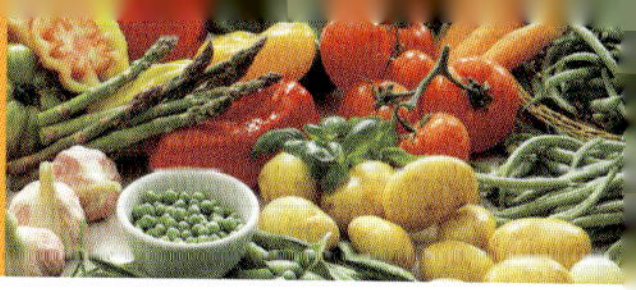

Hilfreiche Tipps zum wirkstofferhaltenden Zubereiten

- **Waschen** Sie vitaminreiche Lebensmittel, z. B. Gemüse, Salat, Obst oder Kräuter nur **im Ganzen** und **mit kaltem Wasser**. Beim Aufschneiden werden die Zellstrukturen zerstört und die Vitamine und Mineralien ausgewaschen.
- **Weichen** Sie Gemüse und Salate **nicht ein**. Z. B. verliert Endiviensalat durch das Einweichen die hochwirksamen Inhaltsstoffe.
- Je **größer die Stücke** und je kompakter das Gemüse oder Obst, umso **geringer der Vitaminverlust**, Z. B. verlieren geschnittene Kartoffeln beim Garen viel mehr Vitamine als ungeschälte, ganze Kartoffeln.
- In der **Ankoch-** sowie in der **Warmhaltephase gehen am meisten Vitamine verloren**. D. h., geben Sie Vitaminreiches nur in die **heiße** Pfanne, in sehr wenig **heißes** Wasser oder in den **heißen** Ofen und halten Sie die Speise, wenn irgendwie möglich, nicht warm. Gönnen Sie Ihren Familienmitgliedern, die nacheinander zu Hause eintreffen, eine Vitaminspritze, indem Sie die Speise frisch zubereiten. Die Garzeit bei Gemüse ist so kurz, dass Sie das rohe Gemüse besser im Kühlschrank zugedeckt aufbewahren und dann frisch zubereiten.
- In **Dampf** gegartes oder in wenig heißem Wasser gedünstetes Gemüse und Obst verliert nur bis zu 20 % seines ursprünglichen Vitamingehalts. Idealerweise bleibt nach dem Garen kein Wasser über. Falls doch Wasser übrig bleibt, trinken Sie es, es enthält reichlich Vitamine und Mineralien.
- Sie kochen ein Menü mit mehreren Komponenten? Achten Sie darauf, dass Sie das Gemüse immer erst kurz vor dem Servieren zubereiten, quasi **à la minute**. So vermeiden Sie vitaminräuberisches Warmhalten.
- Verwenden Sie tagesfrisches Gemüse oder Tiefkühlgemüse anstatt lang gelagertem Frischgemüse. Ausnahme: Heimisches Wintergemüse übersteht auch längere Lagerzeiten fast unbeschadet. Vorausgesetzt die Lagerung ist optimal.

> Tipp <

Schneiden Sie das Gemüse erst kurz vor der Zubereitung, geben Sie es in die heiße Pfanne, Deckel hinauf und lassen Sie das Gemüse so kurz wie möglich garen. Frisch gegart genossen schmeckt es nicht nur am besten, sondern ist auch am gesündesten.

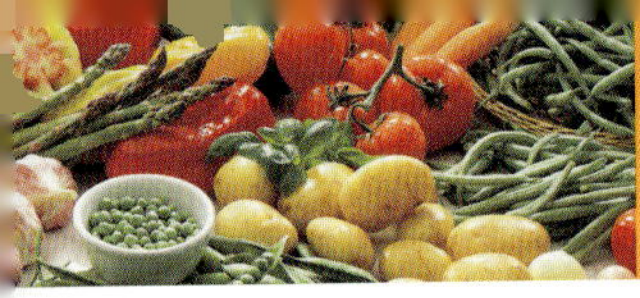

So machen Sie den Wirkstoffen garantiert den Garaus!

Verwenden Sie Gemüse, das mindestens

- ein paar Tage
- in der Wärme gelagert,
- geschält,
- fein geschnitten,
- mit lauwarmem Wasser gewaschen,
- in den Topf ins kalte Wasser gegeben
- und ohne Deckel aufgekocht und gegart wird. Wenn Sie dann noch das
- Kochwasser wegschütten und das
- Gemüse warm halten,
- dann ist Ihnen die Gemüseleiche sicher.

Typische Negativ-Beispiele aus dem Haushalt:

- Geschnittener **Endiviensalat** wird eingeweicht, damit die Bitterstoffe verloren gehen → Verwenden Sie lieber eine geschmacksintensive Marinade, das reduziert den Bittergeschmack
- **Sauerkraut** wird abgeschwemmt → Verwenden Sie besser von Haus aus mildes Sauerkraut oder kochen Sie roh geriebene Kartoffeln mit
- **Salat** wird zum Waschen im Waschbecken eingeweicht → Waschen Sie die Blätter lieber einzeln, auch wenn es mehr Mühe macht, oder verwenden Sie Salate, die man von Haus aus weniger waschen muss, z. B. Eisbergsalat, Zuckerhutsalat, Gurken, Kraut, Tomaten, Chinakohl und Karotten.
- Kartoffeln werden am Vortag geschält und über Nacht in Wasser eingeweicht, damit sie nicht braun werden → Garen Sie ungeschälte Kartoffeln im Dampf. Nach dem Garen lassen sie sich viel leichter und schneller schälen.

  Sie wollen Püree daraus machen? Dann pressen Sie die Kartoffeln in der Schale durch die Kartoffelpresse. Die Schale bleibt bis auf eventuell kleine Stückchen in der Presse zurück.

Trinken Sie sich fit!

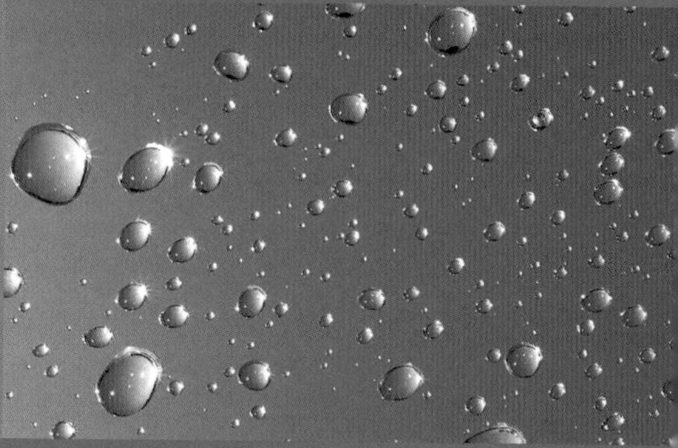

- *So trinken Sie richtig!*
- *Wasser trinken und dabei abnehmen?*
- *Sind Oma und Opa wirklich verkalkt?*
- *Hitzewelle – Macht sie Ihnen zu schaffen?*
- *Sportlergetränk*
- *Wasser – Geheimtipp für knackige Muskeln*

So trinken Sie richtig!

Sind Sie oft müde, konzentrationsschwach oder antriebslos?

Dann könnte vielleicht ein Flüssigkeitsmangel dahinterstecken. Denken Sie einmal nach, wie viel Sie gestern getrunken haben. Das Fatale beim Trinken ist, dass Sie die Altlasten immer einen Tag mitschleppen. D. h. wenn Sie gestern zu wenig getrunken haben, dann spüren Sie die volle Auswirkung erst heute. Wenn Sie heute wieder zu wenig trinken, dann ...

> Tipp <

Kurbeln Sie Ihre Energieverbrennungsmaschine an und trinken Sie viel Wasser!
Außer Ihr Arzt hat Ihnen aufgrund einer Erkrankung eine andere Trinkmenge empfohlen.

Damit Sie frisch und fit bleiben, wenden Sie folgende einfache Faustregel an:

Trinken Sie verteilt über den Tag mindestens 1½ Liter. Wenn Sie innerhalb von 20 Minuten nach dem Trinken auf die Toilette müssen, dann haben Sie zu viel auf einmal getrunken. Das spült zwar Ihre Nieren, aber frischer werden Sie dadurch kaum.

Lassen Sie mich folgenden Vergleich anstellen:

Stellen Sie sich eine Blume im ausgetrockneten Erdtopf vor. Wenn Sie einen ½ Liter Wasser auf einmal hineingießen, fließt das Wasser sofort wieder unten weg. Wenn Sie die Blume langsam gießen, kann die Erde die Flüssigkeit aufnehmen. Damit wir nicht ständig gießen müssen, behelfen wir uns mit einem Blumenübertopf. Wäre angenehm, wenn es so etwas beim Menschen auch geben würde, oder?
Bedenken Sie, dass nicht nur Sie, sondern auch Ihre Kinder ausreichend Flüssigkeit benötigen!

Wasser trinken und dabei abnehmen?

Möchten Sie Gewicht verlieren? Dann trinken Sie Wasser! Im Dezember 2004 wurden interessante Untersuchungsergebnisse von

Wissenschaftlern des klinischen Forschungsinstituts der Charité in Berlin veröffentlicht.

Durch das Trinken von ½ Liter Wasser steigt der Ruhegrundumsatz bei Normalgewichtigen um rund 50 Kilokalorien, bei Übergewichtigen etwas weniger. Salopp ausgedrückt ist der Ruhegrundumsatz jene Energiemenge, die Ihr Körper für die Aufrechterhaltung der Grundfunktionen benötigt.

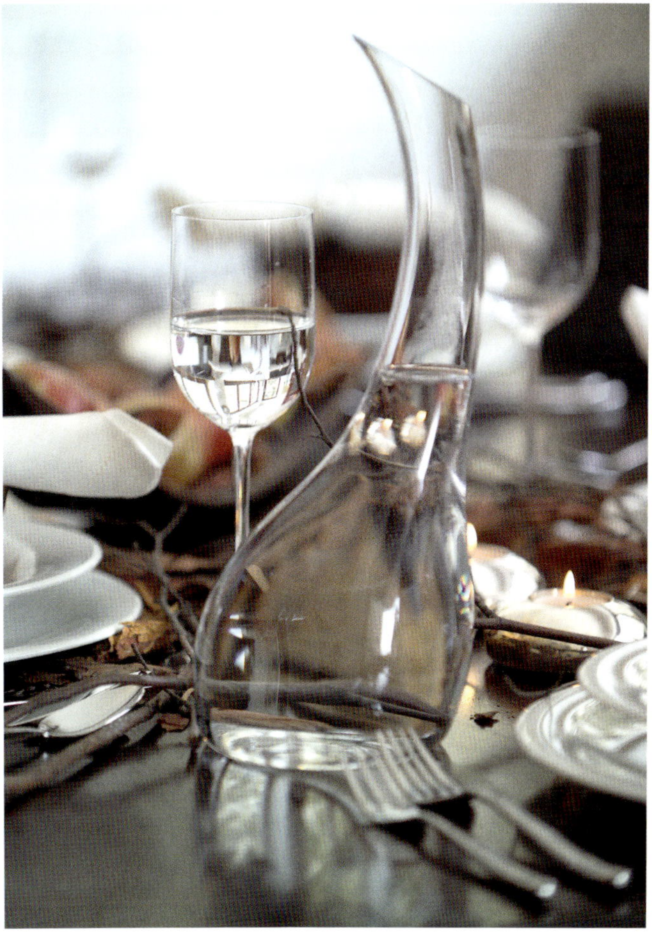

> Tipp <

Machen Sie sich frisch und fit, indem Sie regelmäßig, aber nicht zu viel auf einmal trinken. Denken Sie daran, auch Ihre Kinder haben Durst!

Also, wenn Sie pro Tag 2 Liter Wasser trinken, so verbrennen Sie quasi nebenbei 200 Kilokalorien. Dies entspricht dem Kalorienwert einer drittel Tafel Schokolade oder knapp ½ Kilogramm Äpfel oder fast 1 Kilogramm Karotten.

Achtung! Wenn Sie jetzt allerdings voller Euphorie literweise Wasser hinunterschütten, dann kann es zu schwerwiegenden körperlichen Problemen kommen!

Sind Oma und Opa wirklich verkalkt?

Befinden Sie sich im reifen Alter und haben Sie manchmal das Problem, sich das ein oder andere zu merken?
Sind Sie Kind, Enkel, Urenkel ... und Ihr Opa erzählt Ihnen schon zum fünften Mal dieselbe Geschichte und Oma hat schon wieder vergessen, die Herdplatte auszumachen?
Dann ist vielleicht ein Wassermangel daran schuld. Im Alter nimmt das Durstgefühl ab, mit der Folge, dass ältere Menschen dazu neigen, zu wenig zu trinken. Dies kann sich in Form von z. B. Müdigkeit, Unkonzentriertheit und Verwirrtheit äußern.
Wenn Sie das Gefühl haben, ein wenig geistiger Schliff könnte nicht schaden, dann versuchen Sie einmal folgenden Trick.

> Trinktrick <

Richten Sie sich in den nächsten drei Wochen täglich in der Früh 1½ Liter Wasser oder Tee her (keine entwässernden Tees, wie z. B. Brennnessel, außer der Arzt hat Ihnen diesen Tee verordnet). Notfalls auch klare Suppe, die Sie portionsweise erwärmen, Gemüsesaft, Fruchtsaft oder Kompottsaft. Trinken Sie Ihr Getränk **schluckweise** und **über den Tag verteilt**. Trinken Sie nicht zu viel auf einmal, sonst müssen Sie so oft auf die Toilette. Lieber weniger, dafür aber öfter.

Wenn Ihnen das Trinken klarer Flüssigkeiten sehr schwer fällt, dann verwenden Sie Cremesuppen, Gemüsepüree und Obstmus, z. B. Apfelmus oder püriertes Kompott. Spezielle Andickungspulver auf Stärkebasis können ebenfalls sehr hilfreich sein.
Stellen Sie die Getränke immer in Reichweite auf, besonders dann, wenn Sie nicht mehr so mobil sind.
Vielleicht trinken Sie lieber aus kleinen Gläsern, die Sie jeweils zu viertel voll füllen. Kleine Gläser trinkt man eher aus als große.

Wie verwendet man Andickungspulver?

Spezielle Andickungsmittel auf Basis modifizierter Stärke sind in Apotheken erhältlich. Rühren Sie das Pulver einfach in die Flüssigkeit. Die genaue Dosierungsanleitung finden Sie auf der Verpackung.

Sie zittern stark?

Nehmen Sie einen ½-Liter-Becher oder ein ½-Liter-Glas und füllen Sie dieses nur halb voll. So können Sie Ihr Getränk besser in die Hand nehmen, ohne dass Sie Angst haben müssen, etwas zu verschütten. In Sanitätshäusern sind auch spezielle Trinkbecher erhältlich. Schmökern Sie einmal, vielleicht ist etwas Passendes für Sie dabei.

> Tipp <

Tanken Sie Ihren Wasserspeicher regelmäßig auf. Falls Sie an einer Erkrankung der Nieren, dem Herz oder an anderen schweren Erkrankungen leiden, müssen Sie sich an die vom Arzt verordnete Trinkmenge halten.

Hitzewelle – Macht sie Ihnen zu schaffen?

Machen Ihnen Hitzewellen zu schaffen? Sie fühlen sich schwach, Ihr Kreislauf ist am Tiefpunkt und Kopfschmerzen plagen Sie? Dann könnte ein Flüssigkeitsmangel daran schuld sein. Wenn Sie viel schwitzen und dazu noch wenig trinken, dann wird Ihr Blut dickflüssiger. Die Folge ist eine langsamere Reizübertragung in das Gehirn. Nicht umsonst steigt die Unfallrate mit zunehmenden Temperaturen.

Meine Tipps für einen kühlen Kopf

- **Trinken** Sie, **bevor der Durst entsteht**, das heißt, starten Sie den Tag mit ausreichend Flüssigkeit, am besten mit
- **warmen Getränken**, kalte Getränke bewirken, dass sich der Körper wieder erwärmen muss, warme Getränke kühlen.
- Wenn Sie **mehr als zwei Tassen Kaffee** pro Tag trinken, dann steigt Ihr Gesamtflüssigkeitsbedarf. Sie müssen also **noch mehr Wasser** oder Tee trinken.
- Halten Sie einen **Vorrat an Mineralwasser** im Auto.

> **> Tipp <**
>
> Wenn das Thermometer steigt, greifen Sie zur Wasser- oder Teeflasche. Lauwarm genossen, kühlen diese Getränke am besten.

Denken Sie an Ihre Kinder, besonders in der Schule!

Auch während der Schulstunden brauchen Kinder Flüssigkeit. Leider herrscht in manchen Schulen immer noch Trinkverbot während des Unterrichts. Es gibt heute aber schon genügend auslaufsichere Flaschen, die den Schulbänken, Heften und Büchern nichts mehr anhaben können. Und einmal ehrlich, welcher Lehrer wünscht sich nicht wache und aufmerksame Schüler? Also geben Sie den Kindern ausreichend Gelegenheit zu trinken!

Sie sind Lehrer/Lehrerin und haben Angst, dass die Aufmerksamkeit sinkt, wenn die Kinder während des Unterrichts trinken?

Stellen Sie fixe Regeln auf. Z. B. „Nur Wasser trinken", „Flasche auf den Tisch und nicht in die Schultasche", somit fällt das lästige Aus- und Einpacken weg, „Im Zuge des Trinkens wird nicht geschwätzt", „Wer die Regeln missachtet, schreibt einen Aufsatz über Wasser"... Seien Sie kreativ! Ihnen fallen bestimmt super Trink-Regeln ein. Sie werden staunen, wie sehr Ihre Schüler aufblühen, wenn sie gut „gewässert" sind. Machen Sie den Versuch! Es würde mich freuen, wenn Sie mir mitteilen, welche Erfahrungen Sie damit gemacht haben.

Sportlergetränk

Dieses Getränk fördert die Ausdauer und schont Ihre Fettreserven. Es eignet sich also für schlanke Sportler, die ihr Gewicht halten und ihre Leistung aufbauen möchten. Wenn Sie abnehmen wollen, ist dieses Getränk für Sie ungeeignet, da es die körpereigenen Fettreserven schont und die möchten Sie ja loswerden.

Rezept

Sportlergetränk

- ½ l Wasser
- ½ l Fruchtsaft 100 % ohne Zuckerzusatz, z. B. Apfel- oder Orangensaft
- 1 größere Prise Salz (1–3 g)

Alle Zutaten vermischen.

Trinken Sie das Getränk schluckweise während des Sports.

Sie vertragen Fruchtsaft schlecht? Verwenden Sie anstatt Fruchtsaft 30–80 g Zucker.

✗ Für Profisportler können auch Mischungen mit Malto-Dextrin hergestellt werden.

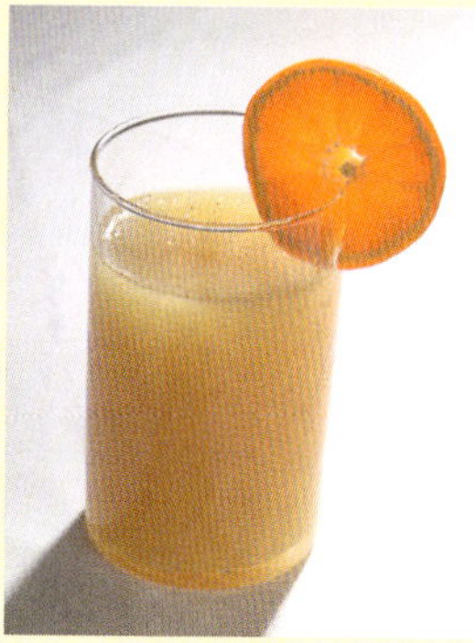

Gesamtmenge

Kcal	kJ	Eiweiß/g	Fett/g	KH/g	BE
256	1110	2	2	59	4.95

Wasser – Geheimtipp für knackige Muskeln

Feste Muskeln. Nicht zu viel und nicht zu wenig. Gerade so, dass Sie Ihren Körper knackig formen. Träumen Sie nicht auch manchmal davon? Dass das ohne Bewegung ein Wunschtraum bleibt, ist klar. Aber haben Sie auch gewusst, dass das richtige Trinken beim Muskelaufbau eine wichtige Rolle spielt?
Ihr Körper benötigt für den Muskelaufbau reichlich Wasser. Für 1 Kilogramm Muskelmasse rund 4 Kilogramm Wasser.
Das heißt für Sie. Trinken, trinken, trinken und noch einmal trinken.

> Tipp <

Versorgen Sie in Zukunft Ihren Körper verschwenderisch mit Wasser. Nicht nur die Muskeln werden es Ihnen danken.

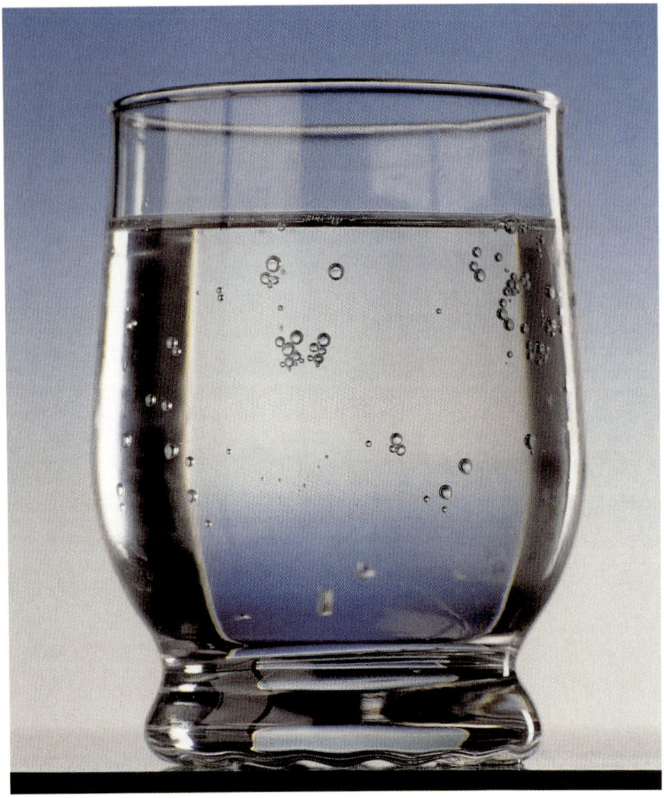

Saftiges Obst

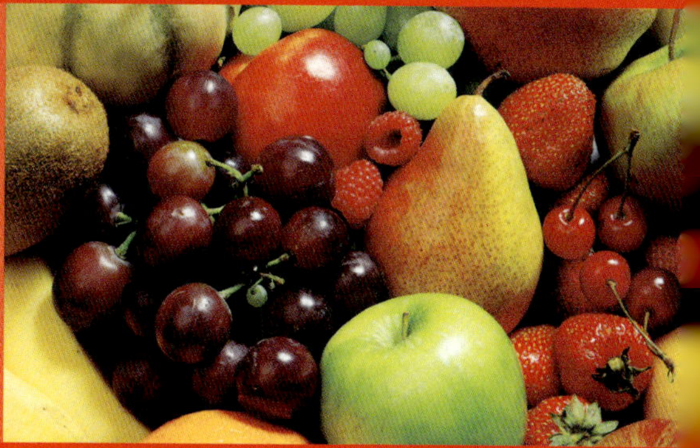

- Bioerdbeeren faulen kaum!
- Heidelbeeren sind Alleskönner
- Lageräpfel im Frühjahr – auf den Kompost oder in den Kochtopf?
- Welcher Apfel enthält mehr Zucker, der süße oder der saure?
- Woran erkennen Sie, ob eine Ananas süß schmeckt?
- Zitrone – bio, unbehandelt, behandelt?
- Enthalten Säfte ohne Zusatz von Zucker Zucker?
- Kann man Spritzmittel auf Obst und Gemüse wegschälen?
- Gibt es bedenkliche Zutaten im Gelierzucker/-pulver?
- Wie bleibt Marmelade ohne Konservierungsmittel schimmelfrei?
- Sind verschimmelte Lebensmittel noch genießbar?

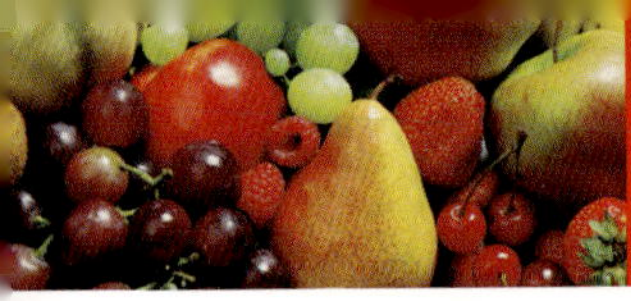

Bioerdbeeren faulen kaum!

> Tipp <

Wenn Erdbeeren – vorausgesetzt sie werden kühl gelagert – auch nach einigen Tagen noch nicht faulen, sondern nur eintrocknen, dann haben Sie Top-Ware gekauft.

Ist Ihnen schon einmal aufgefallen, dass die Erdbeeren aus dem eigenen Garten nach ein paar Tagen zwar eintrocknen, aber kaum faulen, hingegen die Erdbeeren aus dem Supermarkt schon am zweiten Tag zu faulen beginnen?
Dann sind Sie einem Phänomen auf die Schliche gekommen.
Erdbeeren lassen sich kaum chemisch nachbehandeln. Erdbeeren, die auf einem „Industrieboden" mit viel Dünger hochgezüchtet werden, können weniger schützende Substanzen einbauen, d. h. sie faulen schneller.

Rezept

Erdbeer-Frucht-Sorbet (4 große Portionen)

800 g tiefgekühlte Erdbeeren

Gewürze: Honig, Zucker oder Süßstoff, Zitronensaft, Rum

Beilagentipp: Frische Früchte

Tiefgekühlte Erdbeeren leicht antauen lassen. Mit den restlichen Zutaten pürieren (Pürierstab oder Mixglas). Sofort servieren!

Anstatt gefrorener Erdbeeren können Sie auch z. B. Himbeeren, Heidelbeeren, Waldbeeren oder in Stücke geschnittene Bananen verwenden.

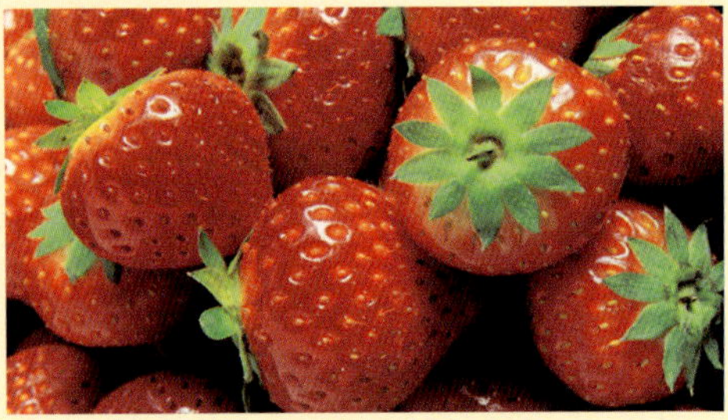

					Kcal	kJ	Eiweiß/g	Fett/g	KH/g	BE
	*				68	282	2	1	12	0.96

* mit Süßstoff

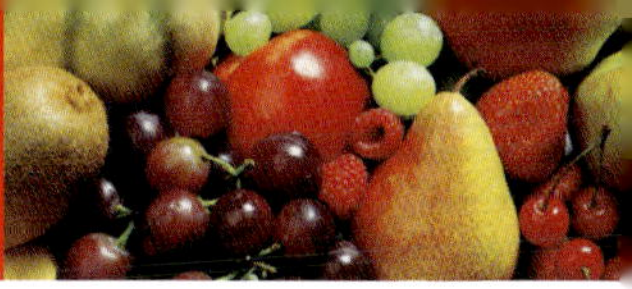

Heidelbeeren sind Alleskönner

Sind Sie ein begeisterter Heidelbeersammler und -genießer? Dann lassen Sie sich die vielen positiven Eigenschaften der Heidelbeere auf der Zunge zergehen.

Wie wirkt die Heidelbeere?

- Heidelbeeren **verfestigen den Stuhlgang**. Der Grund dafür liegt in der zusammenziehenden Wirkung. Diese Wirkung nutzt man vor allem bei der Behandlung von Durchfall. Nicht umsonst gelten getrocknete Heidelbeeren als altes Anti-Durchfall-Hausmittel.
- Ein frisches Heidelbeerkompott soll bei leichten **Entzündungen im Mund- und Rachenbereich** helfen.
- Auch für die schlanke Linie eignen sich Heidelbeeren. Mit **wenig Kalorien** und einem Wasseranteil von rund 80 % sind sie ein Eldorado an Wirkstoffen und können sich auf jedem Teller sehen lassen.
- **Diabetikern** können Heidelbeeren nur empfohlen werden. Mit Eigenschaften wie kalorienarm und reich an hochwirksamen Schutz-Substanzen punktet die Heidelbeere. Rund 200 g entsprechen 1 BE.
- **Heidelbeerblättertee** galt früher als Geheimtipp bei **Blasenschwäche** und zur **Blutreinigung**. Heute rät man davon ab, da eine Überdosierung zu Vergiftungserscheinungen führen kann.

> Tipp <

Genießen Sie Heidelbeeren und kosten Sie deren Wirkung aus.

Haben Sie Angst vor dem Fuchsbandwurm?

Waschen Sie frischgepflückte Beeren ab, dann hat der Fuchsbandwurm keine Chance.

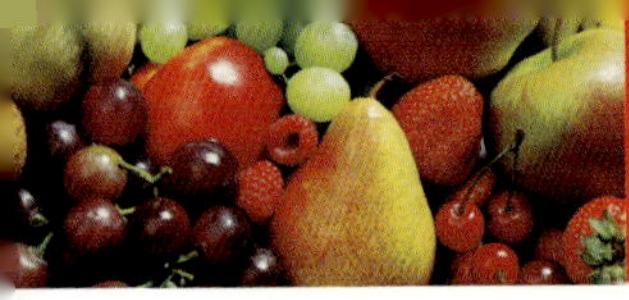

Rezept

Heidelbeer-Grießschnitte (4 große Portionen)

1,8 kg Heidelbeeren, frisch oder aufgetaut
240 g Vollkorn-Weizengrieß
8 gestrichene EL Maisstärkemehl (40 g) oder
8 Messbecher Johannisbrotkernmehl (8 g)
80 g Honig, Zucker oder
7 ml Süßstoff
2 Eier

Gewürze: Zimt, Zitronenschale, Zitronenmelisse, Vanille

✗ Dieses Gericht lässt sich gut vorbereiten! Im Kühlschrank aufbewahren und bei Bedarf garen.

➤ Johannisbrotkernmehl erhalten Sie in Italien oder unter der Bezeichnung Nestargel© in Drogerien und Reformhäusern

Alle Zutaten vermengen.
Eine Frischhaltefolie auslegen und die Masse in Form einer Rolle darauf verteilen. Einrollen, Enden der Frischhaltefolie gut verknoten – Form wie ein Bonbon. Im Dampfgarer oder im Wasserbad ca. 35 Min. garen.

Beilagentipp: Vanillesauce, Holunderblütensauce, Eibischsauce (Rezepte siehe Seite 117)

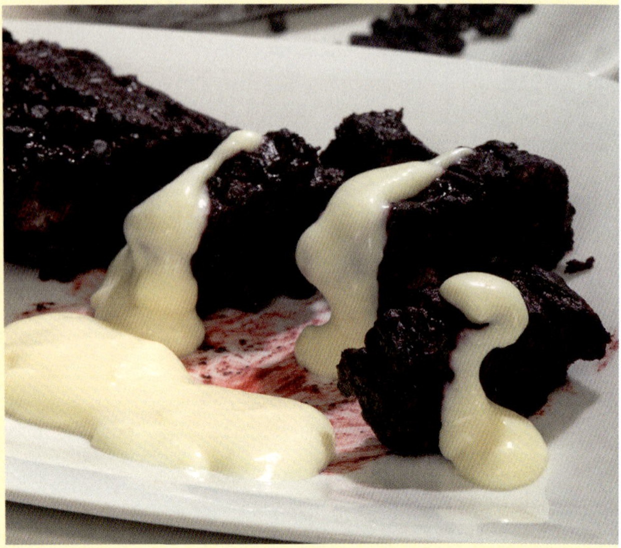

*mit glutenfreiem Grieß

Pro Portion mit Maisstärke und Zucker

				Kcal	kJ	Eiweiß/g	Fett/g	KH/g	BE
		*		550	2304	12	7	105	8.73

Für Diabetiker: Pro Portion mit Johannisbrotkernmehl und Süßstoff

				Kcal	kJ	Eiweiß/g	Fett/g	KH/g	BE
		*		434	1821	12	7	76	6.35

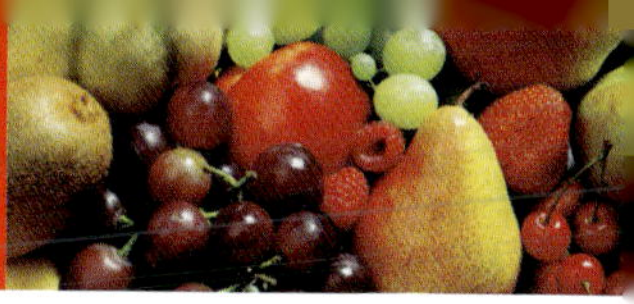

Lageräpfel im Frühjahr – auf den Kompost oder in den Kochtopf?

Stellen Sie sich jedes Jahr im Frühjahr aufs Neue die Frage, was tun mit den alten verschrumpelten Lageräpfeln im Keller? Kompost oder Kochtopf?

Kochtopf! Die alten Lageräpfel enthalten nämlich mitunter mehr Vitamin C als die frischen knackigen aus dem Supermarkt. Die alten Äpfel sind also ein Jungbrunnen, und das nicht nur gegen Frühjahrsmüdigkeit.

Der Grund dafür ist ganz einfach. Äpfel, die Zeit zum Reifen haben, bauen mehr Vitamine ein und speichern diese besser.

Wenn Sie der verschrumpelte Apfel nicht zum Hineinbeißen anlacht, dann greifen Sie zum Kochgeschirr. Apfelstrudel, Apfelmus und Apfelmiasl schmecken mit g'schmackigen Äpfeln aus Ihrem Garten gleich noch mal so gut.

Übrigens, jeder Österreicher verspeist jährlich über 25 Kilogramm Äpfel.

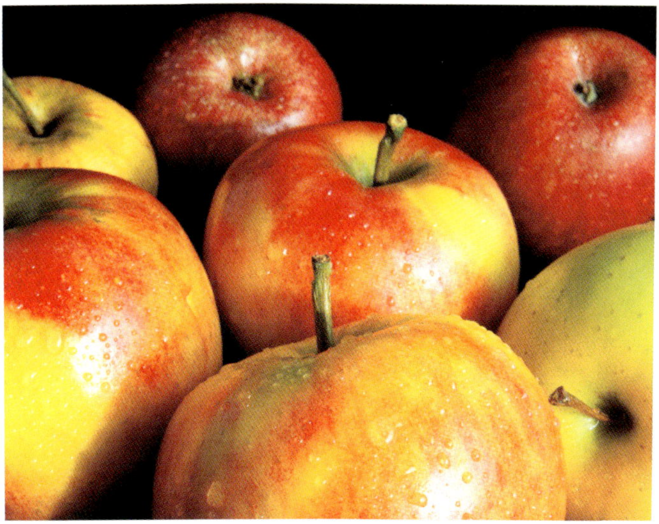

> Tipp <

Verspeisen Sie die Lageräpfel! Sie sind das reinste Vitamin-C-Lager.

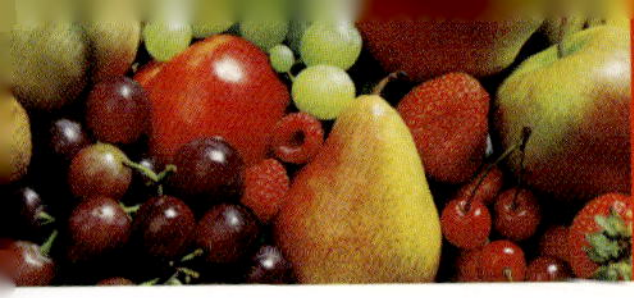

Rezept

Apfelhaufen aus dem Backofen (8 Stück)

8 ungeschälte kleine Äpfel à 100 g
2½ EL Preiselbeermarmelade (100 g)

Knödelteig

250 g Weizen-Vollkornmehl
1 Pkg. Magertopfen (250 g), kalt
220 g hochwertige Butter, kalt
100 g Zucker, Honig oder
8 g Süßstoff
½ Packung Backpulver

Gewürze: Zimt, Nelken, Vanille, Zitronenschale

✗ Dieses Gericht lässt sich gut vorbereiten! Im Kühlschrank aufbewahren und bei Bedarf backen. In diesem Fall den Teig ohne Backpulver zubereiten.

Die Apfelhaufen schmecken übrigens warm und kalt

Backrohr auf 180 °C vorheizen.
Kerngehäuse der Äpfel mit einem Kernhausausstecher herausnehmen.
Alle Teig-Zutaten in eine Schüssel geben, kräftig! würzen und rasch zu einem glatten Teig verkneten. Langes Kneten macht den Teig zäh.
Teig in 8 Stücke teilen. Jeden Apfel mit Marmelade füllen und mit Teig ummanteln. Knödel formen und auf ein mit Backpapier ausgelegtes Backblech legen. Oberseite mit einer Gabel leicht anstecken. Ca. 30 Min. backen.
Achtung! Geben Sie Teige mit Backpulver innerhalb von 3 Min. in das Rohr, sonst kann es passieren, dass sich die Wirkung des Backpulvers außerhalb des Rohrs entfaltet und das Gebäck nicht mehr aufgeht!
Beilagentipp: Preiselbeerkompott, pürierte Beeren Vanillesauce, Eibischsauce (Rezepte Seite 117).

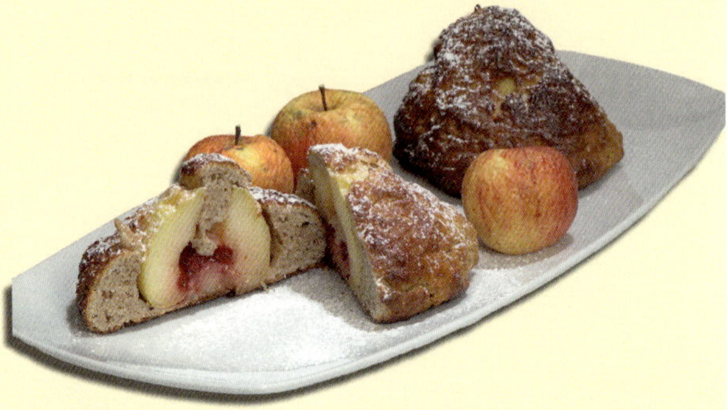

* mit glutenfreiem Universalmehl mit hohem Ballaststoffanteil

Pro Knödel mit Zucker und herkömmlicher Marmelade

Kcal	kJ	Eiweiß/g	Fett/g	KH/g	BE
459	1922	8	24	53	4.38

Für Diabetiker: Pro Knödel mit Süßstoff und Beerenmarmelade lt. Rezept auf Seite 57

Kcal	kJ	Eiweiß/g	Fett/g	KH/g	BE
384	1609	8	24	34	2.83

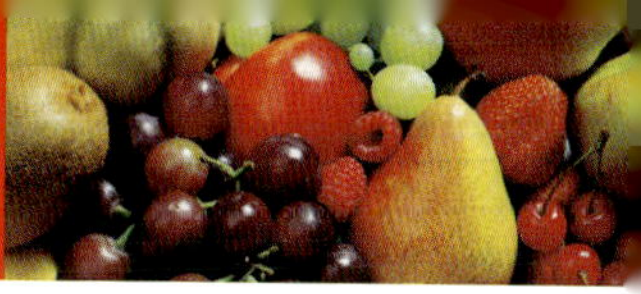

Welcher Apfel enthält mehr Zucker, der süße oder der saure?

> **Tipp** <
>
> Sie sind Diabetiker?
> Um Blutzuckerentgleisungen zu vermeiden, messen Sie Ihren Blutzucker nach dem Genuss eines Apfels und erstellen Sie Ihr eigenes „Apfelprofil".

Die Vermutung, dass der süße Apfel zuckerreicher ist, liegt nahe. Aber dem ist bei weitem nicht so! Der sauer schmeckende Boskoop z. B. enthält 3 x mehr Zucker (15 %) als der süß schmeckende Kaiser-Alexander-Apfel (4,7 %).
Warum ist das so? Ganz einfach. Ein Apfel enthält nicht nur Zucker, sondern auch viel Säure und diese Säure kann den Zuckergeschmack übertönen.
Für einen Diabetiker ist dieses Wissen wichtig, denn 1 BE Apfel entspricht nicht immer, wie in den BE-Tabellen angegeben 100 Gramm, sondern kann von 36 Gramm bis zu ¼ Kilogramm, also 250 Gramm schwanken.
Auch die Witterung während der Apfelreifung hat Einfluss auf den Zuckergehalt des Apfels.
In der im Anhang angeführten Tabelle finden Sie den Zucker- und BE-Gehalt diverser Apfelsorten. Die Liste ist nicht vollständig, da es nicht zu allen Apfelsorten Untersuchungsergebnisse gibt. Aber die gängigen Sorten Golden Delicious, Gala, Elstar, Jonagold und Gravensteiner sind dabei.
Eines vorweg – die Sorten Gravensteiner, Gala, Elstar, Idared und Golden Delicious entsprechen am ehesten der Angabe von 100 g Apfel = 1 BE.
Der süß schmeckende Kaiser-Alexander-Apfel gilt als einer der zuckerärmsten. ¼ Kilogramm, also 250 g entsprechen 1 BE.

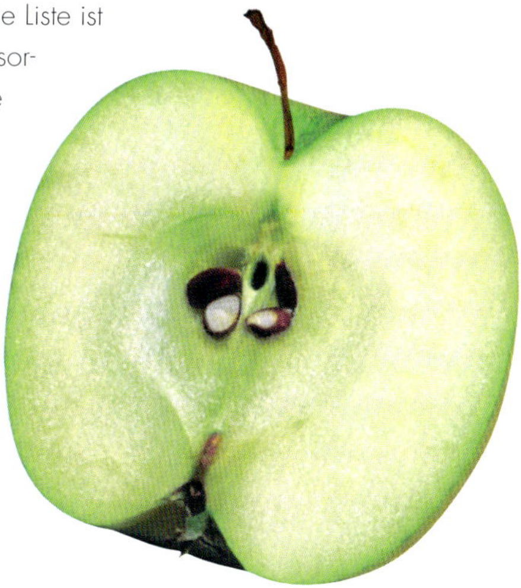

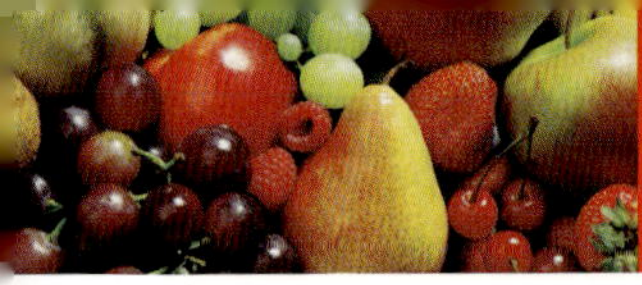

Rezept

Apfelnocken (10 Nocken)

50 ml Milch
50 ml Mineralwasser
100 g Weizen-Vollkornmehl
400 g Äpfel, ungeschält, grob geraspelt
Ca. 50 g Honig, Zucker oder 4 ml Süßstoff
3 Eier

1 EL Rapsöl-Butter-Gemisch (10 g) zum Braten
Zimt und 20 g Zucker oder Streusüße zum Bestreuen

Gewürze: Zimt, Vanille, Zitronenschale, Zitronenmelisse

Alle Zutaten der Reihe nach in eine Schüssel geben und rasch zu einem weichen Teig verrühren. Zu langes Rühren macht den Teig zäh.

Zubereitung in der Pfanne
Angegebenes Butter-Öl-Gemisch erhitzen, mit einem Löffel Nockerl abstechen, flach drücken und braten.

Zubereitung im Dampfgarer
Nocken 25 Min. im Dampf garen. Damit ersparen Sie sich das Fett zum Braten.

Mit Zimt und Zucker oder Streusüße bestreuen.

Beilagentipp: Vanillesauce, Eibischsauce (Rezepte siehe Seite 117), Kompott, Fruchtmus

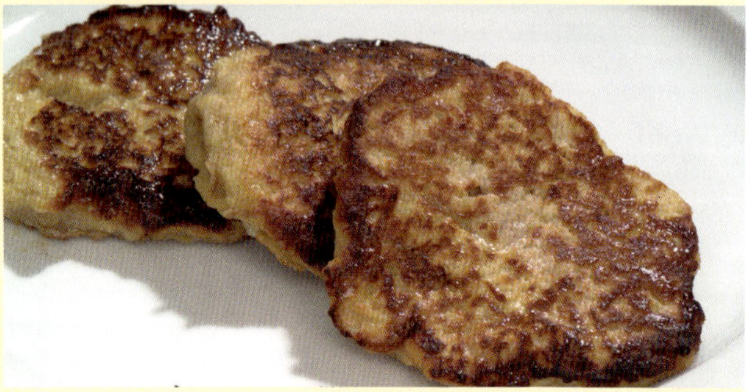

* mit glutenfreiem Universalmehl mit hohem Ballaststoffanteil

Pro Nocke mit Zucker

				Kcal	kJ	Eiweiß/g	Fett/g	KH/g	BE
		*		115	481	3	3	18	1.50

Für Diabetiker: Pro Nocke mit Süßstoff und Streusüße

				Kcal	kJ	Eiweiß/g	Fett/g	KH/g	BE
		*		87	362	3	3	11	0.92

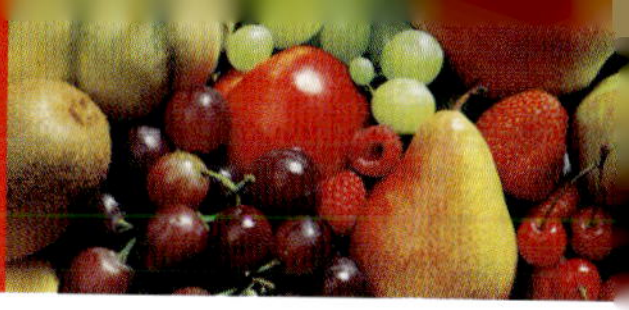

Woran erkennen Sie, ob eine Ananas süß schmeckt?

Welche Merkmale deuten auf eine süße Ananas hin?

Eines vorweg. Blätter und gelbe Farbe sagen nichts bis wenig aus. Bei den gelben Ananas einer bekannten Firma ist die gelbe Farbe hineingezüchtet worden. D. h., diese Sorte Ananas ist auch unreif schon gelb.

Da die meisten Ananas mit dem Schiff transportiert werden und dort ausreifen, gibt es bei uns kaum unreife Ananas. Schmeckt eine Ananas sauer, handelt es sich um eine säurereiche Sorte.

Übrigens, wenn Sie die nächste Ananas verspeisen, dann verkosten Sie einmal ganz bewusst ein Stück von der Blattseite und dann im Vergleich dazu ein Stück von der Stielseite. Sie werden sehen, die Stielseite schmeckt viel süßer. Der Grund dafür lässt sich einfach erklären. Die Ananas holt sich die Nährstoffe von der Pflanze. Dadurch ist der Stielbereich nährstoffreicher und damit süßer als der Blattbereich.

Übrigens unvergleichlich gut schmecken Flugware-Ananas. Also Ananas, die im Erzeugerland reif geerntet und mit dem Flugzeug transportiert wurden. Diese Ananas sind zwar um ein Vielfaches teurer, aber der ausgezeichnete Geschmack lässt Sie den Preis (hoffentlich) vergessen. (Dieser Tipp stammt von einem bekannten Innsbrucker Obst- und Gemüsehändler.)

> Tipp <

Achten Sie beim nächsten Ananaskauf nicht auf die Farbe, sondern auf die Kennzeichnung. Süßliebhaber verwöhnen ihren Gaumen am besten mit „Extra Sweet Ananas".

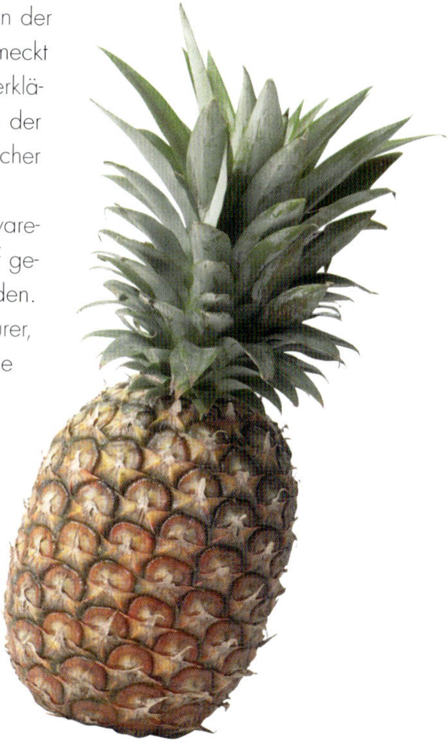

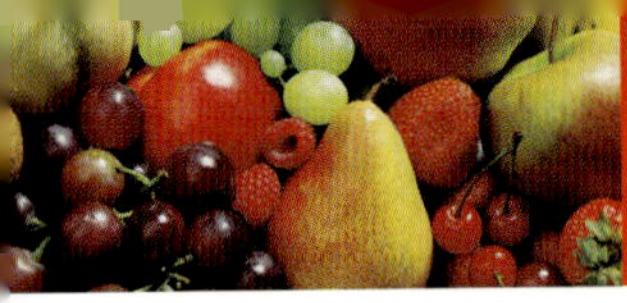

Rezept

Fischsalat (6 Portionen)

1 Packung Matjeshering (400 g)
1 Zwiebel, fein gehackt (100 g)
¼ Ananas, in Würfel (300 g) oder
2 Äpfel, in Würfel (300 g)
1 Becher Sauerrahm (250 g)
½ Becher Naturjogurt (125 g)
Eventuell 1 Essiggurke, gehackt (60 g)

Gewürze: Dill, weißer Pfeffer

Den Matjeshering sehr gut mit kaltem Wasser abspülen, da er sonst zu salzig schmeckt. Matjeshering in Streifen schneiden und mit den restlichen Zutaten vermengen. Über Nacht im Kühlschrank ziehen lassen.

Beilagentipp: Vollkornbrot, frische Kresse, frische Sprossen

Pro Portion

Kcal	kJ	Eiweiß/g	Fett/g	KH/g	BE
278	1161	14	20	9	0.78

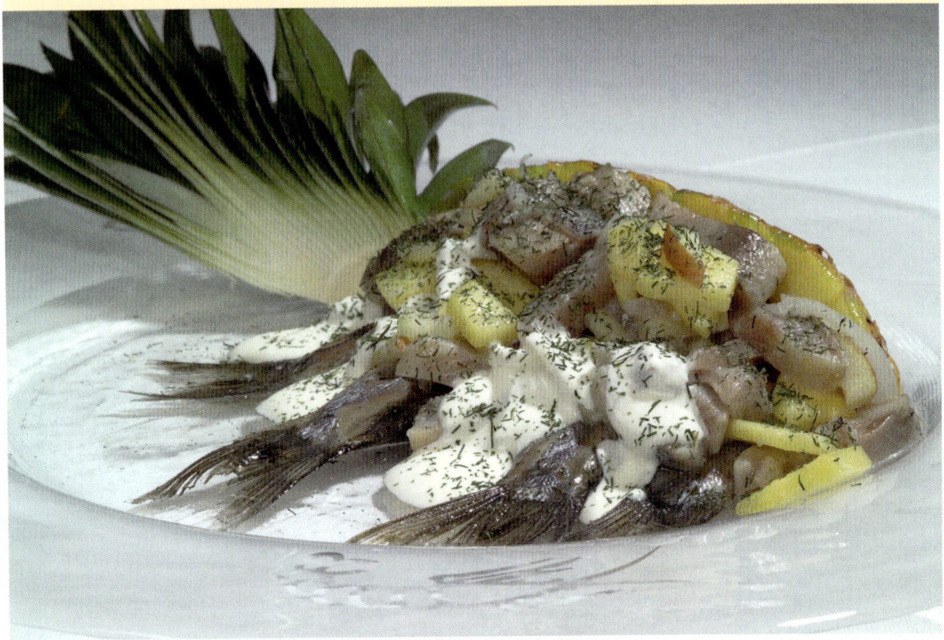

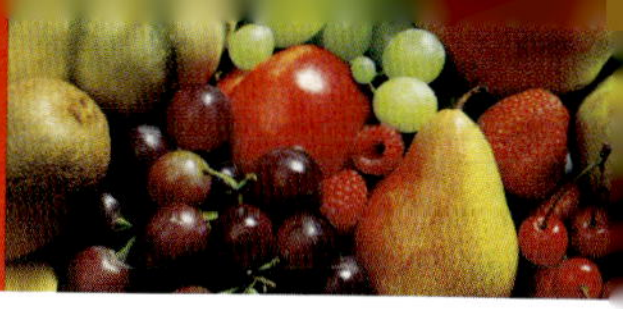

Zitrone – bio, unbehandelt, behandelt?

Kennen Sie den Unterschied zwischen Bio-Zitronen, unbehandelten Zitronen und behandelten, also „gespritzten" Zitronen?

- **Herkömmliche Zitronen** werden sowohl vor der Ernte als auch nach der Ernte behandelt. Sie erkennen diese Zitronen an der Kennzeichnung **„Schale nicht zum Verzehr geeignet"**. Selbst durch kochend heißes Wasser lässt sich das Spritzmittel nicht entfernen. D. h., die Schale von behandelten Zitronen ist in keinem Fall zum Verzehr geeignet.
- **Unbehandelte Zitronen** werden vor der Ernte behandelt, nach der Ernte nicht mehr. Die **Schale eignet sich zum Verzehr**.
- Bei **Bio-Zitronen** werden weder vor noch nach der Ernte Spritzmittel eingesetzt, die nicht zum Verzehr geeignet sind. Biozitronen sind daher **am hochwertigsten**.

> **> Tipp <**
>
> Behandelte Zitronen werden sowohl vor als auch nach der Ernte gespritzt, unbehandelte Zitronen werden nach der Ernte nicht mehr gespritzt und Bio-Zitronen sind komplett frei von schädlichen Spritzmitteln.

Tipp: Zitronenschale auf Vorrat

Reiben Sie die Zitronenschale mit einer Küchenreibe ab, und zwar nur das Gelbe der Schale, das Weiße schmeckt bitter. Lassen Sie die Schale **gut trocknen**, z. B. auf der Heizung, dem Kachelofen oder im Dörrapparat, ansonsten bildet sich Schimmel!

Getrocknete Schalen in eine Gewürzmühle füllen und frisch mahlen oder Gesamtmenge in einer elektrischen Kaffeemühle mahlen.

Gut verschlossen kühl und dunkel lagern.

Anstatt Zitronenschale können Sie auch die Schale von Bio-Orangen oder Bio-Mandarinen verwenden.

Zitronenschale lässt sich gut auf Vorrat zubereiten.

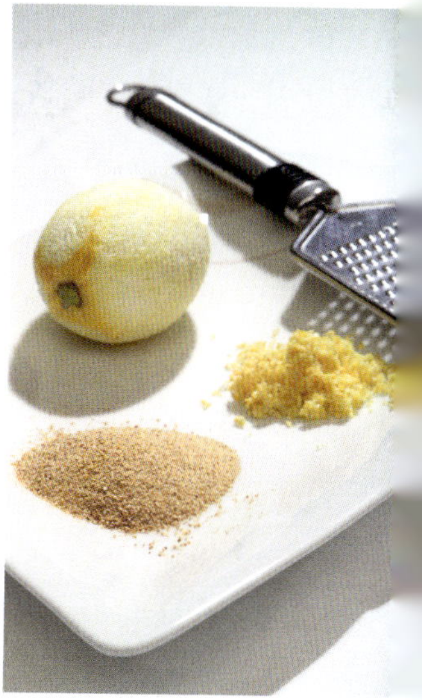

Was tun mit dem Zitronensaft?

Frieren Sie den Saft in Eiswürfelbehältern ein. So haben Sie immer Zitronensaft zum Würzen zur Verfügung. Z. B. für Fisch und Gebäck oder geben Sie die Zitronensaft-Eiswürfel ins Getränk.

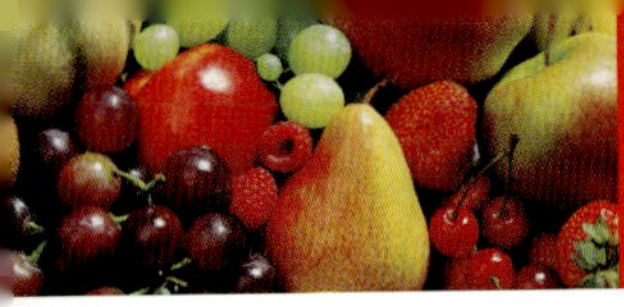

Enthalten Säfte ohne Zusatz von Zucker Zucker?

Haben Sie geglaubt, dass Säfte ohne Zusatz von Zucker zuckerfrei sind? Dann haben Sie sich geirrt.
Diese **Irrmeinung** führt u. a. zu folgenden **falschen** Annahmen:

Säfte ohne Zusatz von Zucker

- eignen sich für Diabetiker, sie müssen also in der Diabetesernährung nicht berücksichtigt werden
- schaden den Zähnen nicht, da zuckerfrei
- sind kalorienfrei

Fruchtsäfte ohne Zuckerzusatz, egal ob selbst gepresst oder aus der Packung, werden – wie jedem bekannt – aus Früchten gepresst. Da Früchte reichlich Fruchtzucker enthalten, kommt dieser Fruchtzucker natürlich auch im Saft vor.

Was bedeutet das für Diabetiker?

Der Zucker aus dem Saft gelangt „ungebremst" in das Blut. Ein rascher Blutzuckeranstieg ist die Folge. Wenn Sie auf Fruchtsäfte nicht verzichten wollen, müssen Sie diese in Ihrer Diabetesernährung berücksichtigen.

Was bedeutet das für das Kariesrisiko?

Fruchtzucker schadet den Zähnen genauso wie jeder andere Zucker.

Was bedeutet das für den Kaloriengehalt?

Fruchtzucker enthält mit rund 400 kcal pro 100 Gramm genauso viele Kalorien wie Haushaltszucker oder Traubenzucker.

Kann man Spritzmittel auf Obst und Gemüse wegschälen?

Leider nein! Viele Spritzmittel wirken systemisch, d. h., das Spritzmittel haftet nicht nur auf der Schale, sondern durchdringt die ganze Frucht. Beim Schälen entfernen Sie meistens nur einen geringen Teil der Spritzmittel. Dafür aber einen wesentlichen Teil der Vitamine. Und gerade die Vitamine benötigen Sie, um in Ihrem Körper die Spritzmittel „entgiften" zu können.
Übrigens, Obst und Gemüse, das nicht der Saison entspricht und noch dazu weit gereist ist, z. B. Äpfel aus Übersee, werden besonders stark behandelt.

> Tipp <

Wenn Sie den Spritzmittelkonsum reduzieren möchten, bevorzugen Sie heimisches ungeschältes Saisonobst und Saisongemüse.

Warum befinden sich die Vitamine hauptsächlich direkt unter der Schale?

Weil sich die Pflanze dadurch vor äußeren Einflüssen schützen kann.

Wie können kleine Kinder Obst und Gemüse mit Schale essen, ohne dass sie sich verschlucken?

Ritzen Sie die Schale mit einem scharfen Messer ganz dicht kreuzweise ein. So, dass kleine Rauten von maximal 2 mm entstehen.

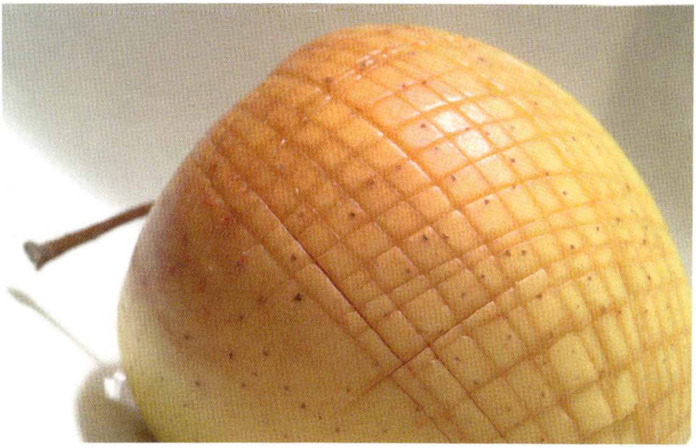

So lässt sich die Apfelschale auch von kleinen Kindern gut bewältigen.

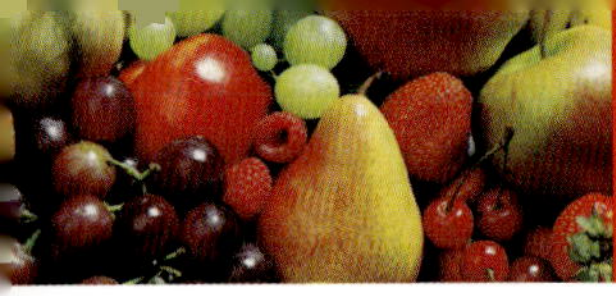

Gibt es bedenkliche Zutaten im Gelierzucker/-pulver?

Sie bereiten Ihre Marmeladen mit Gelierzucker oder Gelierpulver zu? Dann interessiert Sie vielleicht, welche Zutaten ein „fertig gekauftes" Geliermittel enthält.

Zucker

Zucker ist die Hauptzutat des Gelierzuckers. Je nachdem für welchen Gelierzucker Sie sich entscheiden, variiert der Zuckergehalt von rund 30 % bis zu knapp 100 %.

Natürlich können Sie Marmelade auch ohne Zucker herstellen. Dies ist besonders für Diabetiker empfehlenswert. Verwenden Sie entweder Gelierpulver 3:1 und anstatt Zucker flüssigen Süßstoff oder Sie verwenden ausschließlich Pektin oder Agar Agar und als Süßungsmittel ebenfalls Süßstoff. Gelierpulver erhalten Sie z. B. in kleinen Päckchen oder in flachen Kartonpackungen, nicht zu verwechseln mit Gelierzucker 3:1. Bei Gelierzucker 3:1 ist der Zucker bereits fixer Bestandteil. Pektin und Agar Agar sind Geliermittel, die in gut sortierten Drogerien oder Reformhäusern erhältlich sind.

> Tipp <

Bis auf die Benzoesäure gelten alle Geliermittel-Inhaltsstoffe als unbedenklich.

Pektin

Pektin, ein rein pflanzliches Produkt, ist für die Gelierung der Marmelade verantwortlich. Je mehr Pektin enthalten ist, umso besser geliert die Marmelade. Hergestellt wird Pektin aus Zitrusfrüchten oder Äpfeln.

Es ist Ihnen bestimmt schon aufgefallen, dass bestimmte Früchte mehr Geliermittel benötigen und andere weniger. Der Grund liegt im fruchteigenen Pektingehalt. Je mehr Pektin von Haus aus in der Frucht enthalten ist, desto besser geliert die Marmelade. Pektinreich sind z. B. Preiselbeeren.

Pektin dient aber nicht nur als Geliermittel für Marmeladen, Pektin findet auch im Bereich der Ernährungsmedizin Anwendung, z. B. als Mittel gegen Verstopfung und zur Cholesterinsenkung.

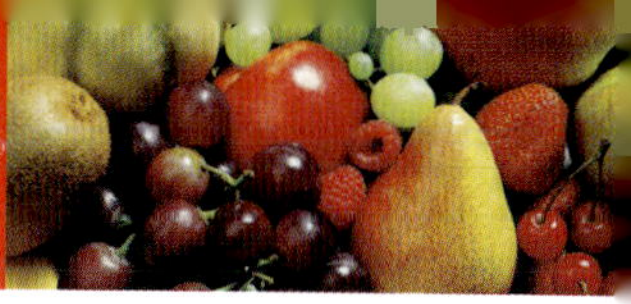

Zitronensäure

Zitronensäure ist unbedenklich und für mehrere Eigenschaften verantwortlich. Zitronensäure

- säuert die Marmelade und rundet den Geschmack ab
- bewirkt, dass die Farbe der Frucht besser erhalten bleibt
- lässt die Marmelade leichter gelieren. Das ist auch der Grund für einen bekannten **Tipp:** Marmelade, die nicht ausreichend geliert, einfach mit etwas Zitronensäure verrühren und noch einmal aufkochen.

Gehärtete pflanzliche Fette

Gehärtete pflanzliche Fette werden aus Palmöl hergestellt. Palmöl wird – wie bei der Margarineherstellung – gehärtet. Gehärtete pflanzliche Fette reduzieren die Schaumbildung beim Einkochen und werden manchen Gelierzuckern in geringen Mengen zugesetzt. In dieser geringen Menge sind keine nachteiligen Effekte zu erwarten.

Konservierungsstoffe

Konservierungsstoffe konservieren einerseits das Geliermittel selber, andererseits auch die Marmelade. Unbedenklich sind die

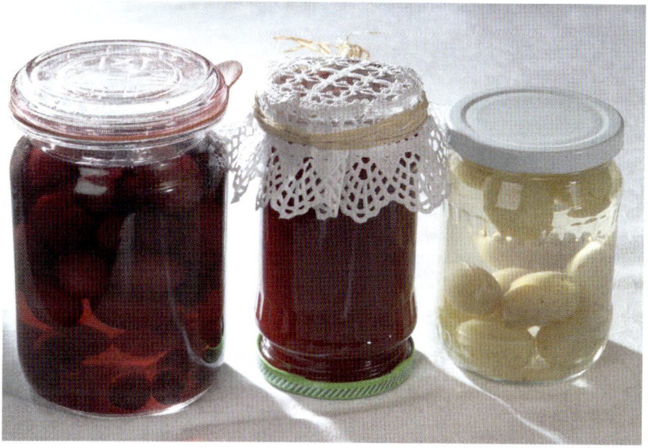

> Tipp <

Lagern Sie Ihre Marmeladengläser auf dem Kopf stehend und an einem kühlen Ort.

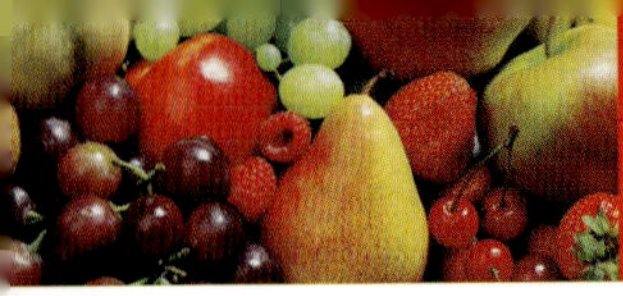

Konservierungsmittel Sorbinsäure, Kaliumsorbat und Kaliumcitrat, abraten möchte ich Ihnen von Benzoesäure. Benzoesäure kann zu allergischen Reaktionen führen. Bei Einsiedehilfe handelt es sich um Benzoesäure.

Wie bleibt Marmelade ohne Konservierungsmittel schimmelfrei?

Sie können bei der Marmeladenherstellung auf Konservierungsmittel verzichten, wenn Sie folgende Punkte beachten.

- Verwenden Sie nur **saubere Schraubverschlussgläser.**
- Füllen Sie die Gläser **randvoll** mit **heißer** Marmelade an und **verschließen** Sie die Gläser **sofort**.
- **Lagern Sie die Gläser auf dem Kopf** stehend, also verkehrt herum, und an einem kühlen Ort.

Durch das Auf-den-Kopf-Stellen gelangt keine Luft in das Marmeladenglas, die Marmelade schimmelt nicht und trocknet auch nicht aus. Erinnern Sie sich, eine Farbdose wird auch auf den Kopf gestellt, damit die Farbe nicht austrocknet.
Bewahren Sie angebrochene Gläser im Kühlschrank auf.

Wie viel Zucker enthält eine Marmelade mit über 60 % Zuckeranteil?

Auf 1 Kilogramm Frucht kommt 1½ Kilogramm Zucker. D. h., für hausgemachte Marmelade müssten Sie für 1 Kilogramm Frucht 1½ Kilogramm Gelierzucker verwenden. Dass diese Marmelade dann mehr nach Zucker als nach Frucht schmeckt und auch nicht mehr besonders gesund ist, versteht sich von selber. Einen Zuckeranteil von über 60 % enthalten meist nur qualitativ minderwertige „Billigmarmeladen". Diese schimmeln aber kaum, da sie zusätzlich zum Zucker noch reichlich Konservierungsmittel enthalten.

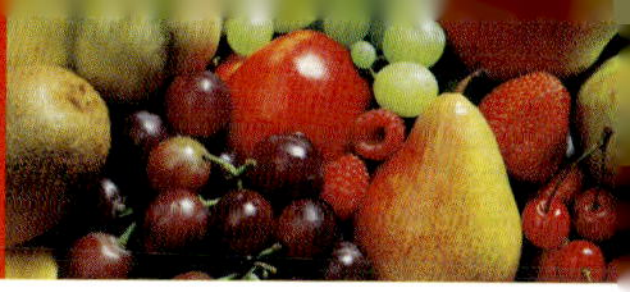

Rezept

Beerenmarmelade (nicht nur) für Diabetiker

Marmeladengläser und Deckel mit kochend heißem Wasser sauber auswaschen.

Wasser aufkochen. Beeren und Gelierpulver hinzufügen und gut verrühren. Unter Rühren aufkochen. Ca. 4 Min. sprudelnd kochen. Süßstoff hinzufügen und noch einmal ½ Minute sprudelnd kochen lassen.
Marmelade in die sauberen Gläser randvoll einfüllen, sofort verschließen und auf dem Deckel stehend an einem kühlen Ort lagern.

200–500 ml Wasser, der Wasseranteil hängt von den verwendeten Beeren ab. Preiselbeeren benötigen z. B. sehr viel Wasser
1200 g Beeren, gemischt,
1 Beutel Gelierpulver 3:1, z. B. Dr. Oetker Gelfix Super oder Haas 3:1
20–25 ml flüssiger Süßstoff

Gewürze: Zimt, Vanille

✗ Sie können Johannisbeeren, Himbeeren, Preiselbeeren, Heidelbeeren, Stachelbeeren oder Brombeeren nach Lust und Laune kombinieren.
Achtung! Gelierpulver nicht mit Gelierzucker 3:1 verwechseln!

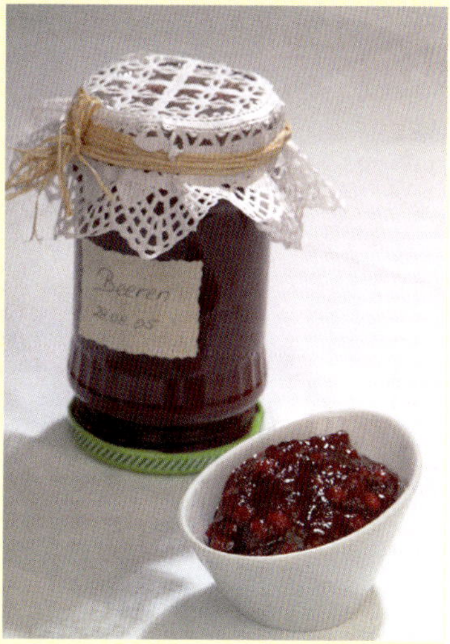

Gesamtmenge: Nährwerte variieren je nach verwendeter Obstsorte!

					Kcal	kJ	Eiweiß/g	Fett/g	KH/g	BE
					578	2425	13	13	87	8.42

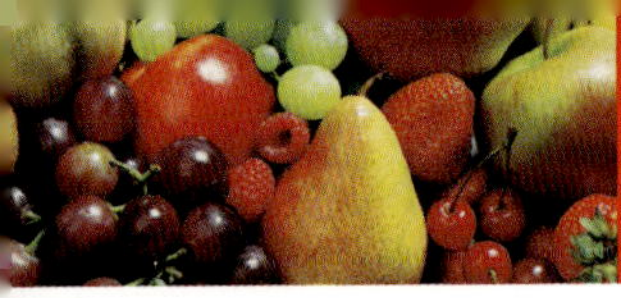

Sind verschimmelte Lebensmittel noch genießbar?

> Tipp <

Verzichten Sie auf Verschimmeltes! Mit Ausnahme von Hartkäse und sehr stark gesüßten Marmeladen. Möchten Sie diese verzehren, so entfernen Sie die verschimmelten Stellen großzügig.

Schimmelige Marmelade, schimmeliges Brot, schimmeliger Käse. Müssen all diese Lebensmittel in den Müll?
Leider bis auf wenige Ausnahmen **ja**! Schimmelpilze bilden bei Ihrem Wachstum Giftstoffe (Mykotoxine), z. B. das Aflatoxin. Aflatoxin wirkt stark leberschädigend und krebserregend.

Das sollten Sie besser wegwerfen!

Verschimmeln Lebensmittel wie

- Brot, vor allem Schnittbrot und Toastbrot
- Marmelade mit einem Zuckergehalt unter 60 % (siehe S. 56)
- Nüsse, z. B. Walnüsse
- Getreide oder
- Lebensmittel mit einem hohen Wassergehalt, z. B. Obst, Jogurt, Topfen, Säfte oder Soßen

sollten Sie sie auf **keinen Fall mehr essen**. Auch wenn Sie die verschimmelten Stellen großzügig entfernen – das Gift hat sich bereits, für das menschliche Auge unsichtbar, im ganzen Lebensmittel verteilt.

Das können Sie noch essen!

Unter der Voraussetzung, dass Sie die betroffenen Stellen **großzügig** wegschneiden, können Sie Hartkäse und Marmelade mit einem Zuckergehalt über 60 % (siehe S. 56) noch essen. Allerdings liegt hier die Betonung auf großzügig wegschneiden. Schimmel abschaben beim Käse oder Schimmel abschöpfen bei der Marmelade ist leider zu wenig. Selbst wenn Sie die Marmelade noch einmal aufkochen oder den Käse zum Kochen verwenden.

Gemüse & Co!

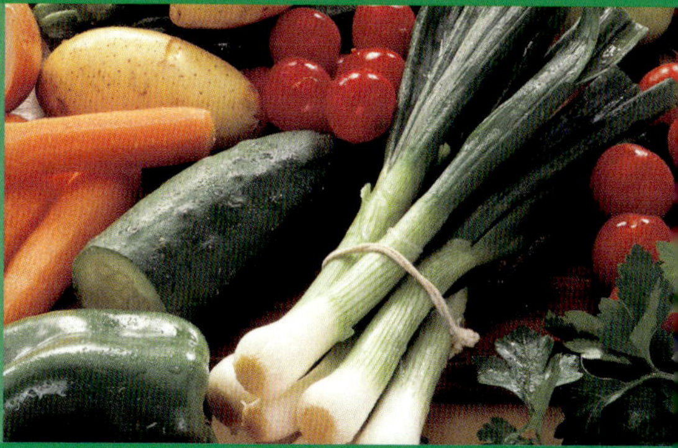

- ➤ ***Soll man Rhabarber nach der Blüte noch essen?***
- ➤ ***Spargel – Wie wertvoll ist dieses Gemüse?***
- ➤ ***Warum wird Spinat beim Kochen braun?***
- ➤ ***Spinat aufwärmen – ja oder nein?***
- ➤ ***Zucchini, Gurke oder Kürbis schmecken bitter?***
- ➤ ***Rettich – Medizin für den Alltag***
- ➤ ***Schwammerl aufwärmen – ja oder nein?***
- ➤ ***Rote oder gelbe Zwiebeln?***
- ➤ ***Gartenkartoffeln gedeihen schlecht***
- ➤ ***Kartoffeln – Vitamin-C-Bombe oder Leiche?***
- ➤ ***Schwarze Oliven – nur schwarze Farbe?***
- ➤ ***Puffbohnen – so hochwertig wie Fleisch?***
- ➤ ***So bleibt Gemüse länger frisch!***
- ➤ ***Tiefkühlgemüse – Kühlkette unterbrochen?***

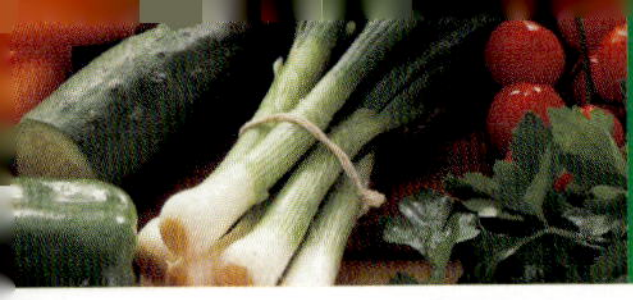

Soll man Rhabarber nach der Blüte noch essen?

> Tipp <

Wenn Sie Ihre Knochen schützen wollen, dann essen Sie Rhabarber nur bis zur Blüte bzw. bis ca. Mitte Juni.

Bestimmt haben Sie schon einmal gehört, dass man Rhabarber nach der Blüte nicht mehr verwenden soll.

Der Grund dafür ist ganz einfach zu erklären. Rhabarber enthält **Oxalsäure**. Je älter die Pflanze, desto höher der Oxalsäuregehalt. D. h., ein im Frühling geernteter Rhabarber ist relativ oxalsäurearm, ein im Herbst geernteter Rhabarber so oxalsäurereich, dass er Ihrer Gesundheit schaden kann.

Oxalsäure entzieht dem Knochen Kalzium und **fördert** daher den **Knochenabbau**. Das ist auch der Grund dafür, warum man nach dem Genuss von Rhabarber **raue Zähne** bekommt. Eben weil das Kalzium aus dem Zahn gelöst wird. Eine alte Weisheit besagt, dass man **nach jeder Rhabarberspeise ein Milchprodukt essen** soll, z. B. Jogurt, ein Glas Milch oder Käse. Die Milchprodukte geben das verloren gegangene Kalzium zurück, die Zähne werden wieder glatt.

Übrigens, die roten Rhabarbersorten sind von Haus aus oxalsäureärmer als die grünen.

Und wenn der Rhabarber nicht blüht?

Dann ist ab spätestens Mitte Juni trotzdem Schluss mit dem Genuss, da die Pflanze bis zu diesem Zeitpunkt bereits viel Oxalsäure aufgebaut hat.

Spargel – Wie wertvoll ist dieses Gemüse?

Sie alle kennen die **harntreibende Wirkung** und den typischen Harngeruch (für den der Inhaltsstoff Methylmercaptan verantwortlich ist) nach dem Verzehr von Spargel.

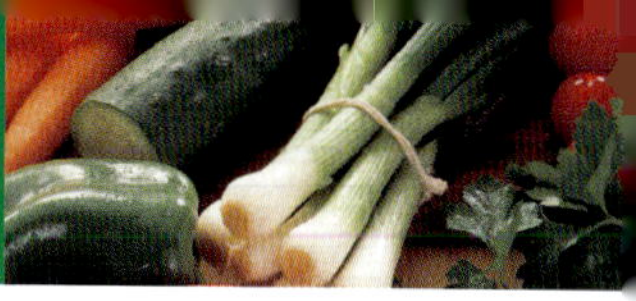

Diese Wirkung nutzt man in der Naturheilkunde, indem man einen reichlichen Spargelverzehr zur

- **Durchspülung der Harnwege** und zur
- **Vorbeugung vor Nierengrieß** empfiehlt.

Früher wandte man Spargel auch bei

- **Wasseransammlungen**, den so genannten Ödemen,
- **Gelenksentzündungen**
- **Rheuma**,
- **Leber**- und
- **Milzleiden** an.

Bei entzündlichen oder schweren Nierenerkrankungen sollten Sie auf Spargel verzichten.

> Tipp <

Nicht nur die positive Wirkung des Spargels auf unsere Gesundheit, sondern auch der niedrige Energiegehalt und der vorzügliche Geschmack laden zum Spargelessen ein. Gönnen Sie sich deshalb jedes Jahr zur Spargelzeit einen Gesundheitsputz in Ihrem Körper. Spülen Sie Ihre Nieren durch, indem Sie in der Spargelsaison immer wieder zu Spargel greifen.

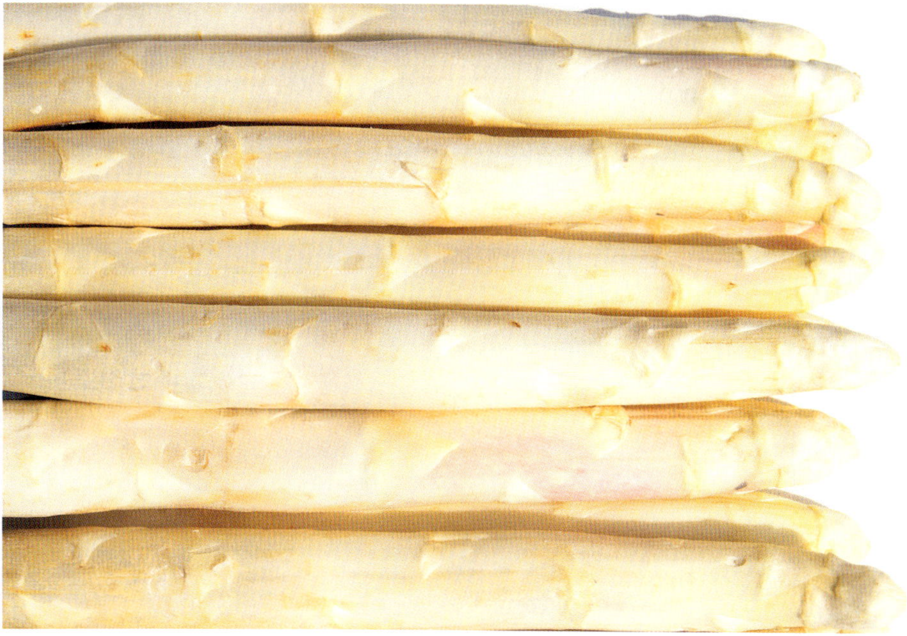

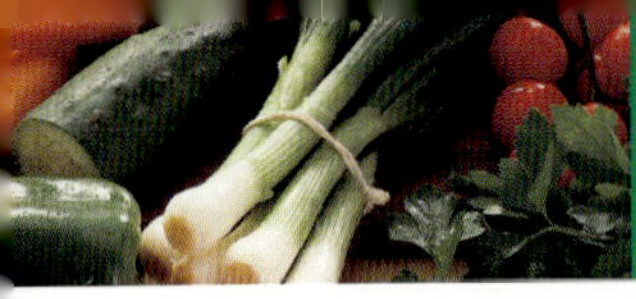

Rezept

Nudelpfanne mit Lachs und Spargel (4 große Portionen)

350 g Vollkorn-Spaghetti	bissfest garen
¼ l Milch 1 EL Weizen-Vollkornmehl (15 g) 400 g Spargel, frisch oder tiefgekühlt 400 g Broccoli, frisch oder tiefgekühlt 200 g geräucherter Lachs	Milch, Mehl und Gewürze unter Rühren aufkochen. Gemüse hinzufügen. Einige Min. köcheln lassen, dabei immer wieder umrühren. Lachs und Nudeln hinzufügen. Kurz erhitzen. Mit frisch gehackten Kräutern bestreuen. Beilagentipp: Salat
Gewürze: Kräutersalz, weißer Pfeffer, Dill	

*glutenfreie Spaghetti und glutenfreies Universalmehl mit hohem Ballaststoffanteil verwenden

Pro Portion

		*		Kcal	kJ	Eiweiß/g	Fett/g	KH/g	BE
				495	2075	28	9	72	6.07

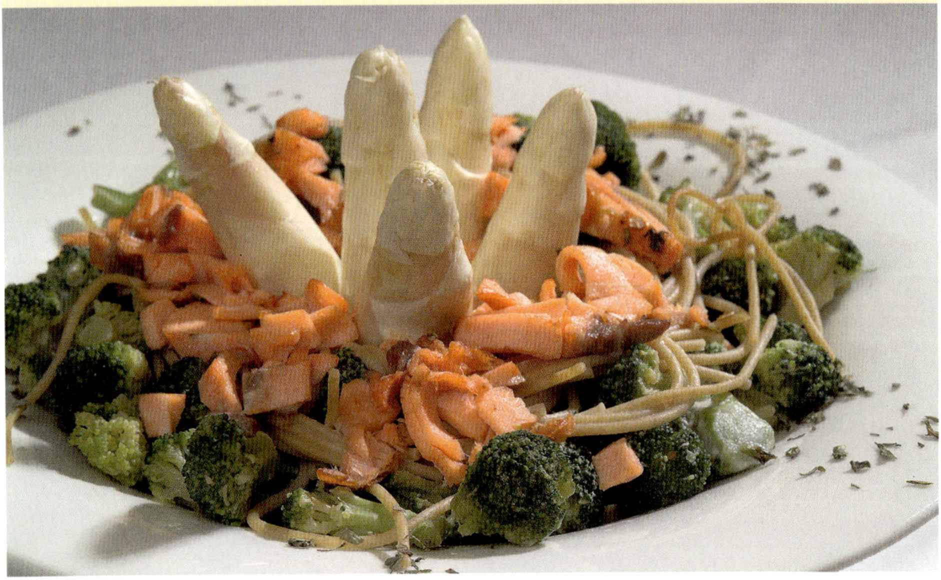

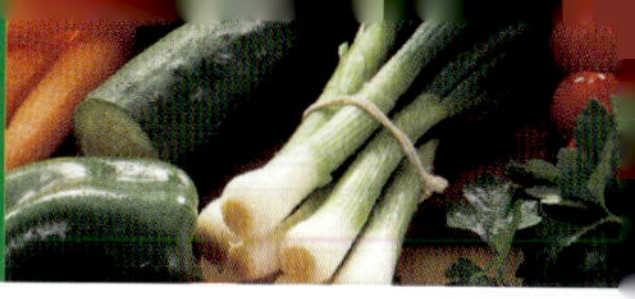

Warum wird Spinat beim Kochen braun?

Ist Ihnen das schon einmal passiert? Sie haben Spinat gekocht, er war traumhaft grün und auf einmal kippte die Farbe in ein unansehnliches Braun um. Der Grund dafür ist ganz einfach. Je länger die Koch- oder Warmhaltezeit, umso höher der Abbau des grünen Farbstoffs.
Zurückfärben können Sie den Spinat kaum. Am ehesten hilft noch eine Prise Natron. Natron hemmt aber die Vitaminaufnahme und ist deshalb nicht besonders empfehlenswert.
Garen Sie den Spinat deshalb immer erst kurz vor dem Essen, dann schmeckt er nicht nur am besten, sondern ist auch besonders wirkstoffreich und herrlich grün.
Braun gewordenen Spinat vermischen Sie am besten mit Schafskäsewürfeln und verwenden Sie ihn als Strudel-Fülle.

> Tipp <

Durch langes Kochen baut sich der grüne Spinatfarbstoff ab.

Spinat aufwärmen – ja oder nein?

Spinat enthält viel Nitrat, vor allem Glashausware. Durch verstärkte Düngung und mangelnde Sonneneinstrahlung erhöht sich der Nitratgehalt. Nitrat selber ist nicht gesundheitsschädlich. Aber Keime, die sich durch langes Warmhalten oder langsames Abkühlen sehr rasch vermehren, wandeln Nitrat in die gesundheitsgefährdende Substanz **Nitrit** um. D. h., das **Problem liegt nicht im Aufwärmen, sondern in einer zu warmen und zu langen Zwischenlagerung**. Werden Spinatreste blitzschnell abgekühlt, so wie es in Großküchen mit dem Chiller möglich ist, ergeben sich kaum Probleme. Optimal gekühlte Spinatreste müssen beim Wiedererwärmen rasch auf mindestens 70 °C Kerntemperatur erhitzt werden.

Was bewirkt Nitrit?

- Nitrit **reduziert die Sauerstoffversorgung**. Dies kann bei Säuglingen sehr gefährliche Auswirkungen haben.

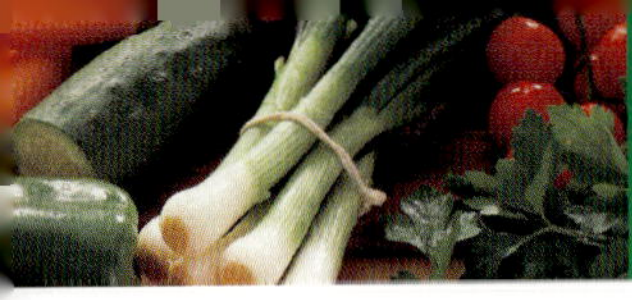

> Tipp <

Verzichten Sie auf das lange Warmhalten und Aufwärmen von Spinatgerichten, außer Sie haben die Möglichkeit, das Spinatgericht blitzschnell abzukühlen.

- Nitrit bildet mit Eiweiß die so genannten Nitrosamine und diese können **krebsfördernd** wirken.

Wie können Sie den Nitratgehalt im frischen Spinat reduzieren?

Entfernen Sie bei frischem Spinat die Blattrippen. Die Blattrippen speichern besonders viel Nitrat.
Da Nitrat wasserlöslich ist, lässt sich der Nitratgehalt durch gründliches Waschen und Blanchieren um 30–50 % reduzieren. Schrecken Sie blanchierten Spinat immer in Eiswasser ab!

Gibt es eine Substanz, die die schädliche Wirkung von Nitrit und Nitrosaminen etwas eindämmt?

Ja, nämlich Vitamin C. Essen Sie deshalb zu Spinatgerichten immer Salat, Gemüse und/oder Obst.

Wie schaut es mit Tiefkühlspinat aus dem Lebensmittelgeschäft aus?

Tiefkühlspinat wird vom Hersteller blanchiert, also erhitzt, schnell abgekühlt und tiefgefroren. Aufgrund dieser Maßnahmen entwickelt sich kaum Nitrit.

Rezept

Schafskäse-Spinatstrudel (4 große Portionen)

2 Packungen Blattspinat (1,4 kg), aufgetaut
1 Packung Schafskäse (250 g), mit den Händen zerbröseln
Wenn vorhanden, Reste von Reis, Nudeln oder Knödelbrot
1 Packung Vollkorn-Strudelteig (120 g)
4 TL Rapsöl (30 g)

Backrohr auf 170 °C vorheizen.

Für die Fülle alle Zutaten vermischen und kräftig würzen.

Ein Strudelteigblatt auf einem Geschirrtuch auslegen, ⅓ des Teiges mit Fülle belegen, restlichen Teig mit 1 TL Öl bestreichen. Seiten einschlagen, von der belegten Seite her mit Hilfe des Geschirrtuchs einrollen. Auf ein mit Backpapier ausgelegtes Backblech legen.

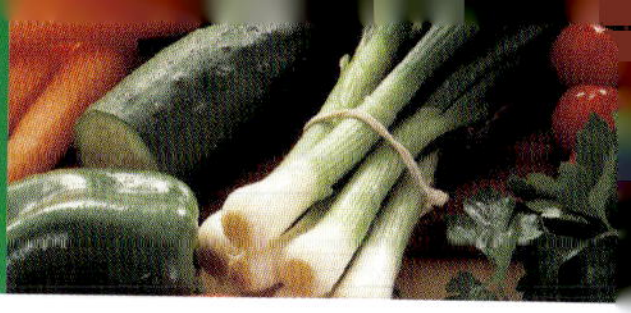

Restliche drei Strudel auf gleiche Weise füllen. Bei 170 °C goldbraun backen.

Beilagentipp: Jogurtsauce, Salat

Gewürze: Kräutersalz, Pfeffer, Muskat, Knoblauch, Petersilie, Kerbel, Bärlauch

Jogurtsauce
1 Becher Naturjogurt oder Sauerrahm, 1 geraspelte rote Zwiebel, 1 geraspelte Essiggurke, Salz, Pfeffer, frische Kräuter, Knoblauch und 1 gewürfelte rote Paprika vermischen. Wenn Ihnen die Sauce zu flüssig ist, geben Sie etwas Topfen dazu.

Pro Portion ohne Jogurtsauce

Kcal	kJ	Eiweiß / g	Fett / g	KH / g	BE
352	1478	22	22	15	1.30

Zucchini, Gurke oder Kürbis schmecken bitter?

Haben Sie schon einmal bittere Kürbisgewächse, also Kürbis, Gurken oder Zucchini verspeist? Meist hinterlassen diese bitteren Gemüse zusätzlich einen pelzigen Nachgeschmack auf der Zunge.
Der Grund für den Bittergeschmack liegt in Giften (Cucurbitazine), die bitter schmecken.
Kultivierte Gemüsesorten sind frei von Giftstoffen, diese wurden herausgezüchtet. Wenn Sie aber Samen aus eigener Produktion verwenden, so können die Giftstoffe hin und wieder in die Pflanze zurückgelangen.

Schuld daran sind
- die **Befruchtungsart** der Kürbisgewächse, die durch Bienen erfolgt. Nachteil: Es kann zu Kreuzungen zwischen den

> Tipp <

Verzichten Sie auf bitter schmeckende Kürbisse, Gurken und Zucchini, sonst kann es zu Vergiftungserscheinungen kommen.

bitter schmeckenden Zierkürbissen und den bitterfreien Speisekürbissorten kommen

- **spontane Rückmutationen**, die aber sehr selten auftreten.

Essen Sie keine bitteren Kürbisfrüchte. Die Bitterstoffe bewirken eine Schleimhautreizung im Magen-Darm-Bereich, dies kann zu Erbrechen und Durchfall führen, aber auch Kopfschmerzen, Schwindel und noch eine Reihe anderer Symptome sind nicht auszuschließen.

> Tipp <

Bevor Sie das Gemüse verkochen oder in den Salat geben, schneiden Sie ein kleines Stück ab und verkosten Sie es. Schmeckt es bitter, werfen Sie das ganze Gemüsestück weg, ansonsten riskieren Sie, dass Ihre Speise bitter schmeckt.

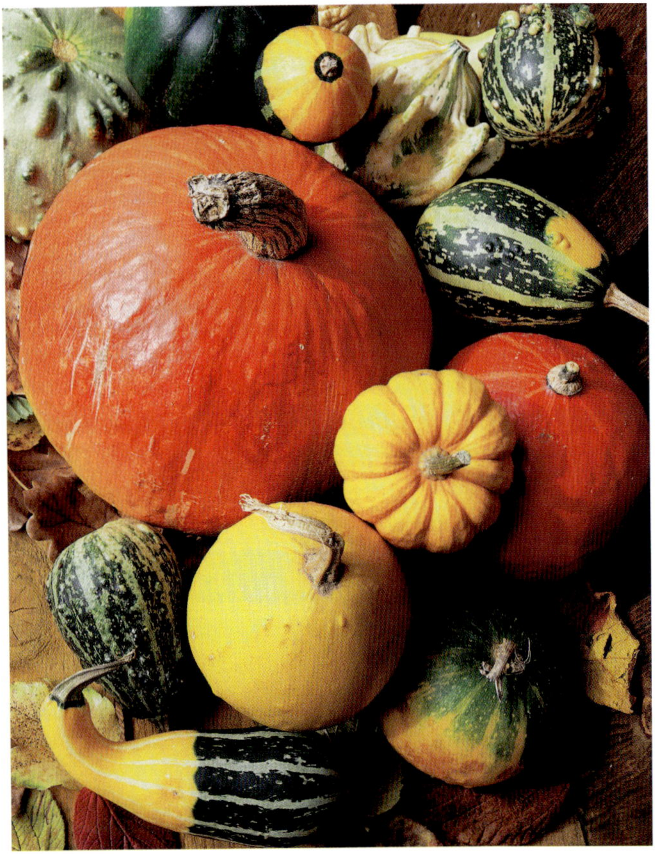

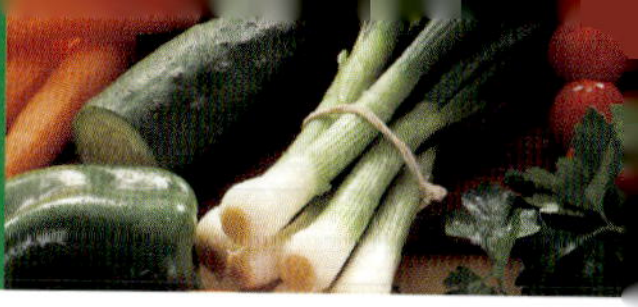

Rezept

Kürbiskuchen (1 Kastenkuchen/10 Stück)

Backrohr auf ca. 170 °C vorheizen.

Alle Zutaten zu einem eher festen Teig vermischen und in eine Kastenkuchenform geben. Backen, nach 10 Min. Backzeit der Länge nach in der Mitte mit dem Messer durchschneiden, fertig backen.

✗ Geben Sie Teige mit Backpulver innerhalb von 3 Min. in das Rohr, sonst kann es passieren, dass sich die Wirkung des Backpulvers außerhalb des Rohrs entfaltet und der Kuchen nicht mehr aufgeht!

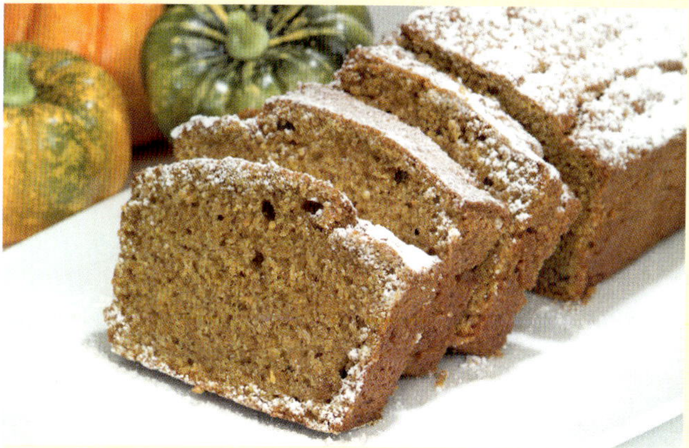

Klassisch mit Zucker oder Honig:

2 Eier

Knapp über ½ Becher Zucker oder Honig (125 g)

¼ Becher Rapsöl (50 g)

1¼ Becher Weizen-Vollkornmehl (175 g)

1 Becher Kürbis, gerieben (200 g)

¼ Becher Haselnüsse, gerieben (25 g)

½ Packung Weinstein-Backpulver (erhältlich im gut sortierten Supermarkt, Drogerien, Reformhäusern, ersatzweise herkömmliches Backpulver)

Diabetikervariante: Verwenden Sie anstatt 125 g Zucker 50 g Zucker und 5 ml flüssigen Süßstoff

Gewürze: Vanille, Lebkuchengewürz, Zitronenschale

Pro Stück mit Zucker

*glutenfreies Universalmehl mit hohem Ballaststoffanteil verwenden

				Kcal	kJ	Eiweiß/g	Fett/g	KH/g	BE
		*		188	786	4	8	25	2.06

Diabetikervariante pro Stück

				Kcal	kJ	Eiweiß/g	Fett/g	KH/g	BE
		*		157	658	4	8	17	1.44

Rettich – Medizin für den Alltag

> Tipp <

Verwöhnen Sie Ihren Körper und essen Sie viel Rettich! Vorsicht bei Gallensteinen!

Frischer Rettich kann als Medizin für den Alltag bezeichnet werden.

Wie wirkt Rettich?

- Er regt den Darm an und gilt als natürliche **Verdauungshilfe**, d. h., das Völlegefühl wird unterdrückt
- Er verbessert den **Stuhlgang**
- Er geht den schlechten **Darmbakterien** an den Kragen
- Er fördert die **Fettverdauung**, indem der Gallensaftabfluss gesteigert wird, d. h., das Essen liegt nicht so schwer in der Magengegend. Durch den vermehrten Gallenabfluss wird einer Gallensteinbildung vorgebeugt, was wiederum zur Senkung des Cholesterinspiegels beiträgt.

Unsere Ahnen nutzten Rettich als Hausmittel bei **Bronchitis**, **Harnleiden** und **Hämorrhoiden**.

Sie sind gerade beim „Abnehmen"?

Wunderbar! Verspeisen Sie möglichst viel Radi, denn Sie sind jetzt eher gefährdet, Gallensteine zu bekommen. Übrigens helfen auch Radieschen oder andere Rettichgewächse!

> Aufgepasst <

Wenn Sie bereits Gallensteine haben, dann genießen Sie bitte nur kleine Radi-Portionen. Ansonsten können sich die Gallensteine aus der Gallenblase lösen und den Gallengang verschließen.

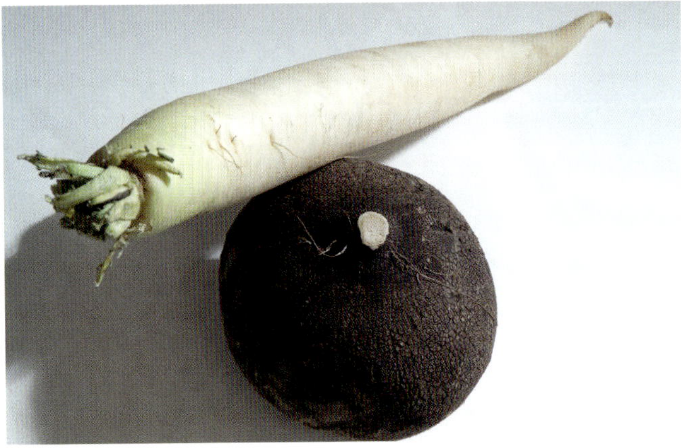

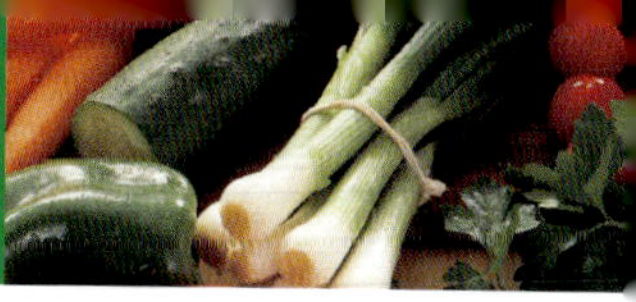

Schwammerl aufwärmen – ja oder nein?

Sie haben bestimmt schon einmal gehört, dass man Pilzgerichte nicht mehr aufwärmen soll. Die Begründung dafür möchte ich Ihnen in diesem **Tipp** verraten.

- Werden Pilzgerichte langsam abgekühlt und dann wieder langsam erwärmt, also so, wie es zu Hause üblich ist, dann vermehren sich eine Vielzahl von Keimen. Diese Keime hinterlassen Abbauprodukte. Die schädlichsten davon sind die hochgiftigen Amine. Das Problem liegt also nicht im Erwärmen, sondern in der zu langen und zu warmen Abkühlphase.

> **> Tipp <**
>
> Genießen Sie Pilzgerichte nur frisch, vor allem dann, wenn Ihr Körper an und für sich schon etwas geschwächt ist.

Wenn Sie das langsam abgekühlte und wieder aufgewärmte Pilzgericht verspeisen, kann es zu Übelkeit und Verdauungsproblemen kommen, also zu Symptomen, die einer Pilzvergiftung ähneln. Es handelt sich um eine schwere Unverträglichkeitsreaktion.

Unter welchen Voraussetzungen können Pilzgerichte wieder erwärmt werden?

Nur wenn Sie eine enorm rasche Abkühlung sicherstellen können, so wie es z. B. bei *Cook & Chill* der Fall ist. Cook & Chill bedeutet kochen, enorm rasches Abkühlen im Chiller und bei Bedarf wieder erwärmen. Viele Kliniken verpflegen ihre Patienten mit Hilfe dieses Systems. Idealerweise sollen Pilzgerichte auch bei bester Kühlung nicht länger als 24 Stunden gelagert werden.

Rote oder gelbe Zwiebeln?

Sie sind Hobbygärtner und überlegen, ob Sie rote oder gelbe Zwiebeln einsetzen sollen?
Dann entscheiden Sie sich für die roten.
Die **rote Zwiebel** enthält einen Stoff (Polyphenol), den man schon fast als Wundermittel bezeichnen könnte.

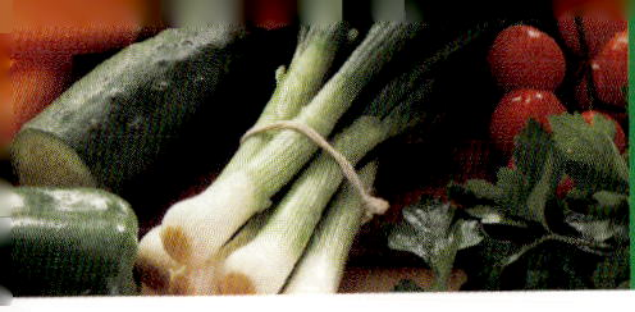

> Tipp <

Pflanzen Sie rote Zwiebeln und Sie haben Ihr Wundermittel im Garten.

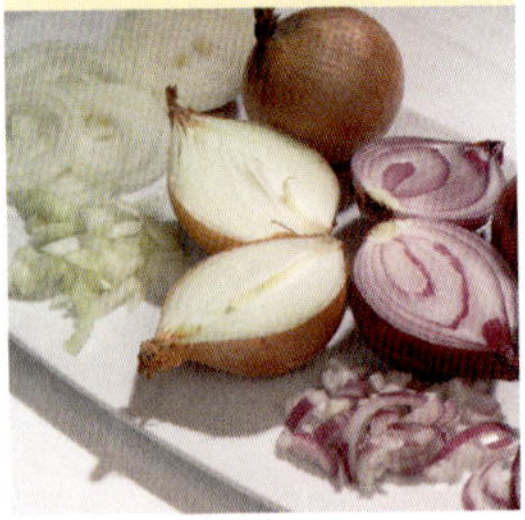

Dieser Stoff

- **tötet Krankheitserreger** ab
- **stärkt die Abwehr**, das ist vor allem in der Grippezeit wichtig. Nicht umsonst lagerten schon unsere Vorfahren die Zwiebeln für die Wintermonate ein.
- **wirkt entzündungshemmend**. Diese Wirkung nützt man z. B. bei einem Insektenstich. Einfach so lange mit einer rohen Zwiebel, von der man immer wieder eine Scheibe abschneidet, auf der Einstichstelle reiben, bis es nicht mehr brennt.
- **wirkt regulierend auf den Blutdruck** und in geringen Maßen auch auf den
- **Blutzucker** und
- **schützt** sogar **vor Krebs**.

Gartenkartoffeln gedeihen schlecht

Ist Ihnen das schon einmal passiert? Sie haben Kartoffeln gepflanzt und die Kartoffeln sind nur ins Grün und nicht in die Knolle gewachsen oder die Ernte war so miserabel, dass Sie eigentlich das Kartoffelpflanzen schon aufgeben wollten.
Dann haben Sie vielleicht **Hybridkartoffeln** erwischt. Hybridkartoffeln sind Züchtungen aus dem Original, die, wenn man sie ein zweites Mal einsetzt, nur noch schlecht wachsen.
Wenn Sie übrig gebliebene Kartoffeln vom Winter einsetzen wollen und daraus eine akzeptable Kartoffelernte entstehen soll, dann achten Sie darauf, dass Sie keine Hybridsorten erwischen.

> Tipp <

Wenn Sie eine akzeptable Kartoffelernte erreichen möchten, dann verwenden Sie nur Originalsorten bzw. Setzkartoffeln.

Woran erkennen Sie, ob es sich um eine Original- oder eine Hybridsorte handelt?

Leider gibt es kein von außen erkennbares Merkmal. Fragen Sie daher beim Hersteller oder Abfüller nach. Oder kaufen Sie die Kartoffeln im Herbst bei einem Biobauern. Diese verwenden fast ausschließlich Originalsorten. Die im Frühjahr übrig gebliebenen

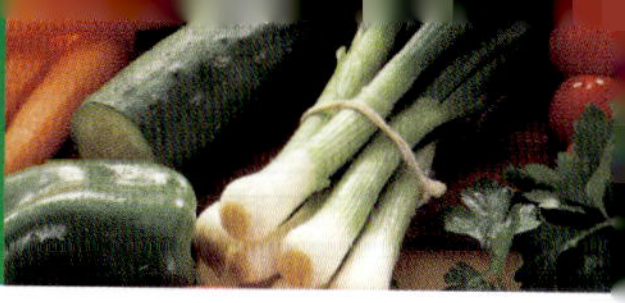

und ausgewachsenen Originalsorten-Kartoffeln eignen sich dann wunderbar für den eigenen Kartoffelanbau.

Rezept

Ofenkartoffeln mit kalter Kräutersauce und Gemüsekraut (4 große Portionen)

Ofenkartoffeln

Backblech mit Backpapier auslegen. Salz und Kümmel darauf streuen. Kartoffeln mit der Schnittfläche nach unten auf die Gewürze legen. Mit Wasser besprenkeln. Im Rohr bei ca. 160 °C backen.

Kalte Kräutersauce

Alle Zutaten gut verrühren.

Ofenkartoffeln

1,2 kg Kartoffeln, ungeschält halbieren
Kümmel, Salz

Kalte Kräutersauce

1 Becher Naturjogurt (250 g)
¼ Becher Magertopfen (70 g)
Schnittlauch, Kresse, Salz, Pfeffer, gemahlener Kümmel, Knoblauch
1 Schuss Essig

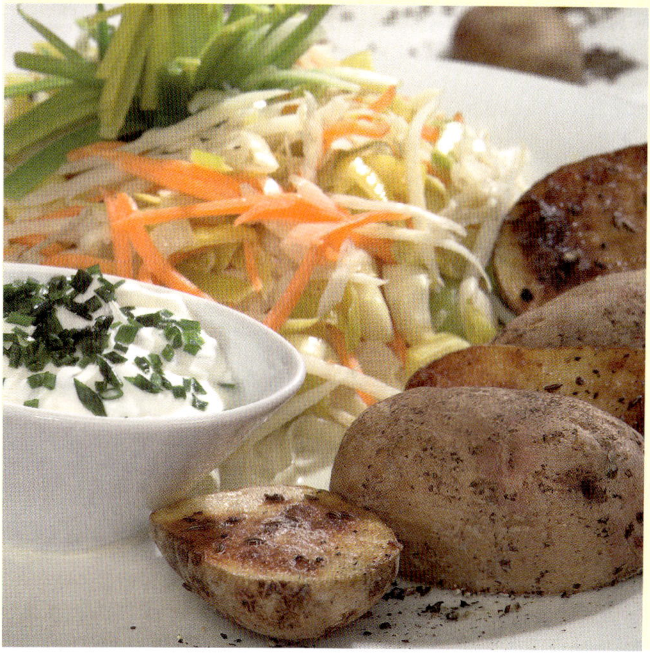

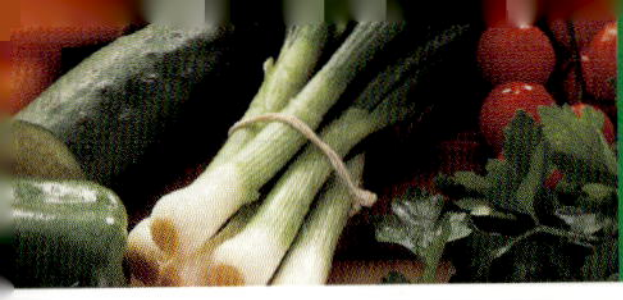

Gemüsekraut
1 Krautkopf (800 g), hobeln
3 Karotten (200 g), in Streifen schneiden
1 kleine Stange Lauch (200 g), in Ringe schneiden
1 Stück Sellerie (100 g), in Streifen schneiden
Ca. 60 ml Wasser, heiß
1 Suppenwürfel ohne Hefe und ohne Glutamat
Kräuter der Provence, Kümmel, Kräutersalz, Pfeffer, Ingwer, Knoblauch, frische Kräuter

Zum Binden Variante 1
1 Becher Naturjogurt (250 g)
1 Becher Sauerrahm (250 g)

Zum Binden Variante 2
¼ l Milch
1½ EL Vollkornmehl (25 g)

Gemüsekraut

Gemüse ohne Fett in einer Pfanne rösten.
Restliche Zutaten hinzufügen und zugedeckt kurz dünsten.
Binden.

Mit frisch gehackten Kräutern bestreuen.

Variante 1

Gemüse in eine Servierschüssel geben und mit Jogurt und Sauerrahm verrühren. Sofort servieren, sonst flockt der Sauerrahm aus.

Variante 2

Milch und Mehl verrühren und unter Rühren in das Gemüse einkochen.

Pro Portion Variante 1

				Kcal	kJ	Eiweiß/g	Fett/g	KH/g	BE
				493	2063	20	15	66	5,45

Pro Portion Variante 2

				Kcal	kJ	Eiweiß/g	Fett/g	KH/g	BE
				415	1735	18	6	68	5.64

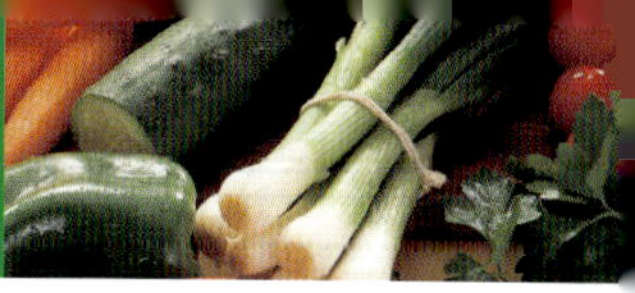

Kartoffeln – Vitamin-C-Bombe oder Leiche?

Das richtige Garen macht´s aus! Kartoffeln können hervorragende Vitamin-C-Spender sein. Allerdings nur, wenn das Vitamin C auch nach der Zubereitung noch enthalten ist. Wie Sie das Vitamin C am besten erhalten können, erfahren Sie in diesem Tipp.

Kommt Ihnen das bekannt vor?

Kartoffeln schälen, in kaltes Wasser legen, langsam aufkochen lassen und das restliche Kochwasser auch noch wegschütten? Wenn Sie die Kartoffeln auf diese Art und Weise zubereiten, sind Ihnen die Vitaminleichen sicher. Der Vitamin-C-Verlust kann **bis zu 100 % betragen!**

Bei welcher Zubereitungsart geht weniger Vitamin C verloren?

Mit einem durchschnittlichen **Vitamin-C-Verlust von 15 %** müssen Sie beim

- **Backen ungeschälter** Kartoffeln im **Backrohr** oder beim
- **Kochen ungeschälter** Kartoffeln im **Kelomat** rechnen.

Mit nur rund **2 % Vitamin-C-Verlust** müssen Sie beim

- **Dämpfen ungeschälter** Kartoffeln rechnen.

Gedämpfte Kartoffeln, noch dazu in der Schale, schmecken Ihnen nicht so gut?

Verarbeiten Sie die Dampfkartoffeln weiter, z. B. als Petersilienkartoffeln, für Kartoffelpüree oder für Kartoffelteig.

Sie machen gerne Kartoffelpüree oder Kartoffelteig?

Kaufen Sie sich eine Kartoffelpresse mit kleinen Löchern. So können Sie die Kartoffeln, ohne sie vorher zu schälen, durch die Kartoffelpresse drücken. Die Schale bleibt in der Presse zurück.

> Tipp <

Wenn Sie Kartoffeln als Vitamin-C-Spender auf den Tisch bringen möchten, dann geben Sie die ungeschälten Kartoffeln in heißen Dampf, z. B. auf das Sieb im Kelomat oder in den Dampfgarer. Oder garen Sie die Kartoffeln in wenig heißer Flüssigkeit und natürlich mit Deckel.

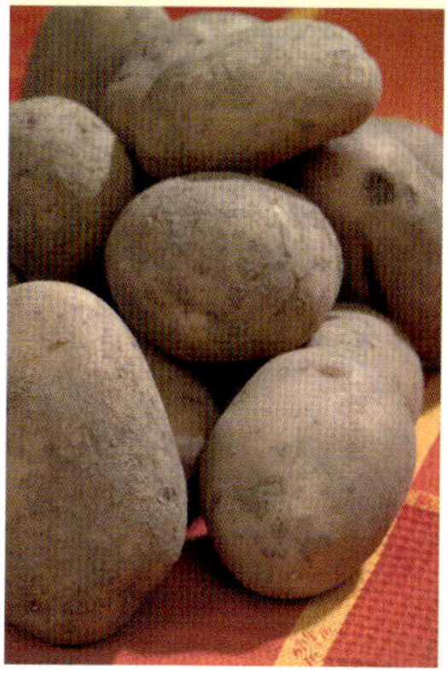

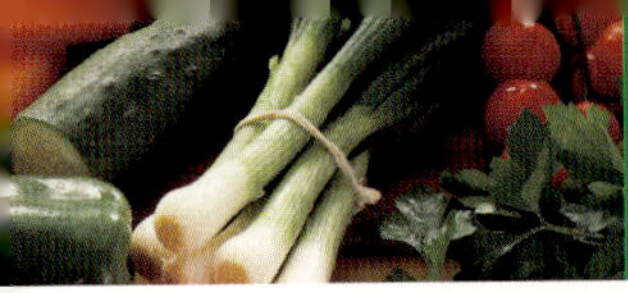

Rezept

Fisch unter Kartoffelhaube an Spinatbeet (4 große Portionen)

Spinat
1 kleines Glas Wasser
1 Suppenwürfel ohne Hefe, ohne Glutamat
1,6 kg Tiefkühlspinat, aufgetaut
Kräutersalz, Pfeffer, Muskat, Knoblauch

Fisch
4 Fischfilets à ca. 150 g
Kräutersalz, Zitronensaft

Kartoffelhaube
1,2 kg Kartoffeln, frisch gekocht oder vom Vortag, gerieben
Majoran, Salz, Pfeffer
2 Eier
½ Becher Sauerrahm (125 g)
½ Becher Naturjogurt (125 g)

Wasser und zerbröselten Suppenwürfel in eine flache Auflaufform schütten.
Spinat und Gewürze hinzufügen.

Fischfilets mit Salz und Zitronensaft würzen.
Nebeneinander auf den Spinat legen.

Kartoffelhaube
Alle Zutaten vermischen. Auf den Fisch streichen.

Im Rohr bei ca. 170 °C ca. 35 Min. goldbraun backen.

Mit frisch gehackten Kräutern bestreuen.

Beilagentipp: Salat

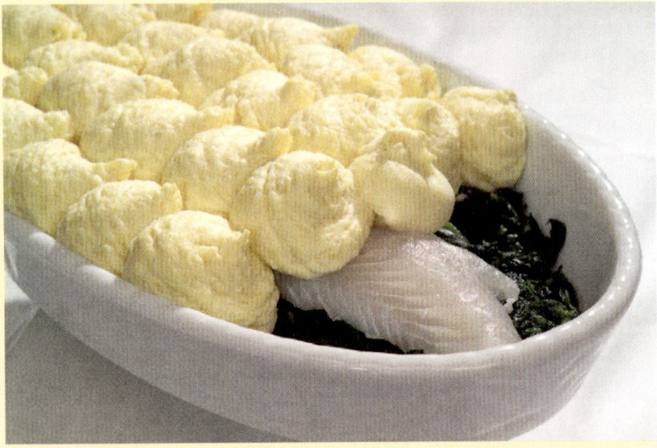

Pro Portion

Kcal	kJ	Eiweiß/g	Fett/g	KH/g	BE
519	2172	49	12	48	4.01

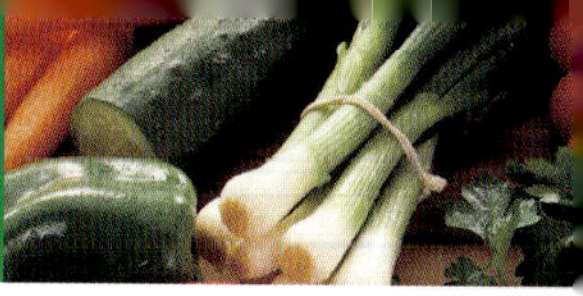

Schwarze Oliven – nur schwarze Farbe?

Wussten Sie, dass es sich bei entkernten kleinen schwarzen Oliven oft um gefärbte grüne Oliven handelt? Der Grund dafür ist ganz einfach. Schwarze Oliven lassen sich nur schwer entkernen, grüne leichter. Deshalb können die entkernten grünen Oliven schwarz eingefärbt sein. Achten Sie beim Einkauf auf die **Zutatenliste** oder auf die Aufschrift „**geschwärzt**". Wünschen Sie original schwarze Oliven, dann dürfen auf der Zutatenliste keine Farbstoffe angeführt sein.

> Tipp <

Achten Sie auf die Zutatenliste oder auf die Aufschrift „geschwärzt"!

Rezept

Kernige Nudeln mit Tomatensauce (4 Portionen)

Nudeln bissfest garen

Zwiebel anrösten, die restlichen Zutaten dazugeben und aufkochen. Abschmecken. Die Nudeln untermengen und noch einmal erhitzen.

Mit Käse und frisch gehackten Kräutern bestreuen.

Beilagentipp: Salat

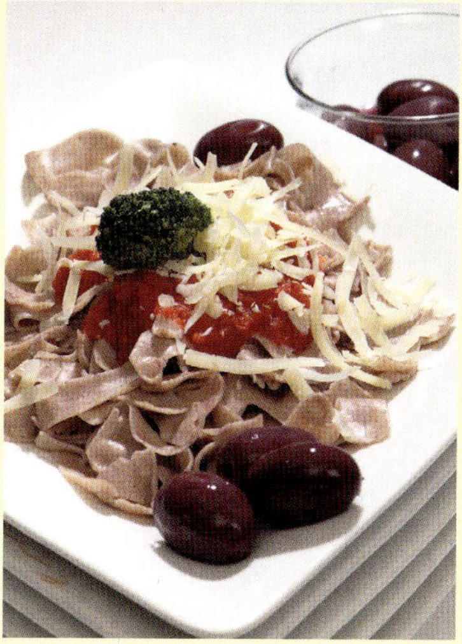

340 g Vollkornnudeln
1 große Zwiebel, fein gehackt (150 g)
1 EL Raps- oder Olivenöl (10 g)
800 g Tomaten frisch, gehackt oder aus der Dose (2 Dosen)
100 g Bergkäse, gerieben zum Bestreuen

Gewürze: Basilikum, Oregano, Thymian, Schnittlauch, Knoblauch, Kräutersalz, Pfeffer, Paprika, schwarze Oliven

*glutenfreie Nudeln verwenden

Pro Portion

		*		Kcal	kJ	Eiweiß/g	Fett/g	KH/g	BE
				470	1971	20	13	66	5.51

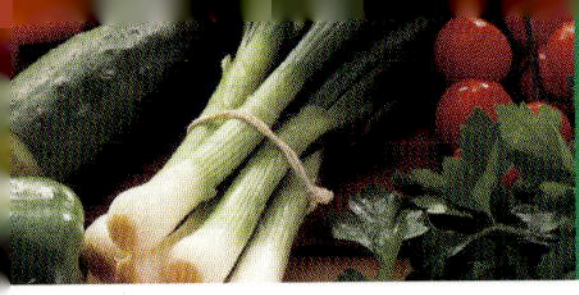

Puffbohnen – so hochwertig wie Fleisch?

> Tipp <

Verwöhnen Sie Ihren Körper einmal mit einem Schnitzelersatz aus Puffbohnen, Kartoffeln und Milch. Übrigens ersetzt nicht nur die Kombination mit Puffbohnen, sondern auch viele andere alt überlieferte Gerichte das Fleischeiweiß.

Kennen Sie Puffbohnen? Es handelt sich um die breiten flachen Bohnen, auch als Dicke Bohnen, Sau- oder Pferdebohnen bekannt. Im Tiroler Unterland werden sie „Hosboan" genannt. Früher war es üblich, auf dem Kartoffelacker auch diese Bohnen zu pflanzen. Als traditionelles Essen galt eine Kombination aus „Hosboan", Kartoffeln und Milch.
Ob unsere Vorfahren es gewusst haben oder nicht, sei dahingestellt. Tatsache aber ist, dass sie durch diese Kombination das Fleisch, in Bezug auf das Eiweiß, ersetzen konnten. Es gelang also mit einem kostengünstigen vegetarischen Essen ein Maximum an Nutzen zu erzielen. Zusätzlich wirkt sich diese Kombination günstig bei Verstopfung und hohem Cholesterinspiegel aus. Auch eine entwässernde Wirkung ist bemerkbar.

Rezept

Puffbohnen mit Pellkartoffeln

Kartoffeln, ungeschält
Puffbohnen („Hosboan")

Milch oder Buttermilch
Salz
Käse
Almbutter

Kartoffeln und Puffbohnen gemeinsam in einem Topf oder im Dampfgarer dämpfen.

Mit den restlichen Zutaten servieren.

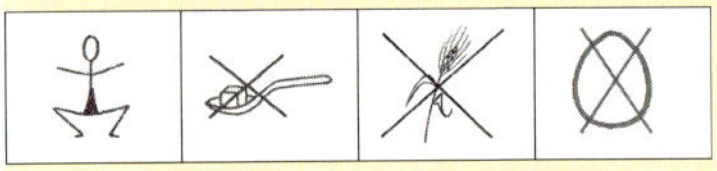

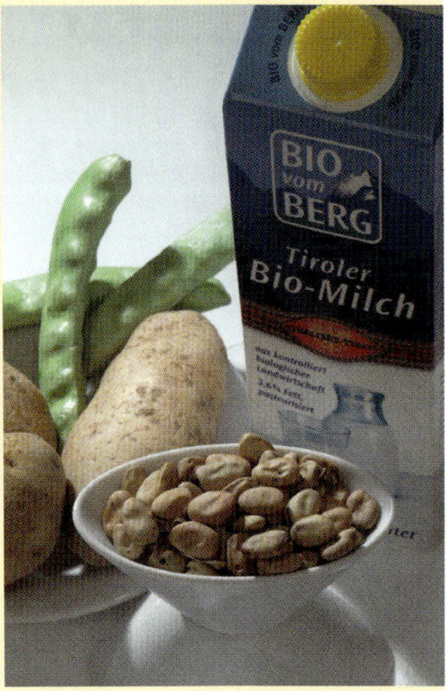

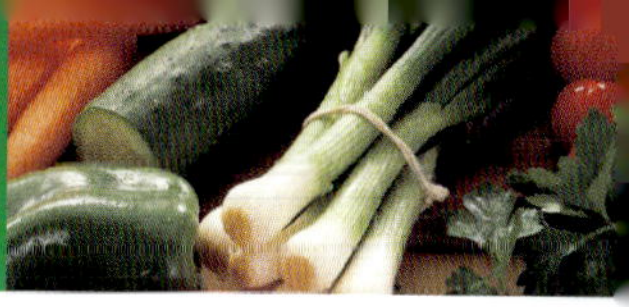

So bleibt Gemüse länger frisch!

Schneiden Sie bei Frischgemüse wie z. B. Karotten, Radieschen oder Rettich, immer das nicht essbare Grün weg. Das Grün zieht das Wasser aus dem Gemüse und es wird schneller trocken und schrumpelig.

Haben Sie Lust auf einen Versuch?

Legen Sie ein Radieschen mit Grün und eines ohne Grün auf die Fensterbank. Sie werden sehen, das mit Grün wird schneller schrumpelig.

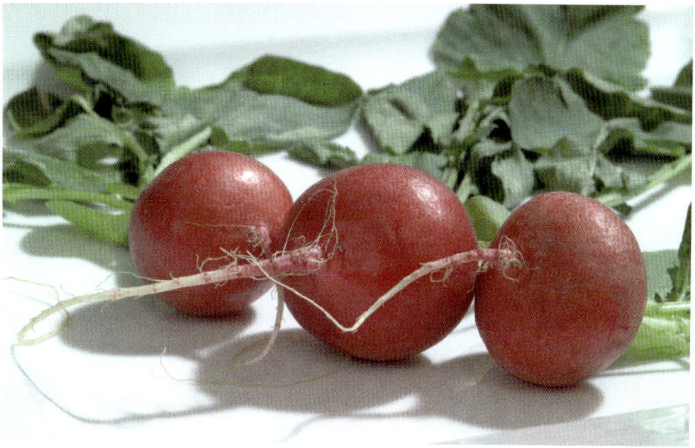

> Tipp <

Wenn Sie nach ein paar Tagen noch in knackiges Gemüse beißen wollen, dann entfernen Sie das nicht essbare Grün, bevor Sie das Gemüse lagern.

Tiefkühlgemüse – Kühlkette unterbrochen?

Sie alle wissen, dass man Tiefgekühltes nicht auftauen und dann wieder einfrieren soll. Nicht nur, dass die Vitamine und bioaktiven Substanzen unter dem Auftauen und wieder Einfrieren leiden, auch der Geschmack und die Farbe gehen teilweise verloren. Zudem können sich Bakterien wunderbar vermehren.
Achten Sie deshalb bereits beim Einkauf darauf, ob die Tiefkühlware schon einmal an- oder aufgetaut war.

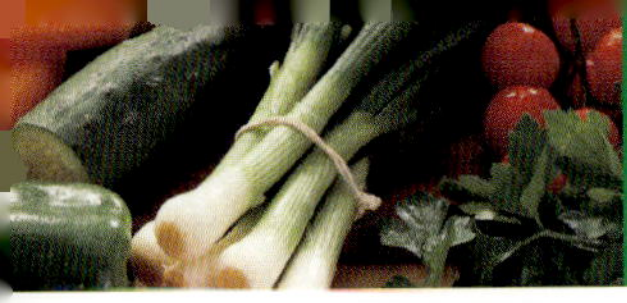

> Tipp <

Schütteln Sie beim nächsten Einkauf die Tiefkühlpackung. Wenn es rasselt, blieb die Kühlkette intakt.

Dazu gibt es einen einfachen Trick:

Schütteln Sie die Verpackung. Wenn der Inhalt rasselt, blieb die Kühlkette intakt, wenn nur noch ein Klumpen zu hören ist, dann war das Produkt bereits einmal aufgetaut, also besser Hände weg davon.

Wie überprüfen Sie, ob in Ihrem Tiefkühlschrank die Kühlkette unterbrochen wurde?

Ganz einfach. Geben Sie ein paar Eiswürfel, verpackt in einem Tiefkühlbeutel oder einer Gefrierdose, in den Gefrierschrank. Sobald der Tiefkühlschrank abtaut, schmelzen die Würfel. D. h., geschmolzene Eiswürfel sind das einfachste und sicherste Zeichen für eine unterbrochene Kühlkette in Ihrem Tiefkühlschrank.

Rezept

Servietten-Gemüse-Schnitte (4 große Portionen als Hauptspeise, mind. 8 Portionen als Beilage)

- 400 g Knödelbrot
- 400 ml heißes Wasser
- 400 g Tiefkühlgemüse
- 4 Eier
- 4 TL Kräuter der Provence
- 1 EL Haferkleie (15 g)
- Ca. 3 Messerspitzen Muskat
- Ca. 1 gestr. EL Kräutersalz (8 g)
- ½ Bund frische Petersilie, gehackt
- 1 Bund Schnittlauch zum Bestreuen

Alle Zutaten der Reihe nach in eine Schüssel geben und gut durchmischen.

Frischhaltefolie auslegen und die Masse auf die Frischhaltefolie geben. Einrollen und die Folie an den Enden gut verknoten, sodass es der Form eines Bonbons ähnelt.

Im Wasser oder im Dampfgarer ca. 30 Min. garen.

*glutenfreies Knödelbrot und statt Haferkleie Apfelfaser verwenden

große Portion **ohne** Käse und Butter

Kcal	kJ	Eiweiß/g	Fett/g	KH/g	BE
514	2156	23	9	83	6.9

große Portion **mit** Käse und Butter

Kcal	kJ	Eiweiß/g	Fett/g	KH/g	BE
704	2950	31	26	83	6.9

Sauerkraut

Sauerkraut mit Kümmel und Wacholderbeeren erhitzen.

Sauerkraut
1 kg Sauerkraut, Kümmel, Wacholderbeeren

Zum Bestreuen und Ausfertigen
120 g Bergkäse, gerieben
40 g hochwertige Butter

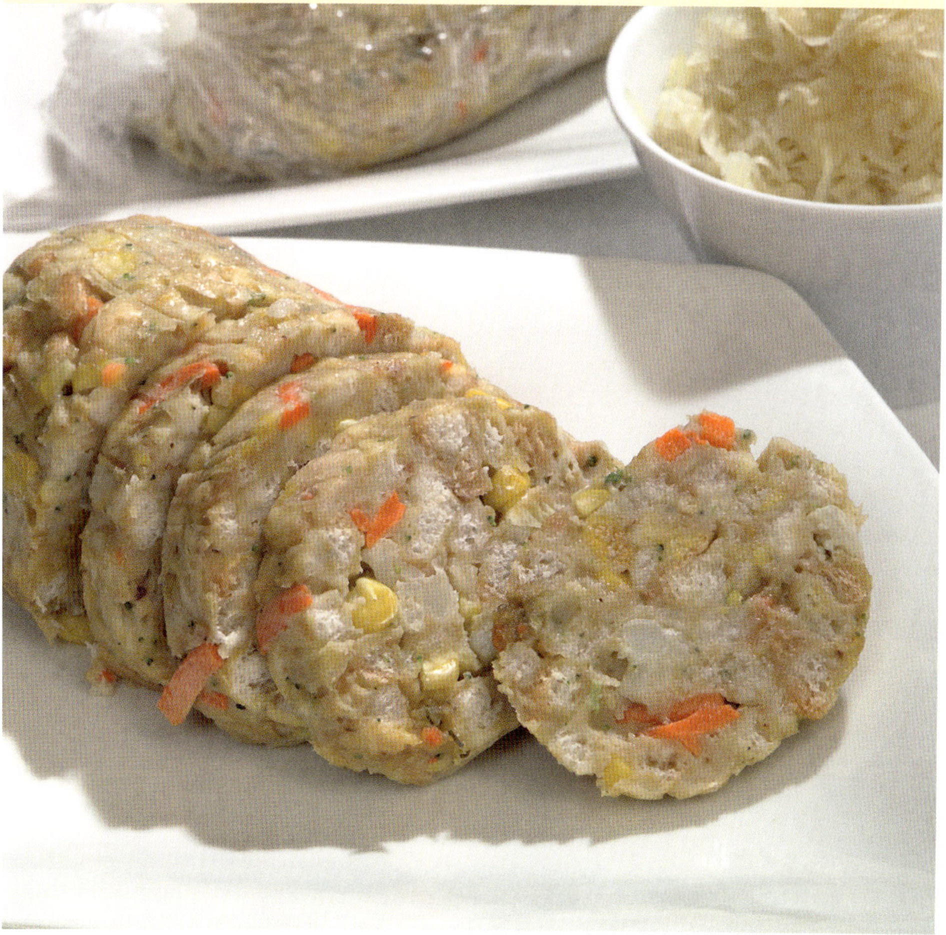

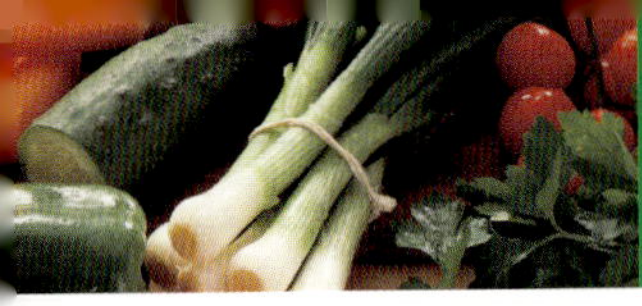

Rezept

Nudelgratin mit Gemüse (4 große Portionen)

2 Eier
400 ml Milch
300 g Vollkorn-Spiralnudeln, halbweich garen
1,2 kg Tiefkühlgemüse
100 g Blauschimmelkäse, mit der Hand zerbröckeln

Gewürze: Kräutersalz, Knoblauch, Pizzagewürz, frische Kräuter

Eier und Milch in eine flache Auflaufform geben und verrühren.
Nudeln, Gewürze und Gemüse hinzufügen und gut vermengen.
Käse darüber verteilen.
Bei ca. 170 °C ca. 35 Min. backen.
Mit frisch gehackten Kräutern bestreuen.

Beilagentipp: Tomatensauce (siehe Rezept Nudeln mit Tomatensauce), Salat

Pro Portion

				Kcal	kJ	Eiweiß /g	Fett /g	KH /g	BE
				529	2223	24	17	67	5.61

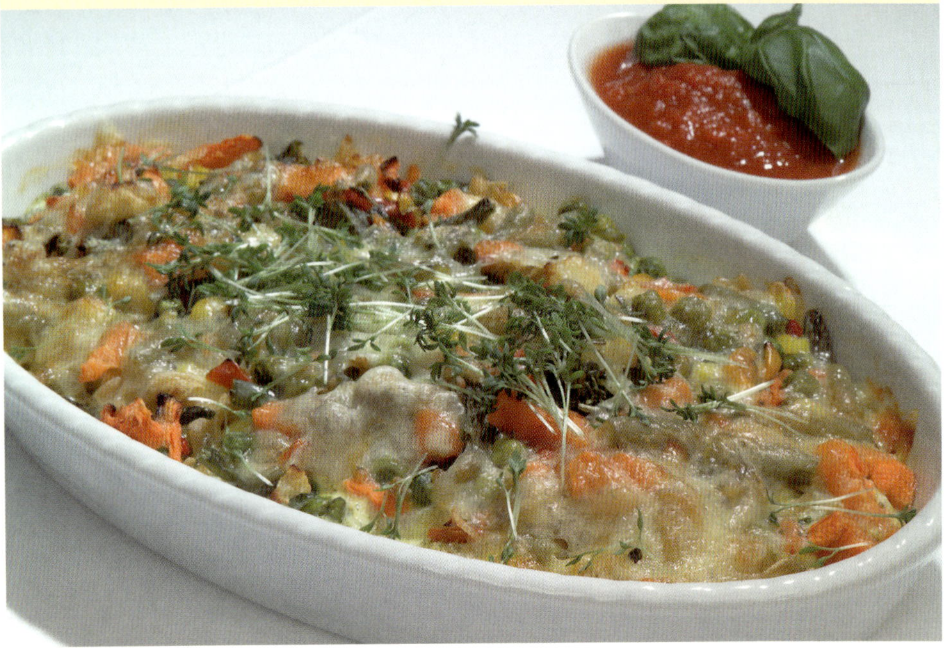

Knackiger Salat

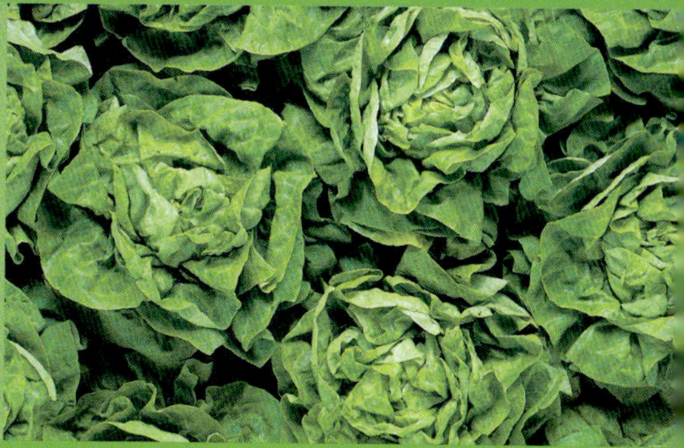

- ➤ *So wird Ihr Salat bekömmlicher!*
- ➤ *So vertragen Sie die Zwiebel besser!*
- ➤ *Salate sind Vitaminbomben*
- ➤ *Macht Salat dick?*
- ➤ *Salatmarinade auf Vorrat*
- ➤ *Sprossen selber ziehen!*

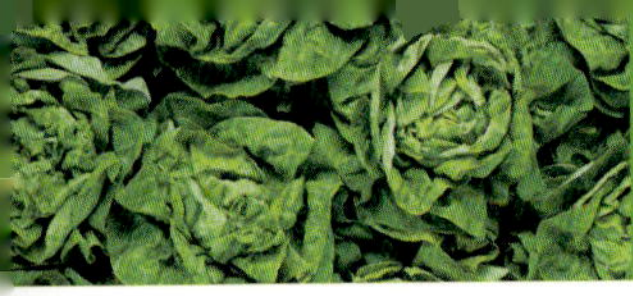

So wird Ihr Salat bekömmlicher!

Sie vertragen Salat schlecht? Dann probieren Sie doch einfach einmal einen der folgenden Tipps aus.

Verzichten Sie auf Essig-Öl-Mischungen

Essig in Verbindung mit Öl wird häufig schlecht vertragen. Marinieren Sie Ihren Salat entweder nur mit Essigmarinaden oder nur mit Ölmarinaden. Aufpeppen können Sie den Salat zusätzlich mit Gewürzen und Kräutern. Wenn Sie auf Ihre Figur achten möchten, empfehle ich Ihnen einen möglichst sparsamen Umgang mit Öl. Natürlich können Sie anstatt Essig auch Zitronensaft verwenden.

Probieren Sie doch einfach einmal eine der folgenden Salatmarinaden aus. Die Salatmarinaden halten im Kühlschrank bis zu einer Woche, vorausgesetzt Sie achten bei den Milchprodukten auf das Ablaufdatum. So haben Sie immer frische Marinade ohne Zusatzstoffe zur Hand. Vor der Verwendung müssen Sie die Flasche schütteln, da sich verschiedene Lebensmittel, z. B. Acidophilusmilch … absetzen. Übrigens, bei gekauften Fertigmarinaden verhindern Zusatzstoffe das Absetzen.

Rezept

Salatmarinaden

Buttermilch-Dressing
1 Packung Buttermilch (½ l)
¼ l Gemüsebrühe
Kräutersalz, weißer Pfeffer
2 Schuss naturtrüber Apfelessig (30 g)

Alle Zutaten in eine Flasche geben und gut schütteln. Die Marinaden können im Kühlschrank aufbewahrt werden.

Salat mit etwas von der jeweiligen Marinade würzen und mit frischen Kräutern vollenden.

Buttermilch-Dressing Gesamtrezept

				Kcal	kJ	Eiweiß/g	Fett/g	KH/g	BE
				219	913	17	7	21	1.73

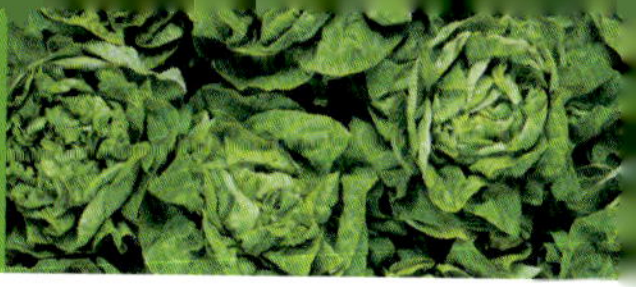

Gemüsebrühe

½ Gemüsebrühwürfel ohne Hefe und ohne Glutamat in ¼ l kochendem Wasser (am besten im Wasserkocher oder in der Kaffeemaschine aufkochen) auflösen und abkühlen lassen oder Gemüsebrühe aus frischem Gemüse kochen

Achtung, Diabetiker! Balsamicoessig kann einen sehr hohen Most- und damit Zuckeranteil haben. Achten Sie auf die Zutatenliste!

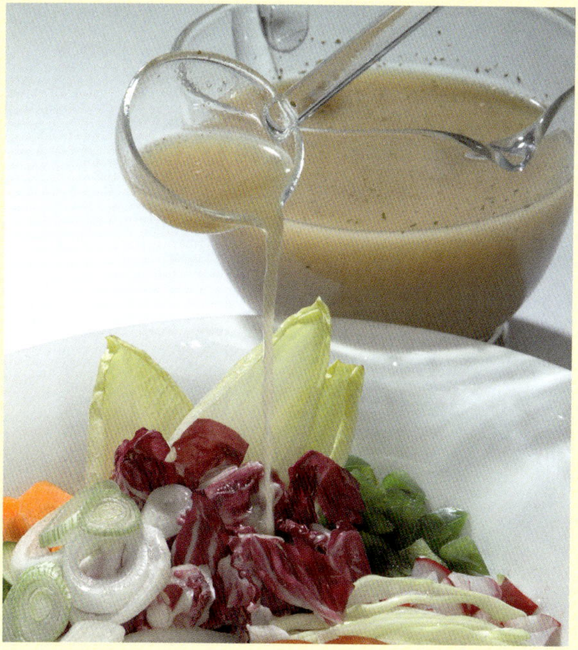

Senfmarinade

300 ml Gemüsebrühe (1 Seidl)
2 gehäufte EL Senf (40 g)
ca. 1 TL Kräutersalz
100 ml naturtrüber Apfelessig
3 EL Magerjogurt (45 g)
Nach Geschmack Wasser zum Verdünnen

Balsamicomarinade

1 gehäufter EL Senf (20 g)
125 ml Balsamicoessig ohne Zusatzstoffe
Kräutersalz
Nach Geschmack Wasser zum Verdünnen

Senfmarinade Gesamtrezept

Kcal	kJ	Eiweiß/g	Fett/g	KH/g	BE
92	383	5	4	5	0.44

Balsamicomarinade Gesamtrezept

Kcal	kJ	Eiweiß/g	Fett/g	KH/g	BE
41	171	2	1	2	0.16

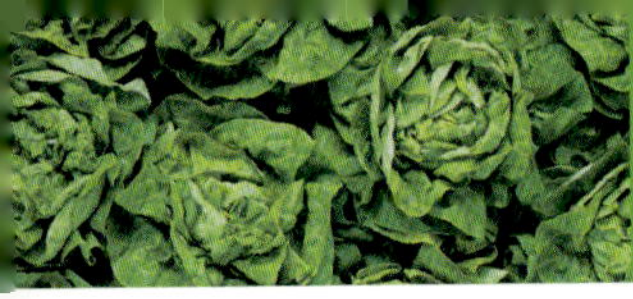

Sie vermissen die Kräuter in den Rezepten?

Geben Sie die Kräuter nie in das Dressing, sondern hacken Sie die Kräuter immer erst kurz vor dem Servieren. So behalten die Kräuter die beste Wirkung.

Öl im Salat?

Sie wissen, dass für die Aufnahme bestimmter Vitamine Öl notwendig ist. Klassisches Beispiel: das fettlösliche Vitamin ß-Carotin aus den Karotten löst sich nur in Öl. Das heißt, dass der Mensch diese Vitamine nur aufnehmen kann, wenn Öl oder Fett dabei ist. Da Salate meist nicht „solo", sondern eher als Beilage, Vorspeise oder in Begleitung von Brot, Fisch... gegessen werden, erübrigt sich die Ölzugabe, da in den genannten Speisen schon Fett enthalten ist, selbst wenn nur in geringen Mengen.

> Tipp <

Verwenden Sie keine Marinaden aus einer Mischung von Essig mit Öl, dünsten Sie das Salatgemüse und würzen Sie mit Kümmel, das beugt Blähungen vor.

Sie können rohen Salat schlecht verdauen?

Dünsten Sie das **Salatgemüse** ein wenig. Geben Sie zum Dünsten nur minimal Wasser dazu. Das Wasser sollte nach dem Dünsten verdampft sein. Ansonsten haben Sie die Vitamine im Wasser und nicht im Gemüse. Zum Dünsten eignen sich besonders folgende Salatgemüsesorten: Chinakohl, Brokkoli, Fenchel, Gurken, Karotten, Kürbis, Mangold, Melanzani (Auberginen), Rote Rüben, Schwarzwurzeln, Sellerie, Spargel, Spinat, Zucchini, Pastinaken, Chicorée.

Blähungen?

Wenn Sie unter Blähungen leiden, würzen Sie Ihre Salate mit Kümmel oder trinken Sie einen Tee aus Kümmel, Fenchel und Anis dazu.

So vertragen Sie die Zwiebel besser!

Sie lieben den Zwiebelgeschmack im Salat? Aber allein der Gedanke daran bereitet Ihnen Magenschmerzen? Dann probieren Sie doch einfach einmal folgenden **Trick** aus:

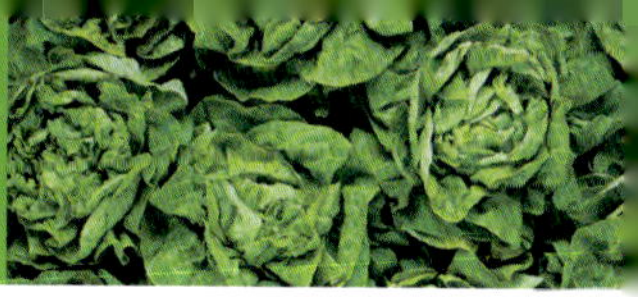

Schwitzen Sie die beliebig geschnittene Zwiebel in einer Pfanne ohne Fett an. Sie müssen keine Spezialpfanne verwenden, es eignet sich jede Pfanne. Einzige Voraussetzung: Sie müssen daneben stehen bleiben und immer wieder umrühren, sonst brennt die Zwiebel an. Löschen Sie mit einem großen Schuss Essig ab. Lassen Sie die Zwiebel zugedeckt noch ca. 2 Minuten dünsten. Geben Sie das noch warme Zwiebel-Essig-Gemisch zum Salat.
Anstatt Zwiebel können Sie auch Knoblauch verwenden oder Sie mischen Zwiebel und Knoblauch. Übrigens, gehackter oder in Scheiben geschnittener Knoblauch ist von Haus aus milder als gepresster.

> Tipp <

Zwiebel oder Knoblauch kurz anschwitzen, mit Essig ablöschen, leicht überkühlen lassen und lauwarm zum Salat geben. Sie werden sehen, die Zwiebel liegt Ihnen nicht mehr so schwer im Magen und der Salat schmeckt trotzdem fantastisch.

Warum werden Zwiebel und Knoblauch durch das Dünsten bekömmlicher?

Die unbekömmlichen Inhaltsstoffe, wie z. B. das Alliin und andere Schwefelstoffe, verdampfen zu einem großen Teil. Natürlich gehen dadurch auch wertvolle Inhaltsstoffe verloren. Aber bedenken Sie: Besser weniger Inhaltsstoffe und dafür eine gute Verträglichkeit als gar keine Inhaltsstoffe, weil Sie Zwiebeln und Knoblauch aufgrund der schlechten Verträglichkeit ganz weglassen.

Salate sind Vitaminbomben

Sie sind ein Fan von frischen knackigen Salaten? Sie möchten die pure Kraft der Salatvitamine tanken? Dann verrate ich Ihnen die besten **Tipps und Tricks zur vitaminschonenden Salatzubereitung**.

- **Waschen** Sie die Salatblätter und das Salatgemüse immer **vor dem Schneiden** und verzichten Sie auf das Einweichen. Waschen Sie den Salat unter fließendem Wasser und weichen Sie ihn nicht im Waschbecken oder in einer Schüssel ein.
  Was tun, wenn der Salat bitter schmeckt, z. B. Endiviensalat? Marinieren Sie den Salat mit einer würzigen Marinade, dadurch wird der Bittergeschmack übertönt.

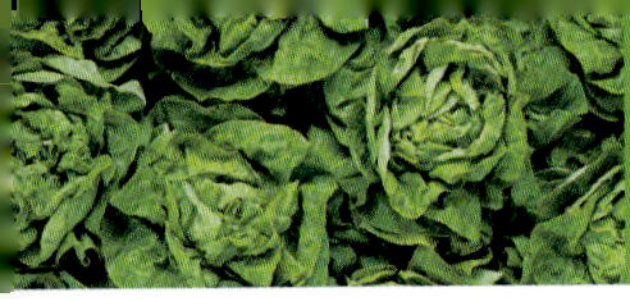

> **> Tipp <**
>
> Bereiten Sie das Salatdressing schon eher vor. Dann geht das Marinieren ruckzuck. Rezepte für Dressings, die mehrere Tage lang haltbar sind, finden Sie unter dem Tipp „So wird Ihr Salat bekömmlicher!" (s. S. 82).

- Wenn Sie den **Nitratgehalt reduzieren** möchten, dann geben Sie die äußeren Blätter und den Strunk der Blätter weg (vgl. Tipp „Nitratgehalt in frischem Spinat", s. S. 64).
- **Schneiden oder reißen** Sie den Salat erst **kurz vor dem Servieren**. Wenn es einmal gar nicht anders geht, dann geben Sie den vorbereiteten Salat in eine gut verschließbare Schüssel und stellen Sie diese in den Kühlschrank.
- Marinieren Sie den Salat immer erst ganz kurz vor dem Essen. Zu frühes Marinieren macht den Salat nicht nur labbrig, sondern laugt zusätzlich die Vitamine aus.
- Geben Sie nur so viel Marinade zum Salat, wie dieser aufnehmen kann. Marinade laugt Vitamine aus. Schwimmt Ihr Salat in Marinade? Dann seien Sie sich bewusst, dass die Vitamine nicht im Salat, sondern in der Marinade baden, die Sie dann vermutlich wegschütten.
- Hacken Sie erst kurz vor dem Servieren **die frischen Kräuter** und mischen Sie diese unter.

Macht Salat dick?

Kann man an Gewicht zunehmen, wenn man fast ausschließlich Salat isst?

Ja! **Auf die Marinade kommt es an**. Salat selber enthält kaum Kalorien, dafür aber die Marinade. Eine flotte Runde mit der Ölflasche über den Salat schlägt sich mit rund 500 kcal zu Buche. Dies entspricht einem Viertel von dem, was der Durchschnittsösterreicher pro Tag an Kalorien verbrennt. Oder anders ausgedrückt, einem halben Wiener Schnitzel, einer Tafel Schokolade oder mehr als 4 Kilogramm unmariniertem Kopfsalat!

Viele Fertigmarinaden bieten zwar Gaumenfreuden, sind aber keine Freunde für die Figur. Also Zutatenliste lesen! Je weiter vorne in der Zutatenliste Öl, Fett, Majonäse, Rahm … stehen, umso mehr Kalorien sind enthalten.

> **> Tipp <**
>
> Wenn Sie Salat genießen und dabei schlank bleiben wollen, dann sparen Sie mit Öl und fettreichen Marinaden!

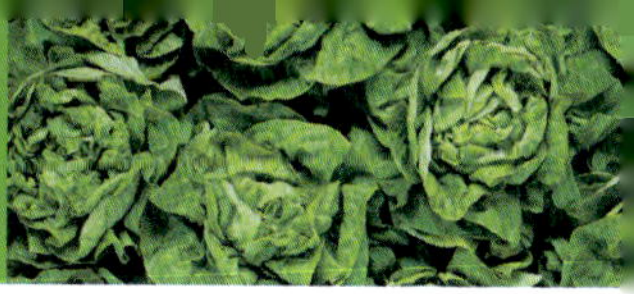

Salatmarinade auf Vorrat

Sie lieben Salat? Sie möchten sich die tägliche Zubereitung der Salatmarinade sparen und trotzdem nicht auf Fertigprodukte zurückgreifen? Dann finden Sie hier und auf den Seiten 82 und 83 die passenden Rezepte dazu. Blitzschnell zubereitet, hält die Marinade im Kühlschrank mindestens eine Woche. Da keine Zusatzstoffe dabei sind, setzt sich ein Teil der Zutaten ab, deshalb müssen Sie die Flasche vor jeder Verwendung gut schütteln.

Rezept

Salatmarinade

¼ Gemüsebrühwürfel ohne Hefe und ohne Glutamat
1 Tasse kochendes Wasser (ca. 200 ml)
1 EL Senf (20 g)
1 gehäufter TL Kräutersalz
5 EL naturtrüber Apfelessig (50 g)

Gewürze: Chili, für Liebhaber der scharfen Küche
Ingwer, Curry, Honig oder Süßstoff (für Diabetiker empfehlenswert) für Asia-Fans

Gemüsebrühwürfel und Wasser in eine Flasche geben. Gut verschließen und schütteln. Achtung, die Flasche wird sehr heiß. Verwenden Sie zum Schütteln als Schutz für Ihre Hände einen Topflappen oder ein Geschirrtuch!

Restliche Zutaten hinzufügen und gut schütteln.

Salat mit einem Teil der Marinade würzen und mit frischen Kräutern, Zwiebel und Knoblauch vollenden.

✗ Die Marinade kann im Kühlschrank aufbewahrt werden.

Salatmarinade Gesamtrezept

Kcal	kJ	Eiweiß/g	Fett/g	KH/g	BE
37	157	1	2	2	0.17

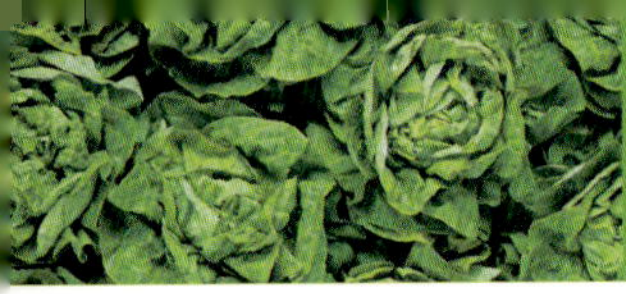

Sprossen selber ziehen!

Vielleicht haben Sie schon einmal Sprossen gezogen? Frische Sprossen zeichnen sich nicht nur durch den hervorragenden Geschmack, sondern auch durch den Wirkstoffreichtum aus. Selbstgezogene Sprossen dienen sozusagen als Alternative zu Vitaminpillen. Ob auf dem Butterbrot, im Salat, in einem Auflauf oder im Röstgemüse, Sprossen sind vielseitig einsetzbar.

Anleitung zum Sprossenziehen

Zutaten

- **Keimfähiger Samen**
  z. B. keimfähiges Getreide aus biologischem Anbau, Bohnen, Linsen, Erbsen, Leinsamen, Kresse, Senfsamen, Sonnenblumenkerne oder fertige Mischungen aus der Drogerie oder dem Reformhaus.
  Bitte verwenden Sie **keine Gartensamen**, diese sind ungenießbar! Sie können mit Giften behandelt sein, die sich zwar im Erdboden abbauen, nicht aber in der Keimschale.

- **Keimgefäß**
  Aus dem Handel oder selbstgemacht, z. B. aus einem alten Gurkenglas. Schlagen Sie mit einem Nagel und einem Hammer Löcher in den Deckel. Die Metallteile, die aufstehen, klopfen Sie mit dem Hammer flach. Anstelle des Glases können Sie auch ein Emailsieb verwenden, das Sie in eine Schüssel stellen.

Zubereitung:

- Geben Sie 2–3 Löffel Samen in das Keimgefäß und weichen Sie die Samen über Nacht ein.
- Am nächsten Tag lassen Sie das Einweichwasser abfließen.
- Spülen Sie die Samen täglich zwei Mal gut durch und lassen Sie das Wasser gut abtropfen. Decken Sie die Samen immer zu. Sie dürfen nicht austrocknen.

- Nach 3 Tagen bis spätestens einer Woche können Sie Ihre Sprossen ernten. Achtung! Wenn Sie die Sprossen zu lange reifen lassen, werden bestimmte Sorten bitter, z. B. Sonnenblumenkerne oder Bockshornklee

Erschrecken Sie nicht, wenn auf dem Samen ein feiner Haarflaum wächst. Es handelt sich nicht um Schimmel. Falls Ihre Samen zu schimmeln beginnen, erkennen Sie dies am üblen Geruch.

Hülsenfrüchtesprossen wie Erbsen-, Bohnen- und Linsensprossen sollten Sie nicht roh verzehren. Also entweder mitgaren oder, wenn Sie sie über den Salat geben wollen, vorher kurz dünsten.

> Tipp <

Weichen Sie die Samen über Nacht ein, spülen Sie sie täglich zwei Mal mit frischem Wasser durch und decken Sie die Samen zu, damit sie nicht austrocknen. Sie werden sehen, wenn Sie einmal auf den Geschmack gekommen sind, dann züchten Sie immer wieder neue Sprossen.

Keimdauer

- Getreide und Samen 2–4 Tage
- Hülsenfrüchte bis zu einer Woche

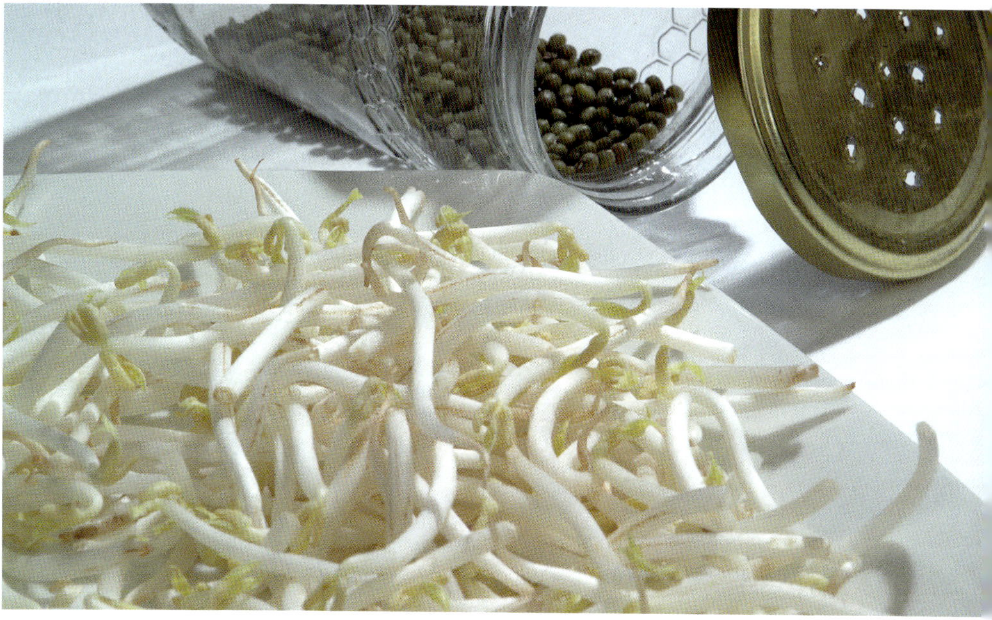

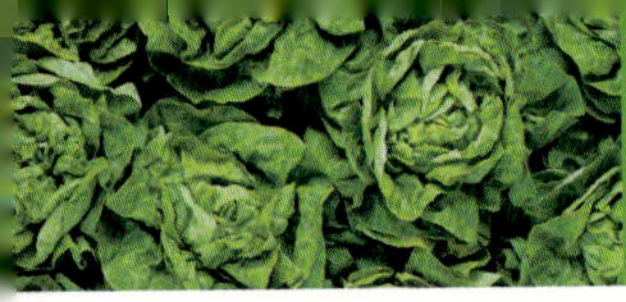

Rezept

Sommersalat mit Nudeln (4 große Portionen)

Salat
200 g Vollkorn-Spiralnudeln, garen
1 Häuptel grüner Salat
1 Häuptel roter Salat, z. B. roter Eichblatt oder Lollo Rosso
1 rote Zwiebel, in Ringe schneiden
1 Tomate, achteln
½ Salatgurke, würfeln

Marinade
4 EL naturtrüber Apfelessig (40 g)
1 EL 25%ige Majonäse (25 g)
2 EL Naturjogurt (60 g)
1 Bund Schnittlauch, gehackt
1 Bund Rucola, gehackt

Gewürze: Kräutersalz, Knoblauch

Salat
Alle Zutaten vermischen.

Marinade
Alle Zutaten gut verrühren.

Salat und Marinade vermengen, sofort servieren.

Beilagentipp: Frisches Brot, Räucherfisch

✗ Dieser Salat eignet sich hervorragend als leichte Hauptspeise

Pro Portion

Kcal	kJ	Eiweiß/g	Fett/g	KH/g	BE
263	1103	10	5	43	3,6

*glutenfreie Nudeln verwenden

Rezept

Erfrischender Gurkensalat (4 Portionen)

1 Salatgurke, grob raspeln
1 Becher à 250 g Naturjogurt, 3,6 % Fett
1 Bund Rucola
1 paar Stängel Dill

Alle Zutaten vermengen.

Gewürze: Kräutersalz, Knoblauch

Pro Portion

Kcal	kJ	Eiweiß/g	Fett/g	KH/g	BE
55	232	3	2	5	0,4

Rund um das volle Korn!

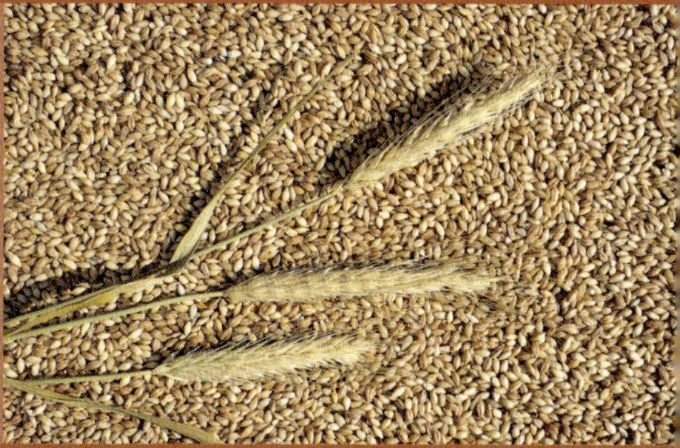

- ➤ *Macht Vollkorn dick?*
- ➤ *Was versteht man unter einem echten Vollkornbrot?*
- ➤ *Brotklee hebt Ihr Brot geschmacklich in den Adelsstand!*
- ➤ *Kamut – eine Getreidesorte für Vollkorn-Einsteiger*
- ➤ *Vollkornreis kochen!*
- ➤ *Vollkornreis und weißen Reis gemeinsam garen?*
- ➤ *Polentareste? – Wie wäre es mit einem Polentabrot?*
- ➤ *Billigmehl – Markenmehl – gibt es einen Unterschied?*
- ➤ *Welche Frühstücksflocken sind am gesündesten?*

Macht Vollkorn dick?

Nein! Auch wenn das oft vermutet wird.
Wenn Sie auf Vollkorn umsteigen und das Vollkornmehl nur für Kalorienbomben wie z. B. Mürbteig verwenden, dann kann das Ihren Hosenbund zum Kneifen bringen.
Gemüsetorten aus Vollkorn-Mürbteig mit einem Guss aus Eiern, Rahm und Käse oder Getreideaufläufe, z. B. Vollkornreisauflauf mit viel Butter, Eiern und Rahm schmecken zwar gut, haben aber mit einem gesunden Vollkorngericht nichts gemein.

Sie möchten Weißmehl durch Vollkornmehl ersetzen, aber es soll nicht trocken schmecken?

Dann verwenden Sie 10–20 % weniger Vollkornmehl, als im Rezept an Weißmehl angegeben ist (z. B. anstatt 100 g glattes Mehl 80 – 90 g Vollkornmehl). Sie werden sehen, Ihr Gebäck schmeckt traumhaft.

Sie sind Vollkorn-Neueinsteiger?

Dann empfehle ich Ihnen schrittweise Weißmehl durch Vollkornmehl zu ersetzen. Z. B. anstatt 100 Gramm Weißmehl 50 Gramm Weißmehl und 40–45 Gramm Vollkornmehl.

> Tipp <

Nicht das Vollkorngetreide macht dick, sondern die fettreichen Zutaten.

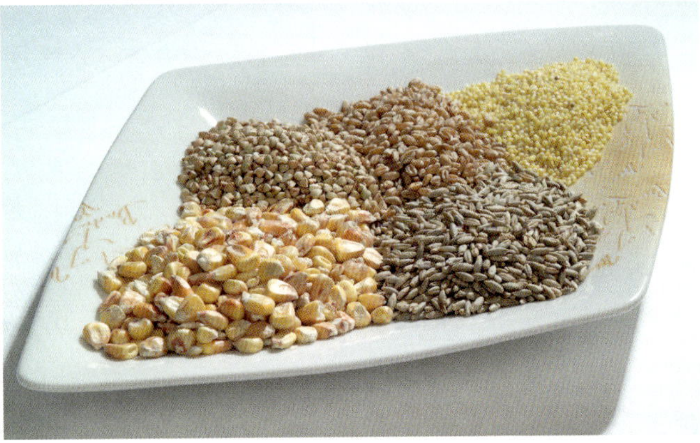

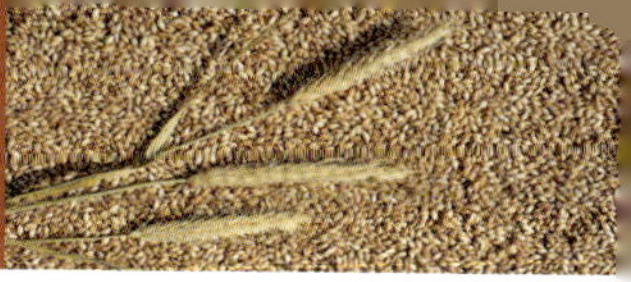

Rezept

Topfenteig für Obstknödel – Schnellvariante (4 Portionen)

Alle Zutaten rasch verrühren. Obstknödel formen und im Wasserbad oder im Dampfgarer garen.

Beilagentipp: Marillen, Erdbeeren, Zwetschgen als Fülle, Geröstete Vollkornbrösel, Pürierte Erdbeeren als Fruchtsauce, Vanillesauce, Geröstete Nussbrösel, Mohn und Zucker oder Streusüße, Kompott

90 g Weizen-Vollkorngrieß
100 g Vollkornbrösel
2 Eier
2 Packungen Magertopfen (500 g)

Gewürze: Vanille, Zimt, Zitronenschale, Zitronenmelisse, Rosenblätter, Malvenblüten, 30 g Zucker oder 3 ml Süßstoff

*Süßstoff verwenden

Pro Portion ungesüßt

				Kcal	kJ	Eiweiß/g	Fett/g	KH/g	BE
	*			290	1218	23	4	40	3.30

Was versteht man unter einem echten Vollkornbrot?

Vielleicht kommt Ihnen die Situation bekannt vor. Sie bestellen ein Vollkornbrot und angeboten wird Ihnen ein Mischbrot, das lediglich mit ein paar Samen oder Körnern „verziert" ist.
Dabei ist der Unterschied zwischen einem Vollkornbrot und einem Brot mit ein paar Körnern sehr klar.

Vollkornbrot

Vollkorn bedeutet, dass das ganze Korn, also mit Keimling und Schale vermahlen wird. Es enthält eine Fülle von Wirk- und Ballaststoffen, die sich im Körper äußerst positiv auswirken.

Die positiven Wirkungen von Vollkorn sind z. B.

- **stuhlregulierend**
- **cholesterinsenkend**
- **sättigend** und dadurch figurschmeichelnd
- **blutzuckerregulierend**, da Vollkornbrot langsamer verdaut wird und deshalb der Blutzucker nicht so schnell und nicht so hoch ansteigt.

> Tipp <

Wird das Brot nach dem Backen mit Wasser bestrichen und in ein Tuch oder eine Dose eingepackt, so bleibt das Brot rundherum weich und ist daher auch für Menschen mit Kauproblemen gut geeignet.

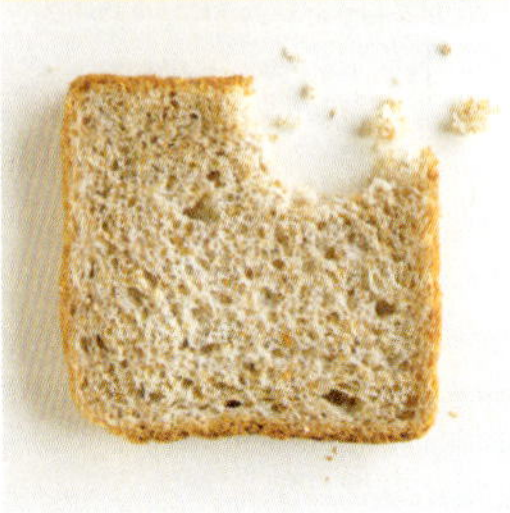

Handelt es sich bei dunklem Brot automatisch um ein Vollkornbrot?

Nein! Die Brotfarbe allein sagt nichts darüber aus, ob es sich um ein Vollkornbrot handelt oder nicht. Kamut-Vollkornbrot ist z. B. bedeutend heller als ein Roggenbrot aus Roggenauszugsmehl. Der Grund dafür liegt in der Kornfarbe. Das Kamutkorn (Kamut ist eine alte Weizensorte) ist hellgelb, das Roggenkorn sehr dunkel. Daher besitzt auch Roggen-Auszugsmehl immer noch eine dunkle Farbe.

Farbzusätze im Brot?

Ja, auch das ist in der heutigen Zeit leider möglich. Brot kann mit Malz gefärbt werden. Achten Sie beim nächsten Kleingebäck- und Broteinkauf auf die Zutatenliste. Sie werden erstaunt sein, wie viele Brot- und Gebäcksorten dunkel gefärbt sind.

Muss Vollkornbrot immer grob sein?

Nein! Neben dem groben Vollkornbrot, wie z. B. Pumpernickel, gibt es auch Vollkornbrote aus feinst vermahlenem Getreide.

Können Vollkornbrote nur mit Sauerteig hergestellt werden?

Nein! Es gibt auch Vollkornbrote, die nur mit Hilfe von z. B. Hefe oder Backpulver hergestellt werden.

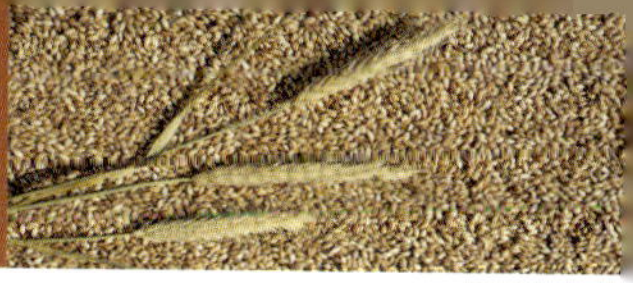

Ab wann spricht man von einem hundertprozentigen Vollkornbrot?

Wenn für das Brot ausschließlich Mehl oder Schrot aus dem ganzen Korn verwendet wurde. Egal ob Weizenbrot, Roggenbrot, Hefebrot, Sauerteigbrot oder Vollkornmischbrot.

Wie können Sie feststellen, ob es sich um ein hundertprozentiges Vollkornbrot handelt?

Lesen Sie die Zutatenliste. Finden Sie Zutaten wie Weizenmehl, Roggenmehl oder Dinkelmehl, handelt es sich um Auszugsmehl. Angaben wie Vollmehl, Schrot oder Vollkornmehl weisen auf ein Vollkorngetreide hin. Z. B. Weizenvollmehl, Roggenschrot oder Dinkelvollkornmehl.

> **Tipp**
>
> Wenn Sie ein Vollkornbrot kaufen möchten, dann achten Sie auf die Zutatenliste. Das Vollkornmehl muss an erster Stelle der Zutatenliste stehen. Andere Mehle, z. B. Weizenmehl, Roggenmehl ... haben im hundertprozentigen Vollkornbrot nichts verloren.

Gibt es die Zutatenliste nur auf abgepacktem Brot?

Nein! Die Zutatenliste vom frischen Bäckerbrot liegt in der Bäckerei auf. Fragen Sie einfach danach.

Handelt es sich bei Dinkelbrot automatisch um ein Vollkornbrot?

Nein! Dinkel ist nur eine alte Weizensorte. Genauso wie bei Weißmehl, lässt sich auch Dinkel ausmahlen. Bezeichnungen wie z. B. „reines Dinkelbrot" lassen den Anschein eines Vollkornbrotes aufkeimen, nach der Durchsicht der Zutatenliste wird aber schnell klar, dass es sich hier lediglich um ein Mischbrot mit etwas Dinkelvollkornmehl handeln kann.

Brote, die den Anschein eines Vollkornbrotes erwecken, aber keine sind

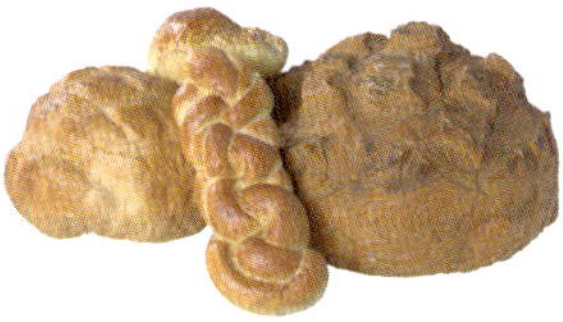

Egal ob Sesamweckerl, Kürbiskernstangerl, Sonnenblumenkernbrot, Vitalgebäck oder Mehrkornbrot. – alle haben eines gemeinsam. Sie enthalten oft kein oder wenig Vollkornmehl. Mehrkorn be-

> Tipp <

Schmeckt hervorragend und ist einfach zuzubereiten: das nebenstehende Vollkorn-Backpulverbrot.

deutet z. B. nur, dass mehrere Getreidesorten enthalten sind, unabhängig davon, ob das jeweilige Getreidekorn in Form von Auszugsmehl oder in der Vollkornvariante vorkommt.

Die Idee für die Kreation eines Backpulverbrotes stammt von meiner Studentin Christine Scherer. Sie brachte mir von ihrer Praktikumsstelle ein Rezept mit. Die Inspiration war gegeben und ließ mich nicht mehr los. So entstanden bis jetzt zahlreiche Backpulverbrote. Eines davon darf ich Ihnen vorstellen. Das Brot schmeckt so hervorragend, dass Sie es unbedingt ausprobieren sollten.

Brotklee hebt Ihr Brot geschmacklich in den Adelsstand!

Sie backen selber Brot? Dann müssen Sie unbedingt Brotklee, ein heimisches Gewürzkraut, ausprobieren!

Wie können Sie Brotklee verwenden?

Geben Sie pro 500 Gramm Mehl ca. ½ gestrichenen Teelöffel gemahlenen Brotklee in den Brotteig. Nicht zu viel, Brotklee schmeckt sehr intensiv!

Wo erhalten Sie Brotklee?

In gut sortierten Kräutergärtnereien, wie z. B. der Kräutergärtnerei Strillinger am Eiberg bei Kufstein, wo ich vor einigen Jahren den Brotklee entdeckt habe.

Können Sie Brotklee selber anpflanzen?

Ja, im Garten oder auf dem Balkon. Im Herbst schneiden Sie das gesamte Kraut ab. Geben Sie ein paar Samen für das nächste Jahr auf die Seite. Den Rest können Sie bei Bedarf oder im Voraus fein mahlen, z. B. mit einer Gewürzmühle oder einer elektrischen Kaffeemühle.

Rezept

Brot – Blitzrezept ohne Hefe (6 Brötchen)

Backrohr auf ca. 180 °C vorheizen.
Jogurt in eine Schüssel leeren. Becher nicht auswaschen. Becher als Maß für das Mehl verwenden. Alle Zutaten verrühren. Aus dem klebrigen Teig mit nassen Händen 6 Brötchen formen. Evtl. mit Mohn oder anderen Saaten bestreuen. Blech mit Wasser besprühen. Z. B. mit einem in Wasser eingetauchten Backpinsel oder mit der Hand.
Ca. 20 Min. backen. Das Brot ist durchgebacken, wenn es beim Klopfen an der Unterseite hohl klingt. Auf einem Gitter auskühlen lassen! Das Brot schmeckt frisch genossen am besten.

✗ Sie bevorzugen weiches Brot ohne harte Kruste? Decken Sie das Brot nach dem Backen mit einem Geschirrtuch ab und lassen Sie es zugedeckt auskühlen.

1 Becher Naturjogurt (250 g)
1½ Becher Weizen-Vollkornmehl (210 g)
½ Packung Weinstein-Backpulver (8 g)
2 TL Leinsamen, Sesam, Kürbiskerne oder Sonnenblumenkerne nach Geschmack (20 g)

Gewürze: 1 gestrichener TL Kräutersalz (ca. 3 g)
1 TL Brotgewürz oder Kümmel, Fenchel, Anis, Koriander und Brotklee

✗ **Achtung!** Geben Sie Teige mit Backpulver innerhalb von 3 Min. in das Rohr, sonst kann es passieren, dass sich die Wirkung des Backpulvers außerhalb des Rohrs entfaltet und das Brot nicht mehr aufgeht!

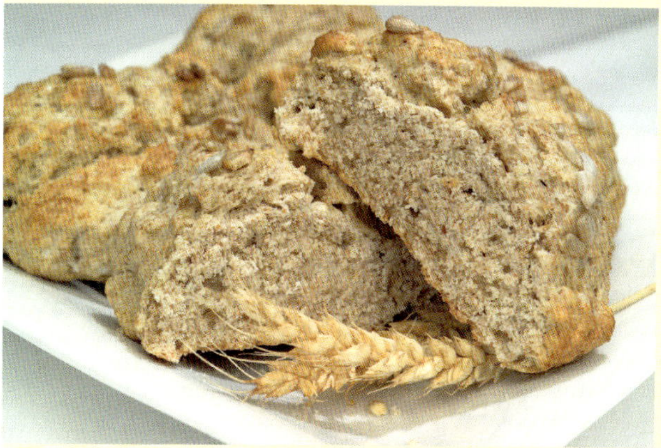

Pro Brötchen

				Kcal	kJ	Eiweiß/g	Fett/g	KH/g	BE
		*		153	640	7	3	24	1.98

*glutenfreies Universalmehl mit hohem Ballaststoffanteil verwenden

Kamut – eine Getreidesorte für Vollkorn-Einsteiger

> Tipp <

Wenn Sie einen Versuch in der Vollkornbäckerei wagen möchten, dann probieren Sie Kamut.

Sie glauben, dass Vollkornprodukte immer eine dunkle Farbe haben müssen? Sie sind der Überzeugung, dass Vollkorngerichte nur trocken und staubig schmecken?
Dann probieren Sie doch einmal die alte Getreidesorte Kamut aus. Bei Kamut handelt es sich um eine zarte Weizensorte. Durch den leichten Gelbstich bleibt das Gebäck auch beim Backen hell.
Sie erhalten Kamut in gut sortierten Lebensmittelgeschäften, Drogerien und Reformhäusern.
Sie können Kamut genauso wie jedes andere Weizenkorn verwenden. Z. B. für Brot, Palatschinken, Spätzle oder für Kuchen.
Möchten Sie anstatt Weißmehl Kamutmehl verwenden, dann reduzieren Sie die Mehlmenge um 10–20 %. D. h. anstatt 100 Gramm Auszugsmehl 80–90 Gramm Kamutmehl.
Wenn Sie Weißmehl und Kamutmehl 1 zu 1 austauschen, also für 100 Gramm Auszugsmehl 100 Gramm Kamutmehl verwenden, dann schmeckt Ihr Gericht oder Gebäck trocken, da Vollkornmehl mehr Flüssigkeit aufnimmt.

Rezept

Palmbrezerl aus Kamutmehl (ca. 30 Brezerln)

400 g Kamutmehl
80 g Rapsöl
70 g Zucker oder 5 ml Süßstoff
½ Würfel Hefe, frisch
120–150 ml lauwarme Milch
2 Eier

Gewürze: Zitronenschale, Vanille

Geben Sie alle Zutaten in eine Schüssel, auch die Hefe! Gut durchkneten und zugedeckt an einem warmen Ort so lange stehen lassen, bis sich das Teigvolumen verdoppelt hat.

Backrohr auf 200 °C vorheizen.

Teig einmal kurz durchkneten, Brezel formen, auf ein mit Backpapier ausgelegtes Backblech legen, zugedeckt noch einmal ca. 10 Min. gehen lassen, mit Wasser

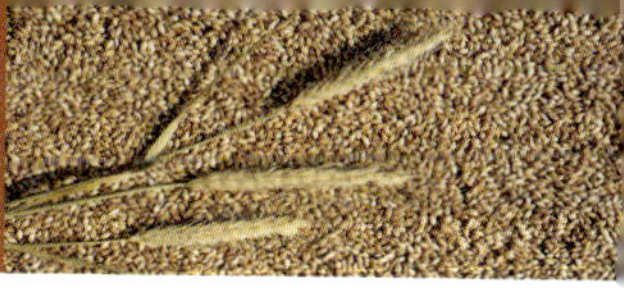

und eventuell Eiklar bestreichen. Brezel ins Rohr schieben und backen, bis die Brezel leicht Farbe annehmen. Wenn Sie eine weiche Kruste bevorzugen, dann decken Sie die Brezel nach dem Backen mit einem Geschirrtuch ab.

✗ Die Milchmenge hängt von der Zusammensetzung des Kamuts ab. Diese variiert je nach Witterung im Erntejahr.

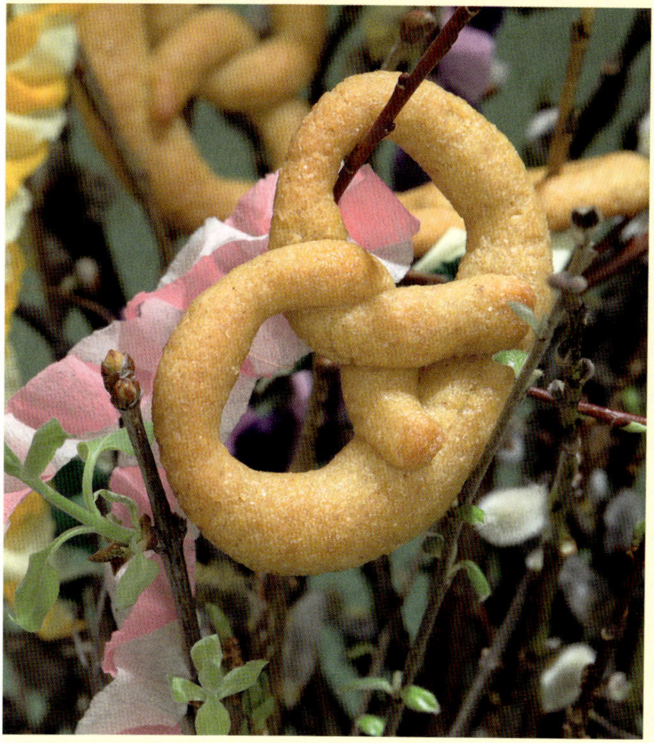

Pro Stück mit Zucker

				Kcal	kJ	Eiweiß/g	Fett/g	KH/g	BE
				83	348	2	3	11	0.9

Für Diabetiker: Pro Stück mit Süßstoff

				Kcal	kJ	Eiweiß/g	Fett/g	KH/g	BE
				74	309	2	3	8	0.7

Vollkornreis kochen!

Sie verwenden selten Vollkornreis, weil das Kochen so umständlich ist und lange dauert?

Dann probieren Sie einen der folgenden Tricks:

- Salzen Sie den Reis erst nach dem Garen. Salz verlängert nämlich die Kochzeit!
- Kochen Sie den Reis im Siebeinsatz des Kelomats (brennt sonst leicht an)
- 2 x bis zum 2. Ring oder
- 10–15 Minuten auf Höhe des 2. Ringes oder
  1 x bis zum Pfeifen aufkochen lassen, auf die Seite stellen und zugedeckt ca. 40 Minuten ausquellen lassen.

Vollkornreis und weißen Reis gemeinsam garen?

Sie haben bestimmt schon gehört, dass es gesund ist, weißen Reis mit etwas Vollkornreis zu mischen. Spätestens dann, wenn Sie diese Mischung in den Kochtopf geben und nach der gewohnten Garzeit verspeisen möchten, müssen Sie erkennen, dass sich der Vollkornreis als eine sehr harte Angelegenheit herausstellt. Der Grund dafür ist einfach erklärbar. Vollkornreis benötigt eine viel längere Garzeit. Salzen Sie den rohen Reis, was üblich ist, dann verlängert sich die Garzeit noch einmal.

Was tun, wenn Sie trotzdem auf eine Mischung nicht verzichten wollen?

Geben Sie den ungesalzenen Vollkornreis in den Dunsteinsatz des Kelomats und lassen Sie den Reis auf höchster Stufe ca. 10 Minuten garen, je nach Reissorte. Abdampfen lassen, den weißen Reis hinzufügen und wie gewohnt fertig garen.

Rezept

Curryreispfanne (4 große Portionen)

400 g Naturreis
3 rote Zwiebeln, in Ringe schneiden (300 g)
1 Stange Lauch, in Ringe schneiden (200 g)
1 kleine Packung Champignons (250 g), vierteln
800 g Tiefkühlgemüse, auftauen
200 g Räucherlachs
Zum Bestreuen 120 g Tilsiter Käse, 25 % F.i.T., gerieben
Gewürze: Curry, Kräutersalz, Schnittlauch

Naturreis garen. Geht am schnellsten im Schnellkochtopf. Zwiebel und Lauch ohne Fett anrösten, Champignons mitrösten. Gemüse und Reis hinzufügen, mit wenig Wasser aufgießen und knackig dünsten. Würzen.
Lachs hinzufügen, mit Käse und frischem Schnittlauch bestreuen.
Wenn es schnell gehen soll, können Sie anstatt Reis Bohnen, Erbsen oder Linsen aus der Dose verwenden.

Beilagentipp: Salat

Pro Portion

				Kcal	kJ	Eiweiß/g	Fett/g	KH/g	BE
				537	2254	32	7	85	7.05

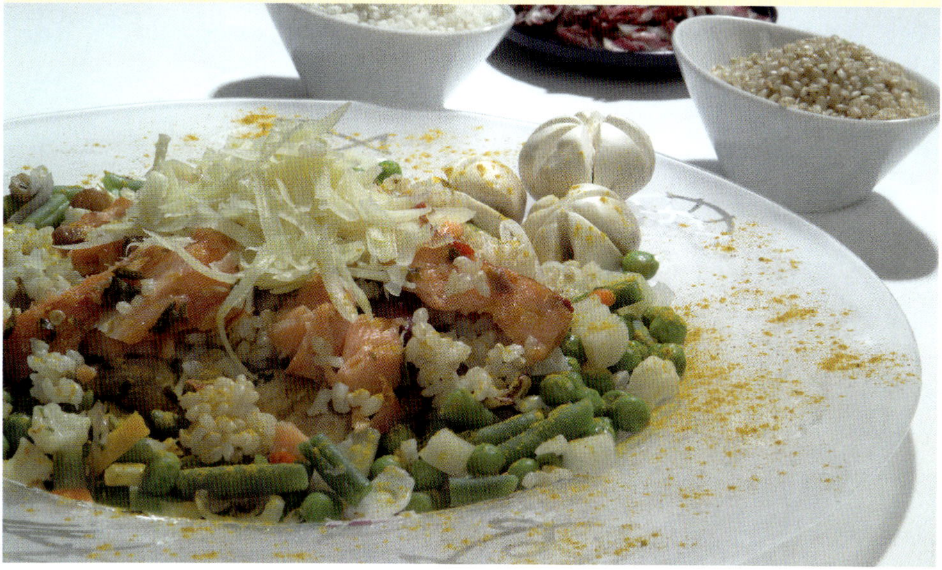

Polentareste? – Wie wäre es mit einem Polentabrot?

> Tipp <

Sie bevorzugen weiches Brot ohne harte Kruste? Brot nach dem Backen mit einem Geschirrtuch abdecken und auskühlen lassen.

Bleibt Ihnen manchmal gekochte Polenta über? Sie backen selber Brot? Dann ist dieser köstliche „Recyclingtipp" genau das Richtige für Sie.

Mischen Sie die gekochte Polenta einfach in den Brotteig. Damit Ihr Brot aufgeht, nehmen Sie auf ⅔ Mehl maximal ⅓ gekochte Polenta. An der Art der Brotzubereitung müssen Sie nichts ändern.

Rezept

Polentabrot (1 großes Brot / 15 Scheiben)

500 g Weizen-Vollkornmehl
½ Würfel Hefe, frisch (20 g)
ca. 150 g Polenta, gekocht gewogen
ca. 350 ml lauwarmes Wasser (hängt vom Mehl und vom Flüssigkeitsgehalt der Polenta ab)
1 EL Raps- oder Olivenöl (10 g)
Evtl. 30 g Sonnenblumenkerne

Gewürze: ca. 1 gestrichener EL Kräutersalz (ca. 12 g)
ca. 1 gehäufter EL Brotgewürz, gekauft oder selber gemixt aus Kümmel, Fenchel, Anis, Koriander und Brotklee

Alle Zutaten in eine Schüssel geben. Gut durchkneten. Zugedeckt an einem warmen Ort so lange gehen lassen, bis sich das Teigvolumen verdoppelt hat.

Rohr auf höchste Stufe vorheizen.
Brot formen, noch einmal ca. 10 Min. zugedeckt gehen lassen. Brot mit Wasser bestreichen.

Brot auf höchster Stufe 10 Min. anbacken und bei ca. 180 °C fertig backen. Das Brot ist durchgebacken, wenn es beim Klopfen auf die Unterseite hohl klingt.

✗ Dampf zu Beginn des Backens macht eine besonders schöne Kruste.

Gesamtmenge

					Kcal	kJ	Eiweiß/g	Fett/g	KH/g	BE
		*			2144	8973	72	54	337	28.1

*glutenfreies Universalmehl mit hohem Ballaststoffanteil verwenden

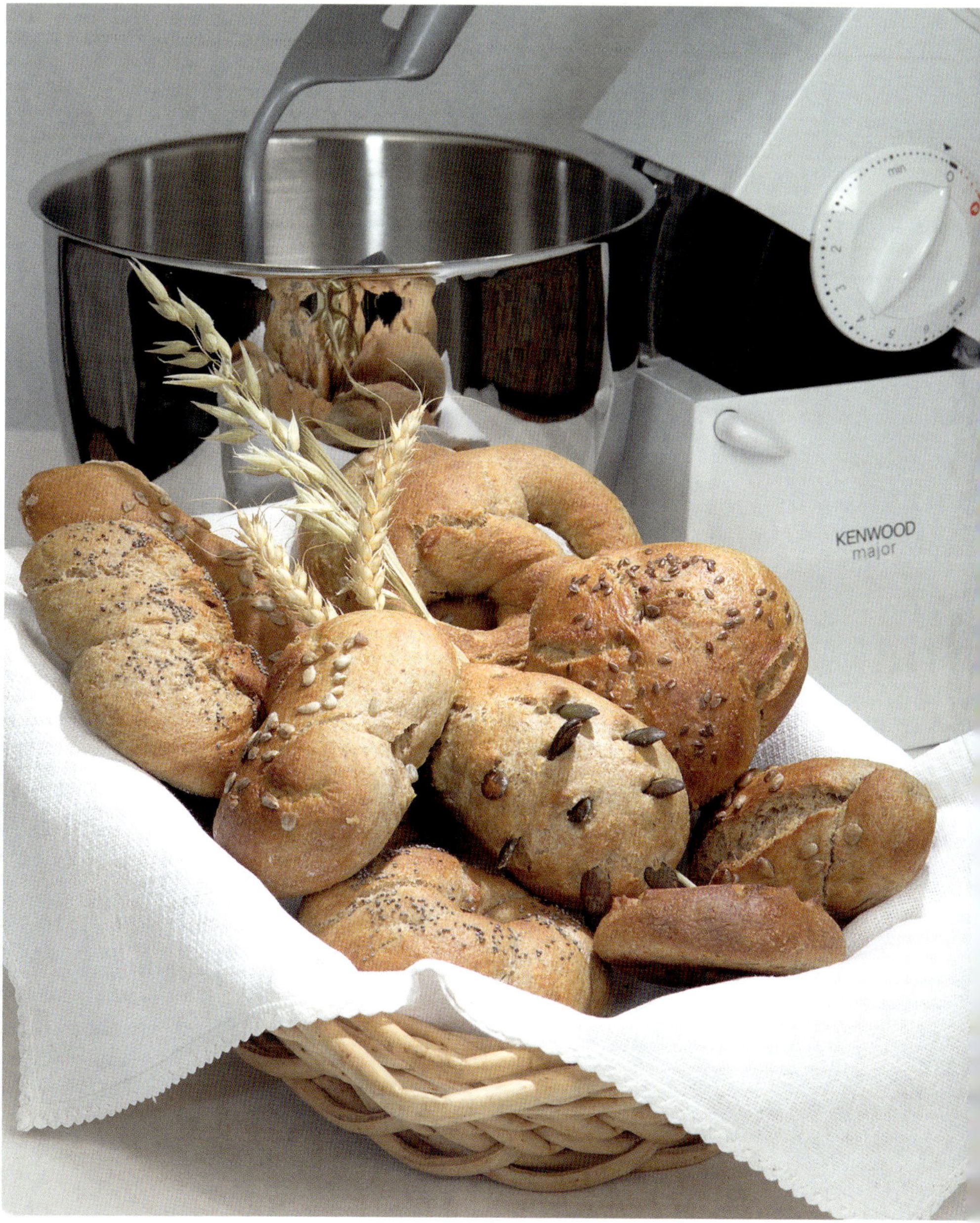
KENWOOD
major

Billigmehl – Markenmehl – gibt es einen Unterschied?

> Tipp <

Wenn Sie sichergehen wollen, dass Ihr Kuchen aufgeht, dann verwenden Sie Markenmehle.

Billigmehle werden hauptsächlich aus Getreide minderer Qualität hergestellt. Wobei sich die mindere Qualität auf den Eiweißanteil bezieht. Billigmehle können weniger Eiweiß enthalten. Eiweiß, genauer gesagt, das Klebereiweiß ist für die Backeigenschaft eines Mehles verantwortlich. D. h. je mehr Klebereiweiß, desto höher geht der Kuchen oder das Brot auf und desto lockerer wird z. B. der Kaiserschmarrn.

Markenmehle enthalten immer annähernd gleich viel Klebereiweiß, d. h., Sie können sich immer dieselbe Backeigenschaft erwarten. Bei Billigmehlen ist dies nicht der Fall. Sie können Glück haben und ein ausgezeichnetes Billigmehl erwischen, Sie können aber auch Pech haben und das Mehl reicht nur zum Fladenbacken.

Welche Frühstücksflocken sind am gesündesten?

Sind Sie schon einmal fragend vor dem Müsli- und Frühstücksflockenregal gestanden? Bei diesem Riesenangebot ist es eine Herausforderung, das Gesündeste herauszusuchen.

Mein Tipp: Schauen Sie auf die Zutatenliste. Sie wissen ja, die Hauptzutat steht an erster Stelle, jene Zutat, von der am wenigsten enthalten ist, an letzter Stelle.

> Tipp <

Schauen Sie auf die Zutatenliste und Sie werden sehen, dass manche Flocken und Müslis eher einer süßen Nascherei ähneln als einem Müsli.

Besonders hochwertige Frühstücksflocken und Müslis enthalten viel Getreide, teilweise auch getrocknete Früchte oder Nüsse.

Minderwertige Mischungen bestehen zum Großteil aus Zucker. Wobei anstatt Zucker auch Glukose, Glukosesirup, Fruktose …, also alle Bezeichnungen mit der Silbe -ose, sowie Fruchtzucker, Traubenzucker, Malzzucker, Honig … auf der Zutatenliste stehen kann.

Fleisch und Fisch

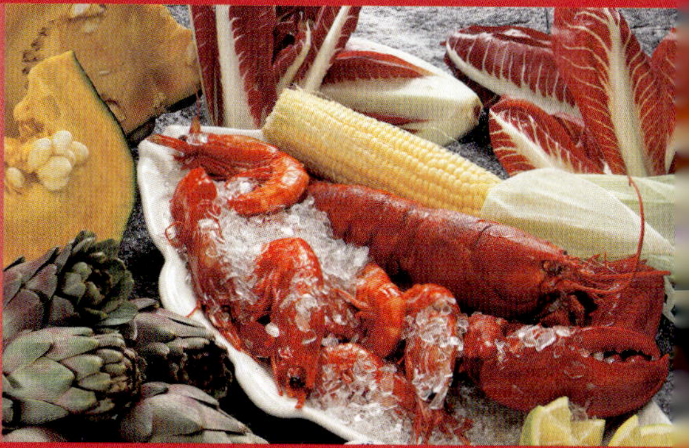

- *Schlange, Krokodil und Känguru – Wie gesund sind diese Fleischarten?*
- *Wild, Kalb, Huhn und Pute – sind nur diese Fleischarten gesund?*
- *Heimisches Rindfleisch – So gesund ist es!*
- *Begünstigt Gegrilltes Krebs?*
- *Warum hat Gepökeltes auf dem Grill nichts verloren?*
- *Räucherlachs – Welche Kriterien bestimmen den Preis?*
- *Billigfisch – Nur teures Wasser?*

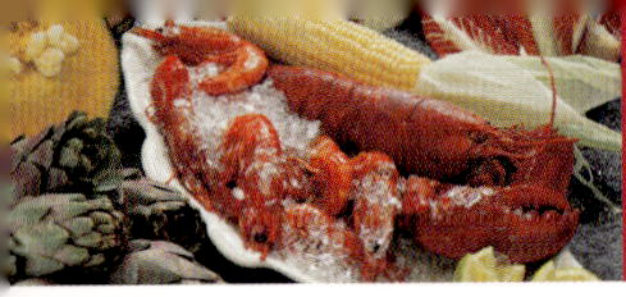

Schlange, Krokodil und Känguru – Wie gesund sind diese Fleischarten?

Haben Sie im Urlaub Schlange, Krokodil oder Känguru verspeist? Dann haben Sie gut gewählt! Die meisten exotischen Fleischarten sind nämlich besonders energie- und fettarm.
Zuhause angekommen, brauchen Sie nicht lange zu suchen. Auch bei uns gibt es von Natur aus fettarme Fleischsorten, die den Exoten in der Qualität um nichts nachstehen. Z. B. **Wildfleisch**. Wildtiere bewegen sich sehr viel und sammeln dadurch nur wenig Fett an.
Wenn Ihnen der Geschmack von Wildfleisch nicht besonders zusagt, wählen Sie Fleisch von jungen Tieren, z. B. Kalb, Huhn oder Pute. Junge Tiere zeichnen sich durch ihren niedrigen Fettgehalt aus.
Wenn Sie Fleischgerichte mit Gemüse und Salat aufwerten, können Sie die lebensnotwendigen Inhaltsstoffe aus dem Fleisch noch besser aufnehmen, z. B. wird die Eisenaufnahme durch Zugabe von Vitamin C um ein Vielfaches verbessert. D. h., Fleisch, Gemüse und Salat ergänzen sich perfekt.

Wild, Kalb, Huhn und Pute – sind nur diese Fleischarten gesund?

Wild, Kalb, Huhn und Pute liegen im Trend. Aber sind nur diese Fleischarten gesund?
Nein! Entscheidend für die Wertigkeit eines Fleisches ist nicht nur der Fettanteil, sondern vor allem die Art der Zucht. Ein Tier, das im Sommer auf der Alm weiden kann und im Winter hochwertiges Heu frisst, ist von Natur aus robuster und gesünder und damit ist auch das Fleisch hochwertiger.
Wenn Sie auf gesundes Fleisch Wert legen, dann verzichten Sie auf hochgezüchtetes und bevorzugen Sie Fleisch von Biobetrieben und/oder Betrieben aus der Region.

> Tipp <

Achten Sie nicht nur auf den Fettgehalt, sondern besonders auf die Herkunft des Fleisches.

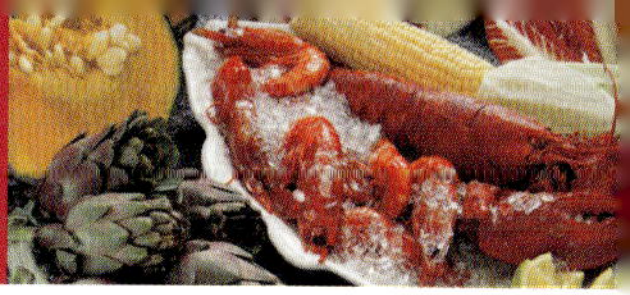

Sie wollen ausgezeichnete Qualität zu einem günstigen Preis?

Fragen Sie auf Höfen in Ihrer Umgebung oder in Bauernläden nach Fleischpaketen. Viele bieten qualitativ hochwertiges Fleisch zu günstigen Preisen an.

Rezept

Kalbsstelze in der Bratfolie mit gebratenen Kartoffeln und Gemüse (ca. 6 Portionen)

1 kleine Kalbsstelze mit Knochen (ca. 1,6 kg)
Ca. 1,2 kg Gemüse, z. B. Karotten, Sellerie, Lauch, Zwiebel, Knoblauch, Pastinaken, Petersilienwurzel, in kartoffelgroße Stücke schneiden
1,2 kg Kartoffeln mit Schale
375 ml Wasser oder Suppe

Bratfolie

Gewürze: Thymian, Rosmarin, Basilikum, Lorbeer, Zitronenschale, Kräutersalz, Oregano, Majoran, Pfeffer, 1 Schuss Weißwein, Petersilie

Backrohr auf 170 °C vorheizen.

Alle Zutaten in eine Bratfolie geben, nach Packungsanleitung verschließen.

Im Backrohr bei 170 °C so lange braten, bis sich das Fleisch sichtbar etwas vom Knochen löst.

10 Min. vor Garende die Oberseite der Bratfolie zum Bräunen aufschneiden.

Tipp: Das Fleisch ist besonders saftig, wenn Sie es vor dem Aufschneiden noch 10 Min. ziehen lassen.

Mit frisch gehackten Kräutern bestreuen.

Beilagentipp: Salat, Vollkornbrot

Pro Portion

					Kcal	kJ	Eiweiß/g	Fett/g	KH/g	BE
					408	1710	49	7	35	2.90

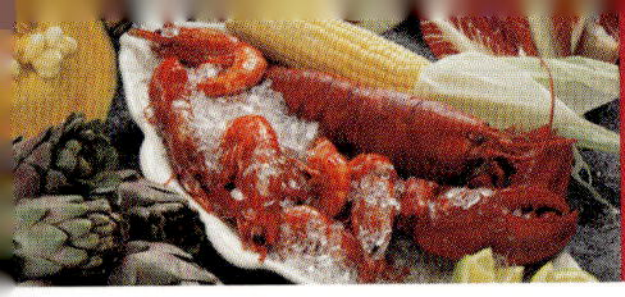

Rezept

Hühnerbrust mit Nudeln auf Gemüse
(4 große Portionen)

300 ml Wasser oder Gemüsesuppe
300 g Vollkornnudeln, roh
1 kg Frisch- oder Tiefkühlgemüse
400 g Tomaten, frisch oder aus der Dose (1 kleine Dose)
500 g Hühnerbrust im Ganzen

Gewürze: Rosmarin, Kräutersalz, Pfeffer, frische Kräuter

Backrohr auf 170 °C vorheizen.

Wasser und Nudeln in eine Auflaufform geben. Restliche Zutaten der Reihe nach darüber verteilen. Zugedeckt ca. 45 Min. garen.

Mit frisch gehackten Kräutern bestreuen.

Beilagentipp: Salat, Brot

Pro Portion

Kcal	kJ	Eiweiß/g	Fett/g	KH/g	BE
462	1943	42	4	62	5.18

Heimisches Rindfleisch – So gesund ist es!

Sie sind auf der Suche nach einem besonders hochwertigen und gesunden Rindfleisch? Dann greifen Sie zu Fleisch von heimischen Bauern, die ihre Rinder im Sommer auf die Alm oder Weide bringen und im Winter mit Heu füttern.
Das Forschungsinstitut für medizinische Biologie landwirtschaftlicher Nutztiere in Deutschland hat jetzt bestätigt, dass das Fleisch von auf diese Weise gehaltenen Tieren eine besonders hochwertige Fettzusammensetzung aufweist.
Füttert der Landwirt zusätzlich noch Leinsamen oder Leinsamenöl, dann entwickelt sich das Fleisch zur Omega-3-Fettsäurenbombe. Sie erinnern sich, Omega-3-Fettsäuren gelten als Jungbrunnen für den Körper und kommen sonst fast nur in Meeresfischen vor.

> Tipp <

Wenn Sie auf der Suche nach ausgezeichnetem Fleisch sind, dann greifen Sie zu heimischem Rindfleisch.

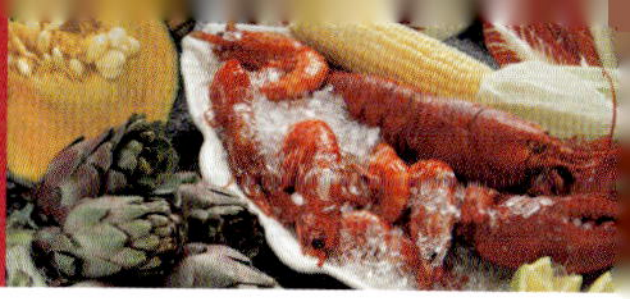

Rezept

Provenzalisches Omelett (4 große Portionen)

Fleisch anrösten, Tiefkühlgemüse dazugeben und mitrösten. Kräuter der Provence kurz mitschwitzen.

Restliche Zutaten vermengen und über die Fleisch-Gemüse-Mischung leeren, mit Käse bestreuen und ca. 5 Min. – ohne Wenden! – fertig braten. Mit viel Schnittlauch bestreuen.

Beilagentipp: Vollkornbrot, Bittersalat, z. B. Endivien, Zuckerhut, Radicchio

200 g Rindfleischreste, ersatzweise Schinken, würfeln
1 EL Oliven- oder Rapsöl
1 kg Tiefkühlgemüse
Evtl. Reste von Kartoffeln, Reis, Nudeln

7 Eier
Ca. 80 ml Milch
40 g Haferkleie

200 g würziger Käse, gerieben

Gewürze: Kräuter der Provence, Kräutersalz, frischer Schnittlauch

✗ Der Hintergedanke bei diesem Rezept: Gemüse, Kräuter und Haferkleie gleichen einen Teil der unerwünschten Inhaltsstoffe, z. B. Cholesterin aus den Eiern und dem Käse, aus.

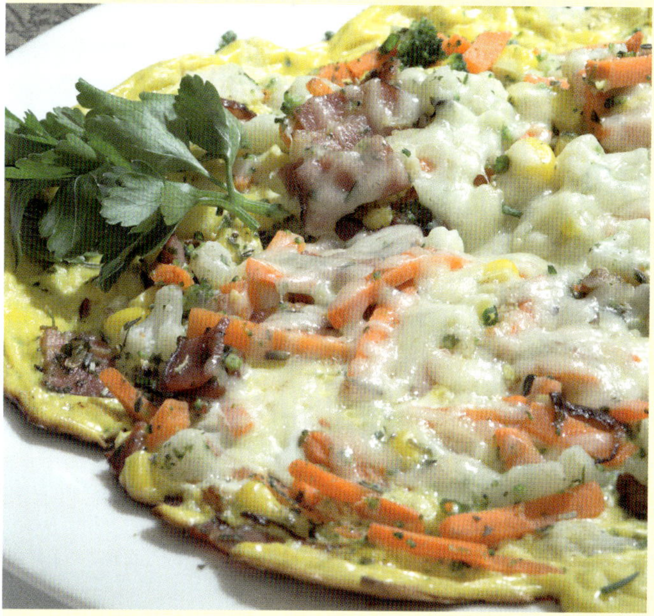

Pro Portion

				Kcal	kJ	Eiweiß/g	Fett/g	KH/g	BE
				508	2128	41	32	13	1.11

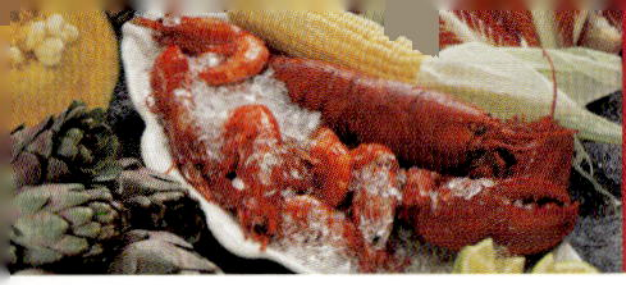

Begünstigt Gegrilltes Krebs?

Jedes Jahr, pünktlich zur Grillsaison, gibt es die Warnung vor der krebserregenden Substanz Benzpyren. Diese Substanz entsteht durch die Verbrennung der Kohle und sonstigen „Kleinigkeiten", die in der Kohle verbrennen. Z. B. auf die Grillkohle gefallene Champignons, Knoblauchbrot oder Fett. Das entstandene Benzpyren steigt mit dem Rauch auf und haftet sich an das Grillgut.

Folgende **Faustregel** hilft Ihnen, die Benzpyrenentstehung zu verhindern bzw. einzudämmen:
Vermeiden Sie, dass Fett auf die Glut tropft. Wenn Fett verbrennt, dann schnellt der Benzpyrengehalt in die Höhe.

So setzen Sie die Faustregel in die Praxis um:

- Grillen Sie fettarmes Fleisch, dann erübrigt sich das Problem.
- Wenn Sie Fettreicheres grillen möchten, z. B. einen Schopf, einen Bauch, ein Bratwürstel oder in ölige Marinade Eingelegtes, dann legen Sie das Grillgut auf Grilltassen.
  Tipp für Umweltbewusste: Verwenden Sie Mehrwegtassen, diese lassen sich sogar im Geschirrspüler reinigen.
- Sie sind kein Fan von Grilltassen? Dann schneiden Sie das Fleisch möglichst dünn. Somit ist es schneller durchgebraten und es kann nicht so viel Fett austreten.

Sie möchten auf Nummer sicher gehen?

Dann essen Sie zum Gegrillten

- viel Salat, je bunter, desto besser
- frische Kräuter, z. B. im Salat, in der Kräuterbutter und in der Grillsauce
- Knoblauch, z. B in Form von Knoblauchbrot oder Knoblauch-Grillsauce
- Senf.

Die genannten Lebensmittel enthalten Substanzen, die die krebserregenden Stoffe entschärfen.

> Tipp <

Lassen Sie kein Fett auf die Glut tropfen und werten Sie Gegrilltes mit viel Salat, Knoblauch, Kräutern und Senf auf.

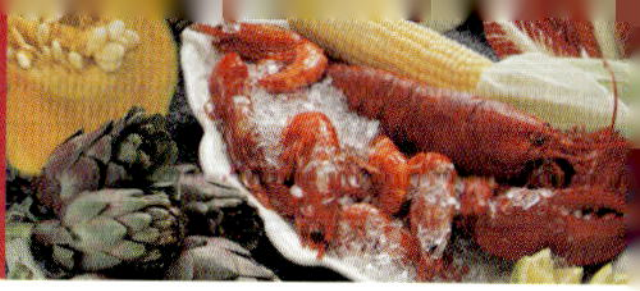

Warum hat Gepökeltes auf dem Grill nichts verloren?

Sie haben sicher schon gehört, dass man Gepökeltes nicht grillen soll. Also keine Frankfurter Würstel, kein Geselchtes, keinen Schinken, keinen Speck, keine Wurst ...

> **> Tipp <**
>
> Genießen Sie beim Grillen möglichst wenig Gepökeltes und runden Sie Ihr Gegrilltes mit viel Salat, Kräutern, Knoblauch und Senf ab.

Kennen Sie auch den Grund dafür?

Beim Grillen verbindet sich das Nitrit aus dem Pökelsalz mit den Eiweißstoffen im Fleisch. Daraus entsteht die krebserregende Substanz Nitrosamin.

Sie möchten trotzdem nicht auf Frankfurter Würstel, Fleisch im Speckmantel und Co verzichten?

Dann gibt es folgende Möglichkeiten:

- Kaufen Sie die Produkte von einem Bauern, der kein Pökelsalz verwendet
- Entschärfen Sie die krebserregende Wirkung, indem Sie möglichst viele „Krebshemmer", z. B. verschiedene Salate, Kräuter, Knoblauch und Senf, zum Gegrillten essen

Räucherlachs – Welche Kriterien bestimmen den Preis?

Räucherfisch erhalten Sie von wenigen Cent bis über mehrere Euro pro 100 Gramm. Wodurch lässt sich der Preisunterschied erklären?

Zuchtlachs oder Wildlachs

Zuchtlachs wird im Gegensatz zu Wildlachs, wie der Name schon sagt, in Lachsfarmen gezüchtet und ist daher billiger.

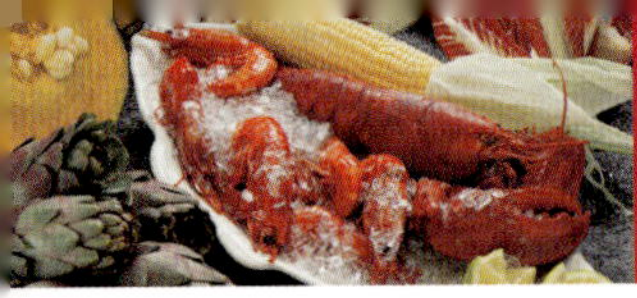

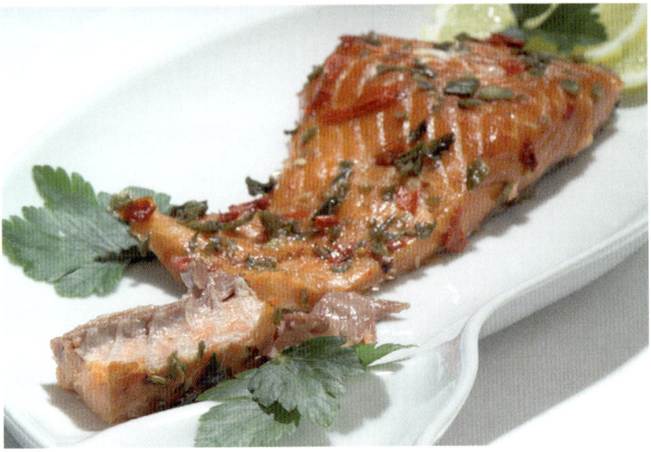

> Tipp <

Wenn Sie exklusiven Räucherlachs suchen, dann kaufen Sie geräucherten Wildlachs. Die Farbe ist unerheblich.
Ebenfalls von guter Qualität sind geräucherte Zuchtlachse.
Als weniger empfehlenswert gelten Räucherlachse, die nur mit Raucharoma besprüht wurden.

Räuchern

Um einen Lachs mit Räuchergeschmack zu erhalten, gibt es zwei Möglichkeiten:

- Räuchern
- Mit Raucharoma besprühen.

Das Besprühen mit Raucharoma ist im Vergleich zum Räuchern viel einfacher und daher kostengünstiger. Wenn es sich um einen geräucherten Lachs handelt, finden Sie auf der Verpackung Angaben wie z. B. „über Buchenholz geräuchert" oder einfach nur „geräuchert". Finden Sie keinen Hinweis auf das Räuchern, handelt es sich höchstwahrscheinlich um einen aromatisierten Lachs. Manchmal finden Sie auch auf der Zutatenliste die Angabe „Aroma" oder „Aromen".

Fischfarbe

Entgegen der gängigen Meinung sagt die Farbe nichts über die Qualität des Fisches aus. Z. B. ist der Ostseewildlachs fast weiß. Die Farbe des Lachses wird durch das Futter bestimmt. Je mehr rote Farbe im Futter vorkommt, desto dunkler wird der Lachs. Die rote Farbe kann entweder natürlichen Ursprungs sein, z. B. von Krebsen, oder künstlich.

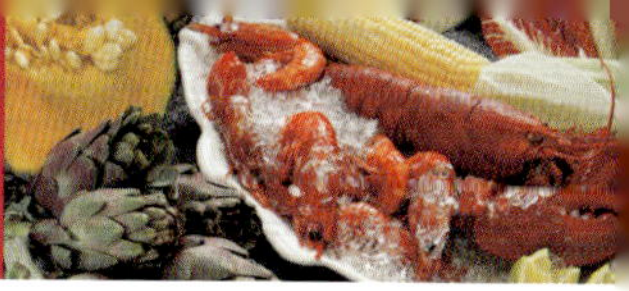

Rezept

Lachsnudeln (4 große Portionen)

Zwiebel ohne Fett rösten, Paprika mitrösten, mit wenig Wasser aufgießen, zugedeckt knackig dünsten. Vorgekochte Spaghetti hinzufügen. Würzen. Lachs hinzufügen. Kurz ziehen lassen. Vom Herd nehmen.

Jogurt untermengen. Nicht mehr erhitzen. Sofort servieren, sonst flockt der Jogurt aus!

Mit frisch gehackten Kräutern bestreuen.

Beilagentipp: Salat, Brot

- 2 Zwiebeln (250 g), in Ringe schneiden
- 6 Schoten bunte Paprika (1 kg), in Stücke schneiden
- 350 g Vollkornspaghetti, bissfest garen
- 200 g geräucherter Lachs, in Stücke schneiden
- 1 Becher Naturjogurt (250 g)

Gewürze: Kräutersalz, Pfeffer, Zitronenschale, Knoblauch, Schnittlauch

*glutenfreie Nudeln verwenden

Pro Portion

				Kcal	kJ	Eiweiß/g	Fett/g	KH/g	BE
		*		503	2113	27	9	75	6.32

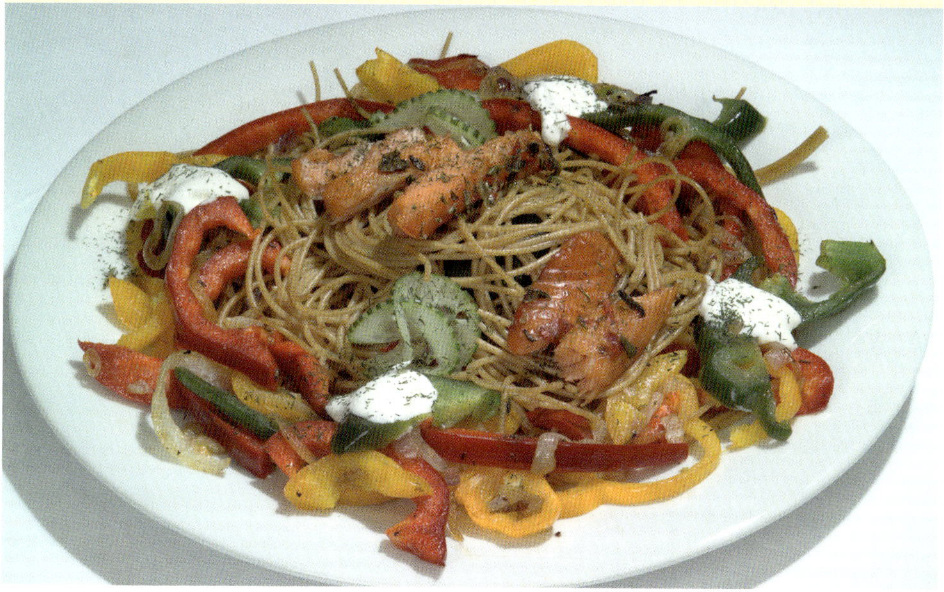

Billigfisch – Nur teures Wasser?

Ist Ihnen das schon einmal passiert? Sie haben Tiefkühlfisch aufgetaut und nach dem Auftauen sind nur noch Mini-Fischfilets übrig geblieben?

Dann haben Sie Fischfilets erworben, die mit einer dicken Eisschicht überzogen waren. Die Eisschicht der Tiefkühlfische kann bis zu 40 % des Gesamtgewichts ausmachen. D. h., wenn Sie eine 1-Kilogramm-Packung Fisch kaufen, bleibt Ihnen nach dem Auftauen nur noch ein Rest von im schlechtesten Fall 600 Gramm übrig.

Werfen Sie beim nächsten Fischeinkauf einen Blick auf das Gewicht. Bezeichnungen wie Fischeinwaage, Nettogewicht oder Abtropfgewicht geben Auskunft über das tatsächliche Fischgewicht. Nur wenn Sie das tatsächliche Fischgewicht vergleichen, können Sie auch einen Preisvergleich anstellen.

Rezept

Fisch in zarter Kräutercreme (4 Portionen)

4 beliebige Fischfilets (600 g)
Kräutersalz, Zitronensaft

Kräutercreme: 1 Becher Sauerrahm (250 g) Zitronensaft, Kräutersalz, weißer Pfeffer, Dill, Petersilie, Kerbel, Schnittlauch, wenig Estragon

zum Belegen: 2 große Tomaten, in Scheiben schneiden (300 g)

Die Fischfilets in eine ofenfeste Form geben, würzen.

Kräutercreme: Sauerrahm mit den anderen Zutaten verrühren.

Den Fisch mit der Kräutercreme überziehen. Mit Tomatenscheiben belegen.
Im Backrohr auf der untersten Schiene bei 180 °C Heißluft ca. 30 Min. garen.
Mit frisch gehackten Kräutern bestreuen.

Beilagentipp: Kartoffeln, Reis, Zartweizen, Gemüse, Salat

Pro Portion

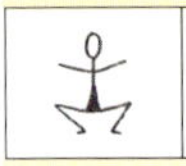	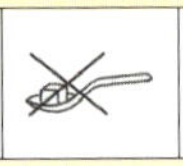	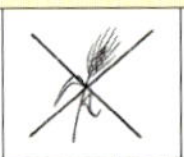	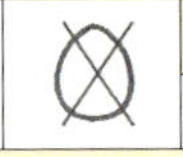	Kcal	kJ	Eiweiß/g	Fett/g	KH/g	BE
				237	995	30	11	4	0.33

Das weiße Gold – Milch und Milchprodukte

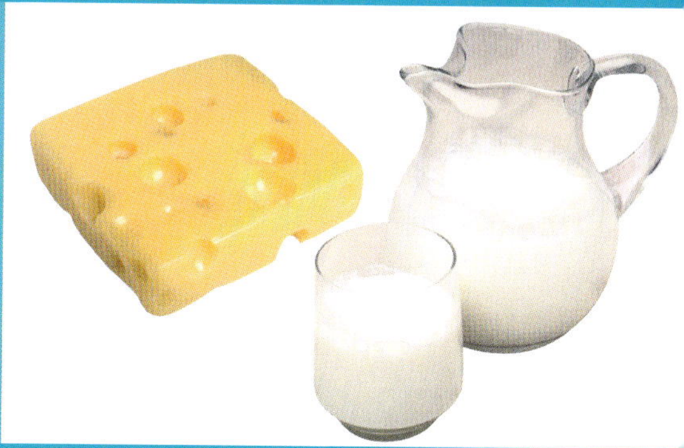

- ➤ *Wer produziert welches Milchprodukt?*
- ➤ *Beruhigungsmittel Milch*
- ➤ *Wie fett ist Käse wirklich?*
- ➤ *Scharfes Essen entschärfen?*

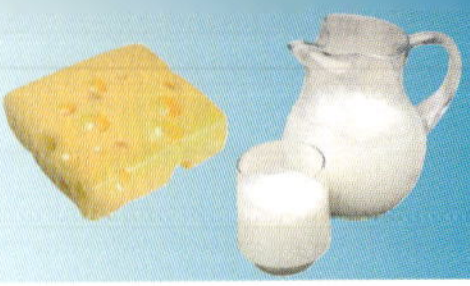

Wer produziert welches Milchprodukt?

> Tipp <

Wenn Sie wissen wollen, welcher Hersteller Ihr Lieblingsprodukt erzeugt, dann studieren Sie das ovale Siegel.

Wissen Sie, welche Molkerei das Milchprodukt herstellt, das Sie am liebsten essen?
Bei einigen Produkten ist die Herstellersuche nicht schwierig, da der Herstellername auf der Verpackung zu finden ist. Ist dies nicht der Fall, gehen Sie auf die Suche nach einem ovalen Siegel. Die Buchstaben und Zahlen dieses Siegels verraten den Ort der Herstellung.

- Der bzw. die ersten Buchstaben stehen für das Land, aus dem das Milchprodukt stammt, z. B. AT für Österreich, D für Deutschland ...
- M bedeutet Milch, bzw. Molkerei
- Der auf das M folgende Buchstabe kennzeichnet das Hersteller-Bundesland, z. B. T für Tirol, N für Niederösterreich, BW für Baden Württemberg, B für Bayern
- Die Betriebsnummer steht an letzter Stelle.

Beispiel: AT M –T 00 ... Dieses Milchprodukt stammt aus Österreich (AT), Molkerei (M), Tirol (T), Tiroler Sennerei mit Betriebsnummer 00...

Beruhigungsmittel Milch

> Tipp <

Wenn Sie auf der Suche nach einem milden Beruhigungsmittel sind, dann trinken Sie lauwarme Milch.

Verspüren Sie nach einer Tasse lauwarmer Milch ein angenehmes beruhigendes Gefühl? Dann zeigt die Milch ihre Wirkung. Wissenschaftler haben jetzt eine Antwort auf dieses Phänomen gefunden. Die Milch enthält Casomorphine, also eine milde Morphiumform, die beruhigend wirkt.

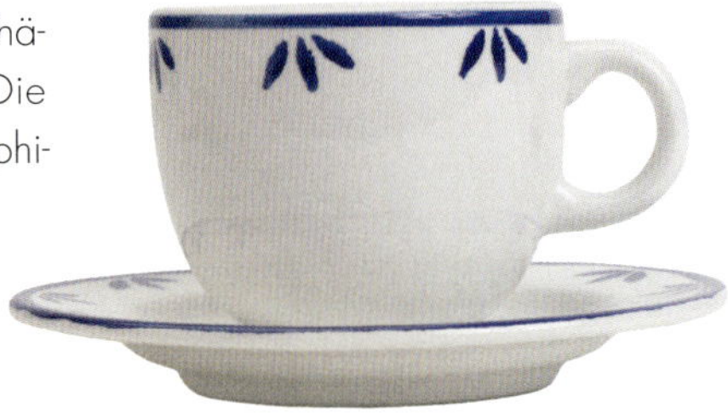

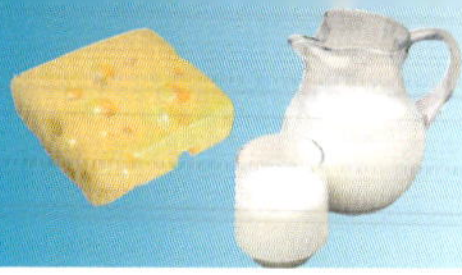

Rezept

Süße Saucen (à 4 Portionen)

Basissauce 1

2/3 der Milch mit den Gewürzen aufkochen, restliche Milch mit der Maisstärke verrühren und in die Milch einkochen, bis es Blasen wirft. Süßen.

Basissauce 2

Milch mit Gewürzen aufkochen, vom Herd nehmen, Johannisbrotkernmehl einrühren, unter Rühren aufkochen. Süßen.

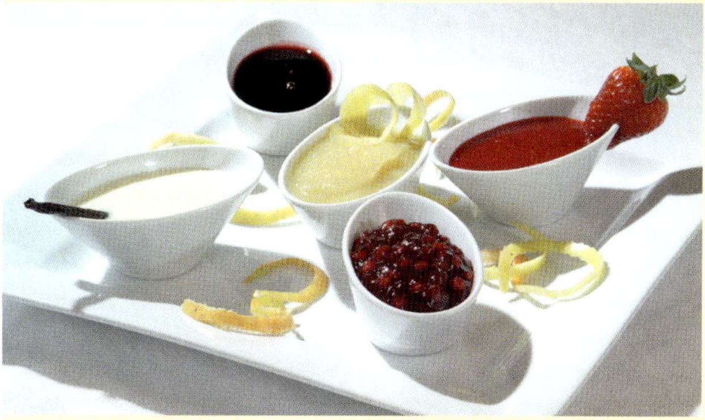

Basissauce 1

½ l Milch
20 g Maisstärke
30 g Zucker oder 3 ml Süßstoff

Basissauce 2

½ l Milch
4 Messbecher Johannisbrotkernmehl (4 g)
30 g Zucker oder 3 ml Süßstoff

Gewürze: Vanille, Zimt, Lebkuchengewürz oder Kakaopulver, Holunderblüten, Rosenblätter, Zitronenmelisse oder Eibisch, frisch oder getrocknet

✗ Geben Sie grobe Gewürze in ein Tee-Ei, so können Sie sie nach dem Kochen wieder herausnehmen

Basissauce 1: Pro Portion mit Zucker

Kcal	kJ	Eiweiß/g	Fett/g	KH/g	BE
132	548	4	5	18	1.48

Diabetikervariante: Pro Portion mit Süßstoff

Kcal	kJ	Eiweiß/g	Fett/g	KH/g	BE
101	421	4	5	10	0.86

Basissauce 2: Pro Portion mit Zucker

Kcal	kJ	Eiweiß/g	Fett/g	KH/g	BE
114	476	4	5	13	1.12

Diabetikervariante: Pro Portion mit Süßstoff

Kcal	kJ	Eiweiß/g	Fett/g	KH/g	BE
84	349	4	5	6	0.50

Rezept

Gemüsenudeln (4 große Portionen)

350 g Vollkornnudeln,
1 EL Raps- oder Olivenöl (10 g)
1 große rote Zwiebel, in Ringe schneiden (100 g)
¼ mittelgroßer Krautkopf (400 g), hobeln
1 kg beliebiges Frisch- oder Tiefkühlgemüse
½ Becher Naturjogurt (125 g)
100 g Bergkäse

Gewürze: Knoblauch, Kümmel, Oregano, Safran, Schnittlauch, Petersilie, Kräutersalz

Vollkornnudeln bissfest garen.

Gemüse anrösten. Zugedeckt kurz garen lassen. Nudeln hinzufügen. Würzen.

Vom Herd nehmen und Jogurt zum Verfeinern unterrühren. Mit Käse und frischen Kräutern bestreuen.

Beilagentipp: Salat, Tomatenragout

*glutenfreie Nudeln verwenden

Pro Portion

				Kcal	kJ	Eiweiß/g	Fett/g	KH/g	BE
		*		540	2269	23	15	76	6.36

Wie fett ist Käse wirklich?

Wissen Sie, wie hoch der Fettgehalt in einem Käse mit 40 % F.i.T. tatsächlich ist?

F.i.T. steht als Abkürzung für Fett in der Trockenmasse. Je härter der Käse, umso mehr Trockenmasse und umso weniger Wasser ist enthalten.

Zu den sehr harten Käsesorten zählen z. B. Parmesan und Bergkäse. Zu den sehr weichen Käsesorten z. B. Frischkäse und Topfen.

Nun gibt es eine einfache Formel, anhand derer Sie den tatsächlichen Fettgehalt überschlagsmäßig ausrechnen können.

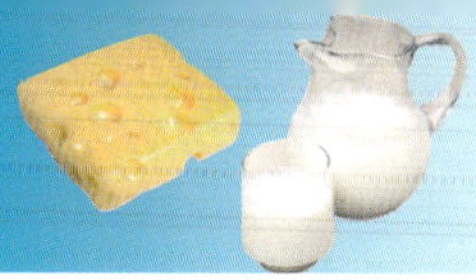

Diese Formel lautet:
Trockenmasse x 0,3 bei Frischkäse
x 0,5 bei Weichkäse und
x 0,7 bei Hartkäse

Beispiel von zwei Käsesorten mit einem Anteil von 40 % F.i.T.:

- **Frischkäse:** 40 x 0,3 ➜ 12 Gramm Fett in 100 Gramm Frischkäse, dies entspricht umgerechnet dem Fettgehalt eines ¾ Hotelbutterwürfels
- **Parmesan**, 40 x 0,7 ➜ 28 Gramm Fett in 100 Gramm Parmesan, dies entspricht umgerechnet dem Fettgehalt von 1¾ Hotelbutterstücken.

> Tipp <

Der Fettgehalt in der Trockenmasse sagt – allein betrachtet – nichts aus. Will man den tatsächlichen Fettgehalt erfahren, müsste man ihn bei jeder Käsesorte ausrechnen. Da es sich aber nur um eine Überschlagsrechnung handelt, sind keine exakten Ergebnisse möglich. Bleibt nur zu hoffen, dass die Käsehersteller dem Trend folgen und den tatsächlichen Fettgehalt auf ihre Produkte schreiben.

Scharfes Essen entschärfen?

Sie haben versehentlich in eine scharfe Pfefferoni gebissen? Sie lieben die indische Küche, wenn Sie nur nicht so scharf wäre? Jeder weiß, dass Wasser trinken den scharfen Geschmack noch mehr betont, d. h., Spülen nützt nichts.
Aber es gibt ein anderes Mittel, viele kennen es auch. Nämlich **Milchprodukte.** Essen Sie einfach einen Löffel Jogurt oder ein kleines Stück Käse, dann sind Sie den scharfen Geschmack wieder los.

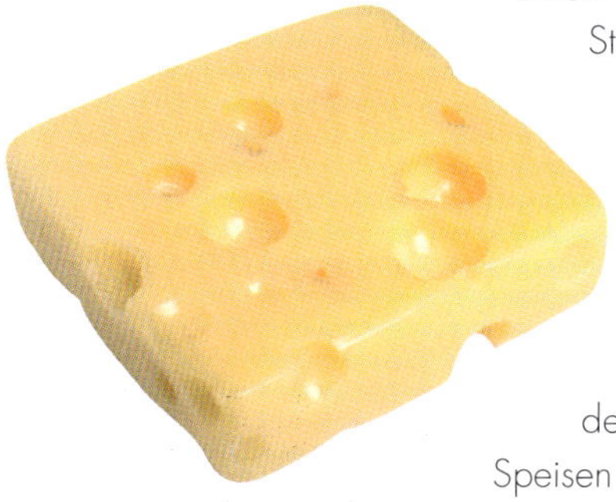

Probieren Sie auch den Geheimtipp von Herrn Sturm, ORF-Kapazität und Indienfachmann. Inder verspeisen zu scharfen Speisen nicht nur Jogurt, sondern auch **Kokosflocken.**

> Tipp <

Wenn Ihnen das Essen zu scharf ist, dann greifen Sie zu Milchprodukten, wie Käse oder Jogurt, oder, wenn Sie das Exotische lieben, zu Kokosflocken.

Rezept

Sauerkraut-Käsepuffer (4 Portionen)

2 Packungen Sauerkraut à 500 g
2 Eier
8 EL Weizen-Vollkornmehl (120 g)

1 EL Rapsöl zum Braten (10 g)
100 g Käse zum Bestreuen

Gewürze: Kümmel, Schnittlauch

Alle Zutaten vermengen. Mit einem Löffel Nocken ausstechen, in wenig Fett braten, mit Käse bestreuen, zudecken und den Käse schmelzen lassen. Mit viel Schnittlauch bestreuen.

Beilagentipp: Kartoffeln, Bittersalat, z. B. Endivien, Zuckerhut, Radicchio
Kräutersauce aus 1 Becher Naturjogurt, ½ Becher Magertopfen, frischen Kräutern, Knoblauch, Kräutersalz, 1 Schuss naturtrübem Apfelessig

Pro Portion

				Kcal	kJ	Eiweiß/g	Fett/g	KH/g	BE
		*		279	1167	16	14	20	1.64

*glutenfreies Universalmehl mit hohem Ballaststoffanteil verwenden

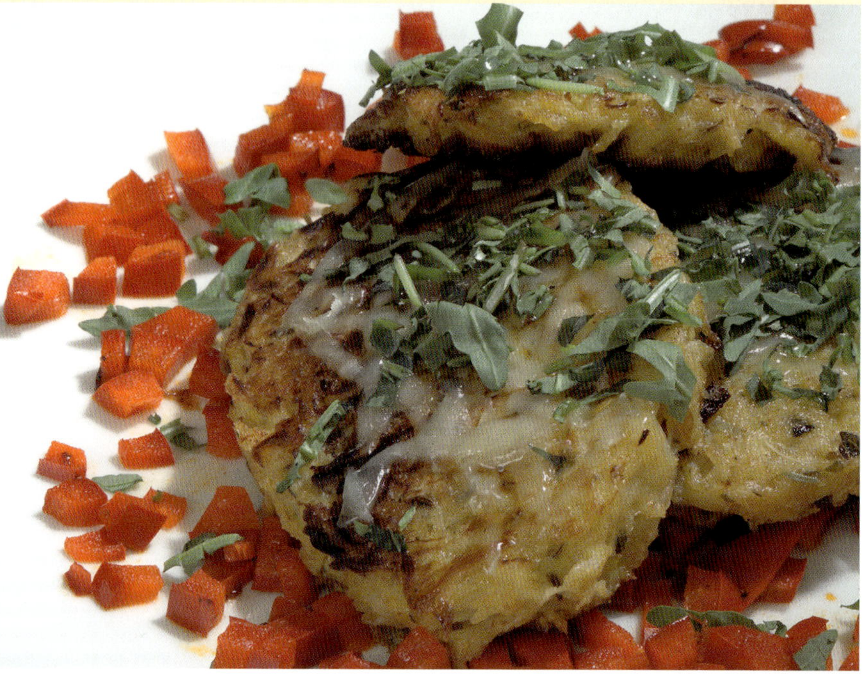

Beschwipster Alkohol

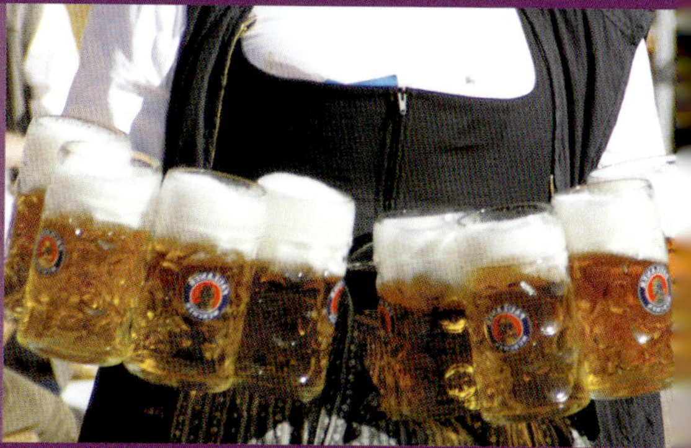

- ***Alkopops – Die legale Droge der Jugendlichen?***
- ***Wie viel Alkohol verdampft beim Kochen?***
- ***Schneller Schwips nach Alkohol mit Kohlensäure?***

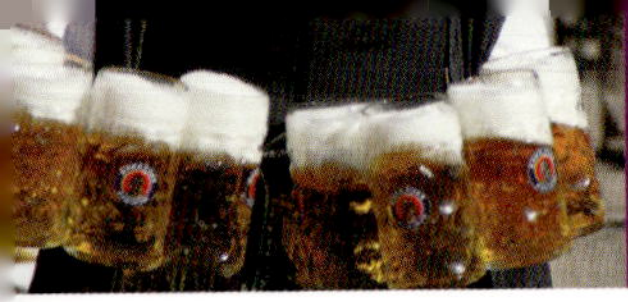

Alkopops – Die legale Droge der Jugendlichen?

> Tipp <

Ein Alkopop enthält so viel Alkohol wie bis zu drei Schnäpse. Der Alkoholanteil einer Flasche Alkopop übersteigt sogar den noch akzeptablen Alkohol-Tagesschwellenwert für eine erwachsene Frau.

Wissen Sie, wie Sie sich betrinken können, ohne dass Sie das Gefühl haben, Alkohol zu trinken?

Sie brauchen nur Alkopops zu trinken. Sie haben von diesen Getränken sicher schon gehört. Es handelt sich um nach Limonade schmeckende, meist gefärbte, alkoholische Getränke, die Sie in jedem Supermarkt zu kaufen bekommen. Leider sind Alkopops bei Jugendlichen zurzeit „in". Es stellt sich allerdings die Frage, ob es wirklich Alkopops braucht, um „cool" zu sein?

Wie viel Alkohol verdampft beim Kochen?

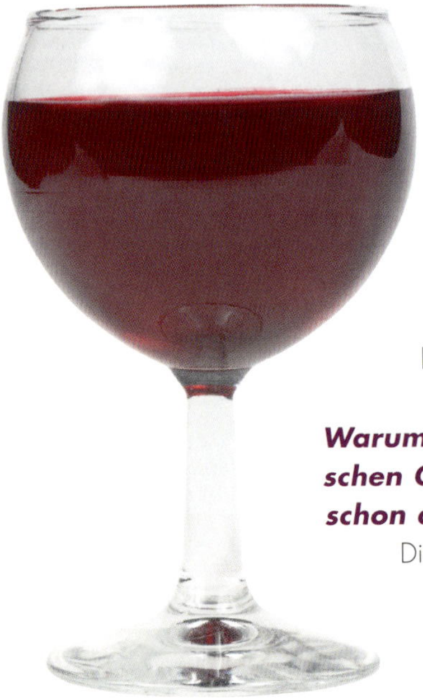

Wissen Sie, wie viel Alkohol beim Kochen und Backen tatsächlich verdampft? Die Bandbreite reicht von 30–95 %. D. h., es bleiben je nach Zubereitung 5–70 % Alkohol in der fertig zubereiteten Speise erhalten.

Warum geht Alkohol überhaupt verloren?

Alkohol verdampft bereits ab einer Temperatur von 80 °C, also mindestens 20 °C unter der üblichen Kochtemperatur.

Warum bleibt der Geschmack des alkoholischen Getränks erhalten, wenn der Alkohol schon ab 80 °C verdampft?

Die Geschmackskomponenten, also Glycerin und Fuselalkohole, haben einen viel höheren Siedepunkt, nämlich um ca. 180 °C. Diese Temperatur erreichen Sie beim Kochen und selbst beim

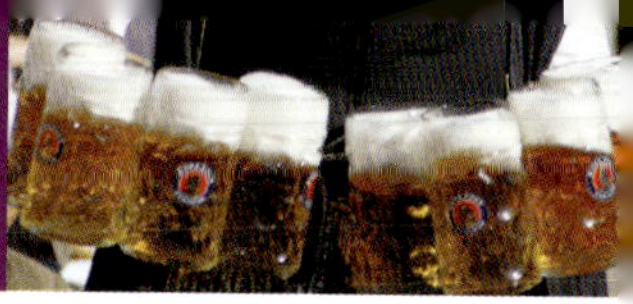

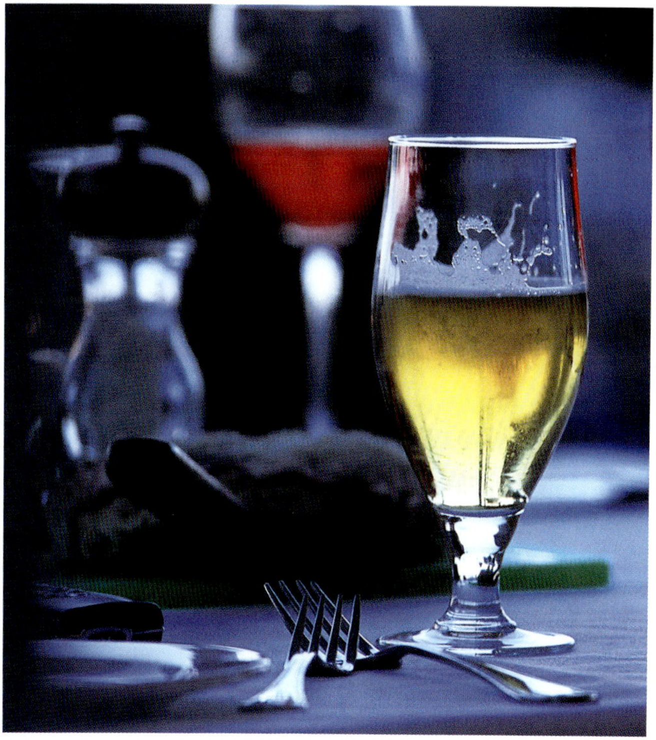

Kalkulieren Sie den Alkoholgehalt des Essens mit ein, wenn Sie ein Gläschen trinken und danach mit dem Auto fahren möchten.

Backen nie. Selbst wenn Sie ein Gericht bei 220 °C im Backrohr backen oder kochen, erreicht die Kerntemperatur dieses Gerichts kaum mehr als 80 °C.

Wie können Sie den Restalkoholgehalt in der fertig gegarten Speise am geringsten halten?

- Fügen Sie den Alkohol möglichst gleich **am Anfang** und **unverdünnt** zum Gericht. Z. B. die angerösteten Zwiebeln mit Rotwein ablöschen.
- Lassen Sie den Alkohol **vollständig verdampfen** und fügen Sie erst dann die restliche Flüssigkeit, z. B. Suppe, hinzu.
- Garen Sie das Gericht **so lange wie möglich**. Nach 15 Minuten liegt der Alkoholanteil bei 40 %, nach 1 Stunde bei

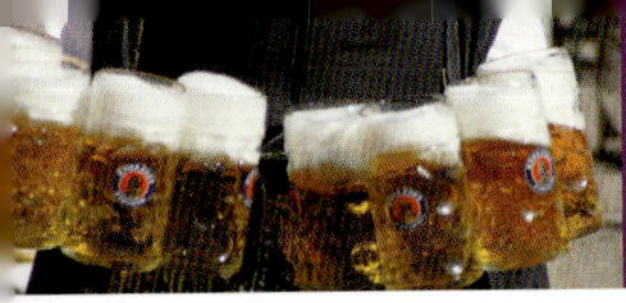

25 % und nach 2½ Stunden nur noch bei 5 %. Natürlich ist eine derartig lange Kochzeit nur bei wenigen Gerichten möglich und bedingt auch einen starken Vitaminverlust.

Verdampft mit dem Alkohol auch die Alkoholenergie?

Ja! Erfreulicherweise werden dadurch Ihre Gerichte auch energieärmer.

Schneller Schwips nach Alkohol mit Kohlensäure?

Warum tritt die Alkoholwirkung nach einem Glas Sekt schneller ein als nach einem Glas Wein?

> Tipp <

Getränke mit Kohlensäure sorgen für einen schnelleren Schwips mit früherer Nüchternheit.

Der Grund dafür ist ganz einfach. Die Kohlensäure, die im Sekt enthalten ist, beschleunigt die Alkoholaufnahme in das Blut. Das bedeutet, der Schwips kommt zwar schneller, vergeht aber auch wieder schneller.
Der gleiche Effekt stellt sich bei Mischungen aus Alkohol und kohlensäurehältigen Getränken, z. B. weiß-sauer „Spritzer", Schorle oder Radler, ein.

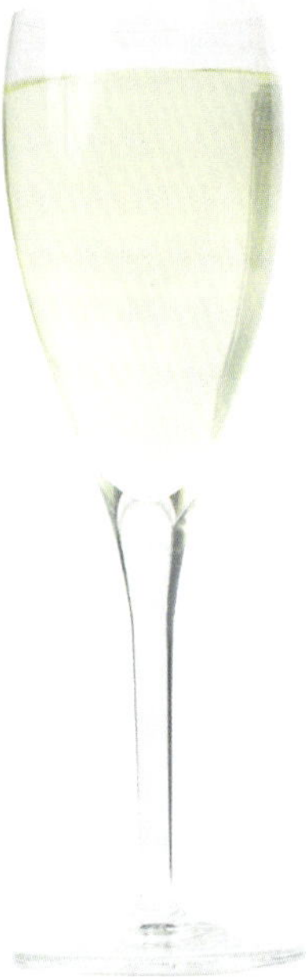

Tipps und Tricks rund um das liebe Gewicht

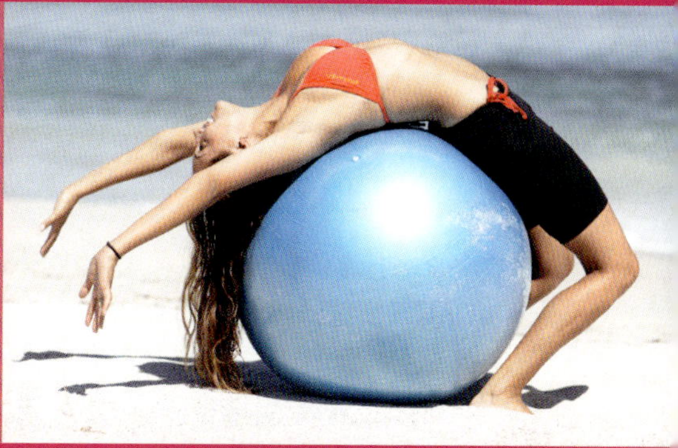

- Sie haben es in der Hand!
- Abnehmen mit guten Vorsätzen?
- Weihnachtsspeck – oh Schreck!
- Welche Rolle spielen die Gene?
- Weg mit den Kilos!
- Schokoladenhunger abgewöhnen?
- Kalorienvergleich bei Knabbereien
- Was ist gesünder – 3 x oder 5 x am Tag essen?
- Kaloriensparen beim Backen
- Abnehmen mit Apfelessig?
- Saucen verfeinern und dabei Kalorien sparen?
- Wie fett sind Butter, Rahm und Co?
- Weihnachtszeit – Keksbackzeit oder Kalorienfalle?
- Deftige Gerichte – Schlanke Gustostückerln?
- Welches Eis schmeichelt Ihrer Bikinifigur?
- Was sagt die Zutatenliste aus?

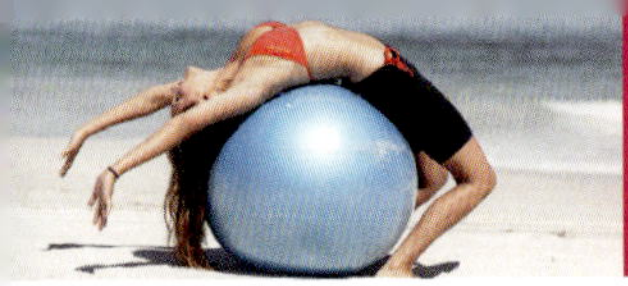

Sie haben es in der Hand!

Eines vorweg: Fettpolster leeren wollen ohne Sport, die entsprechende Ernährung und die richtige Einstellung ist zum Scheitern verurteilt. Am Anfang wird diese Umstellung für Sie Knochenarbeit sein, aber Sie werden sehen, je länger Sie „dabei" sind, umso leichter (im wahrsten Sinne des Wortes) wird es.

Fettarmes Essen? Das kann nicht schmecken!

Sie haben Recht! Wenn Sie fettreiche Speisen gewohnt sind, wird es Ihnen schwer fallen, Fettarmes lieb zu gewinnen. **Fett ist der beste Geschmacksträger**! Fettarme Gerichte trotzdem g'schmackig zuzubereiten ist eine Kunst. Es ist eine Tatsache: **Fettfreie und fettarme Gerichte schmecken anders. Es liegt an Ihnen, inwieweit Sie bereit sind, diesen neuen Geschmack anzunehmen**. Verzweifeln Sie nicht, wenn die ersten fettarmen Gerichte nicht ganz Ihren Vorstellungen entsprechen. Übung macht den Meister! Verlassen Sie sich auf Ihren Geschmackssinn, er wird sich auf die fettarme Küche einstellen und Ihnen den Weg in ein normalgewichtiges Leben erleichtern.

Zeit des Schlemmens – Zeit des Fastens

Mit Schmunzeln erinnere ich mich an eine Begebenheit aus meinem Berufsleben.

Als Abschluss eines Kurses für Leute mit etwas mehr Leibesfülle organisierten wir einen Restaurantbesuch. Beim Durchschauen der Speisekarte kam eine seltsame Stimmung auf. Keiner wollte seine Bestellung abgeben. Hätten die Mägen der hungrigen Gesichter sprechen können, sie hätten wohl gewusst, wonach ihnen dünkt. Und um ehrlich zu sein, die Liste an gesunden Köstlichkeiten lud nicht unbedingt zum Genießen ein. So machte ich mich auf die Suche nach dem deftigsten Gericht auf der Karte. Grillteller mit Kräuterbutter und einer Portion Pommes frites – genau das war das

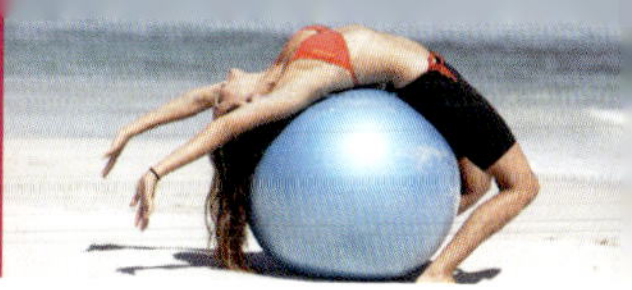

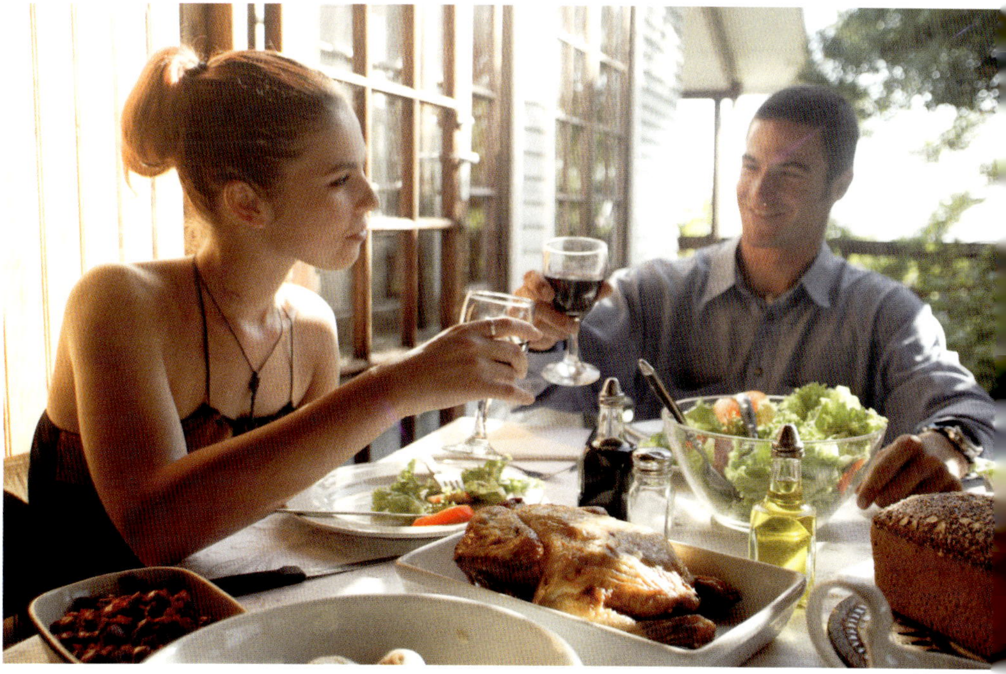

Richtige. Kaum ausgesprochen, erhellten sich die Gesichter aller, wir sahen uns an und mussten laut lachen. Das Eis war gebrochen, die Bühne frei für all das, was jeder gerne essen mochte.

▲ *Ein köstliches Essen in angenehmer Gesellschaft hat in einer guten Diät Platz.*

Dieses Beispiel zeigt deutlich, dass Essen weit mehr als nur Ernähren bedeutet.

Essen ist Lebensqualität. Hin und wieder eine Schlemmerei will sich in unseren Breiten jeder gönnen. Folgt darauf eine Zeit des Fastens, so können Sie das vielleicht aufkeimende schlechte Gewissen gleich wieder einpacken. Gutes Essen in angenehmer Gesellschaft wirkt wie Balsam für die Seele. Schenken Sie auch Ihrem Körper einen Balsam, indem Sie sich am folgenden Tag mit Salat, leichten Gemüsegerichten und Obst satt essen. Diese Vitaminbomben sorgen für den nötigen Ausgleich und den Abtransport der Reste eines üppigen Mahls.

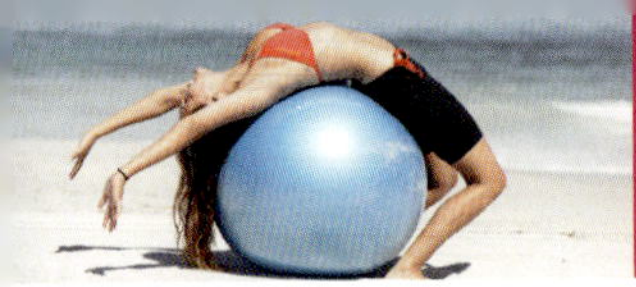

Die Natur gibt uns den Zeitplan vor

Wenn Sie in die Tierwelt blicken oder auch an das Leben unserer Vorfahren denken, wissen Sie, dass es im Herbst einfach leichter geht, Winterspeck anzulagern. Gäbe es diese Veranlagung nicht, wäre die Tierwelt um ein Vielfaches artenärmer und die Menschheit vielleicht ausgestorben, angesichts der kargen und rauen Winter in früheren Zeiten.

Diese genetische Veranlagung ist uns bis heute geblieben. Es gibt zwei Möglichkeiten, ihr zu begegnen:

- Entweder ein Leben lang gegen seine genetische Veranlagung kämpfen und in Frustration versinken oder
- die Veranlagung annehmen, mit ihr leben und ihre Ressourcen nützen.

Wie können Sie die Ressourcen nützen?

Wenn Sie Gewicht zunehmen wollen, greifen Sie in den Herbstmonaten kräftig zu, möchten Sie Gewicht abnehmen, so nützen Sie die Zeit im Spätwinter bzw. Frühjahr. Der Sommer dient als Stabilisierungszeit. Verzichten Sie im Herbst auf Diäten, die eine schlanke Linie versprechen. Sie bringen nur eines: Novemberdepression, Frust und das Gefühl, es nicht geschafft zu haben. Und einmal ehrlich. Welcher Sportmuffel mag ausgerechnet im November mit Sport beginnen? Gesundes Abnehmen ohne Sport ist aber unmöglich, also der erste Punkt des Scheiterns. Starten Sie im Frühjahr, so geben Ihnen bereits die hervorblitzenden Sonnenstrahlen pure Lebensenergie. Die frischen Wirkstoffe, also Vitamine, Mineralien und bioaktiven Substanzen aus den frischen Kräutern, Gemüse- und Obstsorten unterstützen den Abbau der unerwünschten Stoffe. Sie fühlen sich wohl und werden Ihr Ziel viel leichter erreichen.

Sie stellen die Weichen für Ihre Kinder!

Gönnen Sie Ihren Kindern ein schlankes Leben! Als Mutter weiß ich, wie schnell es geht. Dort eine Schokolade von Opa, ein Zuckerl in der Bank, Traubenzucker beim Optiker, zwei Scheiben

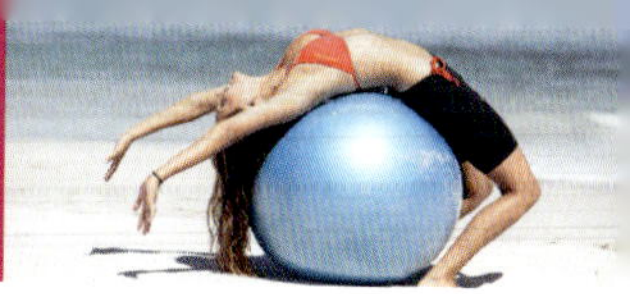

Wurst im Supermarkt, Bonbons vom Eiermann, Gummibärchen von Oma, Schokolade, Kekse und Saft von Tante Lisi und schwupsdiwups sind schon eine Hand voll Süßigkeiten vernascht. Hin und wieder stößt Ihnen dies vielleicht sauer auf, auch angesichts der vielen Streicheleinheiten, die sie brauchen, um den maroden Bauch wieder auszukurieren. Aber Sie können Ihre Umgebung nicht oder kaum ändern. Schaffen Sie den nötigen Ausgleich in den eigenen vier Wänden, indem Sie Gemüse, Obst und leichten Gerichten einen fixen Platz einräumen. Seien Sie Vorbild Nummer 1 und lehren Sie Ihren Kindern die Freude am Sport. Bewegung ist eine der wichtigsten Säulen für ein schlankes Leben. Selbst wenn Ihre Kinder in der Pubertät alles andere als Bewegung und gesunde Ernährung bevorzugen, spätestens nach der Pubertät tritt wieder „Normalität" ein und Ihre Kinder übernehmen die Muster aus ihrer eigenen Kindheit, d. h., die Mühe war nicht umsonst.

Ausgeglichenheit und Bewegung sind der Schlüssel für ein schlankes Leben.

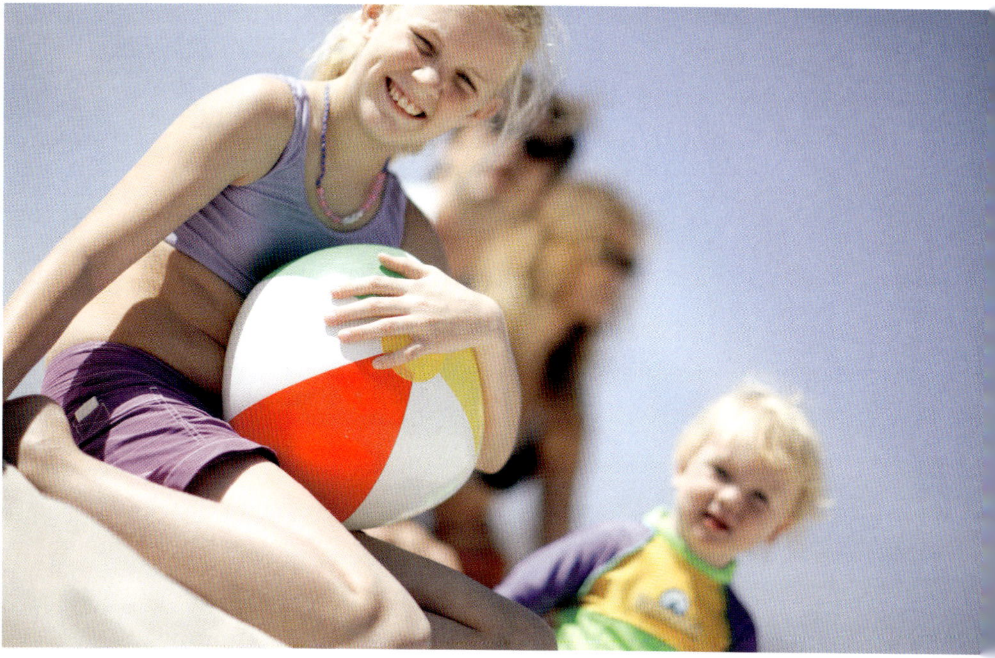

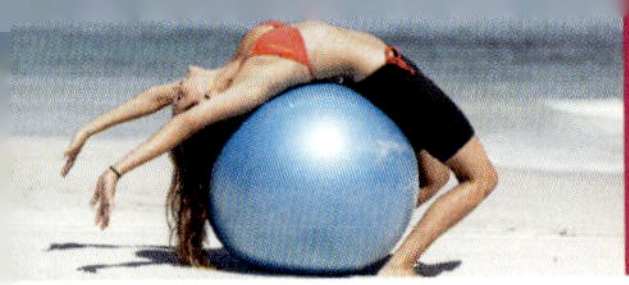

Wussten Sie, dass Sie die Weichen für das spätere Körpergewicht Ihrer Kinder und Enkelkinder bis zum siebten Lebensjahr stellen?

So kämpfen z. B. vier von zehn Kindern, die bis zum siebten Lebensjahr übergewichtig sind und keinen übergewichtigen Elternteil haben, ihr ganzes Leben lang mit dem Gewicht. Wenn zusätzlich ein Elternteil übergewichtig ist, dann kämpfen sieben! von zehn Kindern – ihr ganzes Leben lang. Wollen Sie das Ihren Kindern zumuten? Achten Sie auf ein normales Körpergewicht Ihrer Kinder und holen Sie im Zweifel fachlichen Rat bei Ihrem Kinderarzt oder bei einem Diaetologen ein.

Abnehmen mit guten Vorsätzen?

> Tipp <

Gehen Sie den Schritt in ein schlankeres Leben nur dann, wenn Ihr Wille stark genug ist und Sie ein für Sie abgestimmtes Bewegungs- und Ernährungsprogramm zur Verfügung haben.

Wie geht es Ihnen mit der Einhaltung der guten Vorsätze? Pünktlich zum Jahreswechsel, wenn die kulinarisch üppigen Weihnachtsfeiertage vorbei sind und der Gürtel wieder um ein Loch weiter geschnallt werden muss, werden sie geboren, die guten Vorsätze zum Abnehmen. Alles soll anders werden, jetzt soll es dem Gewicht an den Kragen gehen.

Stellt sich nur die Frage, warum hat es bisher nicht geklappt? Und warum geht das Gewicht mehr hinauf als hinunter?

Bevor Sie auf FdH („Friss die Hälfte") umstellen, Kapseln und Pulver schlucken oder irgendeine reißerische Diät aus irgendeiner Illustrierten oder von irgendeinem fadenscheinigen Guru ausprobieren, lassen Sie es lieber bleiben. Mit diesen Wundermitteln erreichen Sie nur eines: Sie nehmen zwar – wenn es gut geht – Gewicht ab, aber keineswegs Fett, sondern nur Muskelmasse. Sie erleben also den berühmten **Jo-Jo-Effekt**. Gewicht hinunter und nach der Diät Gewicht wieder hinauf. Das heißt, mit jeder falschen Diät werden Sie fetter, und das im wahrsten Sinne des Wortes. Nach einigen Jahren ist es dann so weit. Sie müssen den Kuchen „nur anschauen" und nehmen schon zu.

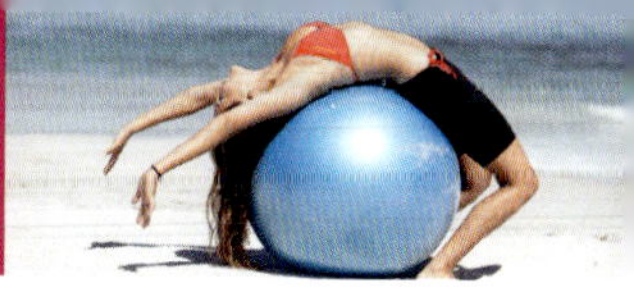

Machen Sie es diesmal anders. Überlegen Sie sich als Erstes die folgenden Punkte:

- Ist Ihr **Wille** so stark, dass Sie länger als drei Wochen durchhalten können?
- Sind Sie bereit, **Sport** in Ihren Alltag einzubauen, z. B. flottes Wandern nach der Arbeit oder den Heimtrainer während der Abendnachrichten betätigen?
- Lassen Sie es zu, dass Ihr **Speiseplan durchforstet** wird?
- Sind Sie bereit, **Vollkornprodukten**, wie z. B. Vollkornbrot, einen fixen Platz in Ihrem täglichen Speiseplan zu geben, sowie eine **fettarme Ernährung** anzunehmen? Anfänglich wird Ihnen diese Ernährungsweise nicht besonders gut schmecken. Aber Sie können beruhigt sein. Schon nach wenigen Wochen gewöhnt sich Ihr Gaumen daran.

> **> Tipp <**
>
> Sie wollen abnehmen, sich satt essen und nicht grantig werden? Dann suchen Sie z. B. Diaetologen auf. Sie werden Ihnen dabei behilflich sein.

Wenn Sie alle Fragen mit **„Ja!"** beantworten können, dann ist jetzt **der richtige Zeitpunkt**, um Ihrem Gewicht tatsächlich den Kampf anzusagen.
Machen Sie es gleich von Anfang an richtig. Der Erfolg zeigt sich zwar langsamer, dafür aber lang anhaltend. Und Sie werden sich mit einer gesünderen Lebensweise und mit jedem Fettkilo weniger um ein Vielfaches wohler fühlen.

Gute Vorsätze – Bauen Sie sich Erinnerungsbrücken!

Sie haben sich ein paar gute Vorsätze ausgedacht? Prima! Damit die guten Vorsätze nicht wieder ad acta gelegt werden, probieren Sie doch einmal folgenden Trick aus.

- Schreiben Sie den guten Vorsatz auf einen Zettel, z. B. ein Post it®. Besser noch, beschriften Sie gleich mehrere Zettel.
- Kleben Sie die Zettel in Ihren Kleiderschrank, in den Badezimmerschrank, in den Kühlschrank, auf den Heimtrainer oder wo auch immer Sie oft vorbeigehen.

> **> Tipp <**
>
> Schreiben Sie Erinnerungszettel mit Ihren guten Vorsätzen!

Sie werden sehen, das wirkt Wunder!

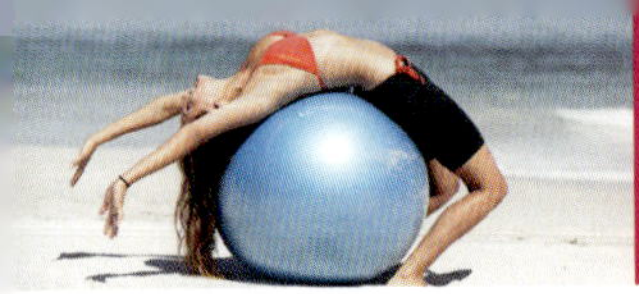

Weihnachtsspeck – oh Schreck!

Kneift Ihr Hosenbund nach den Feiertagen? Vielleicht doch ein paar Kekse zu viel genascht? Rasche Hilfe muss her! Genau! **Blitzdiät!** Das ist die Lösung!
Ist das wirklich **die** Lösung?
Nein!

Der berühmte Jo-Jo-Effekt

Wenn Sie ein paar Tage nichts oder fast nichts essen, rutschen Sie in den berühmten Jo-Jo-Effekt hinein. Lassen Sie mich das vereinfacht darstellen: Ihr Körper fühlt sich wie in einer Hungersnot. Er knabbert die eigenen Reserven an, und zwar hauptsächlich die Muskeln. Muskeln gelten als Kraftwerke des Körpers, die zur Energieverbrennung nötig sind. Kommt keine Energie mehr nach, müssen die Kraftwerke geschlossen werden, d. h. Muskelmasse geht verloren. Und schon beginnt der Teufelskreis. Weniger Muskelmasse bedeutet geringere Energieverbrennung. Sobald Sie wieder wie vor der Diät essen, speichern Sie alles, was Ihr Körper aufgrund der mangelnden Muskelmasse nicht verbrennen kann, in Form von Fett. Sie lagern also mit jeder schlechten Diät mehr und mehr Fett ein, Ihre Fettspeicher werden üppig und prall gefüllt.

> Tipp <

Verzichten Sie auf schnelle Diäten, essen Sie von fettreichen Lebensmitteln nur mehr die Hälfte. Langen Sie stattdessen bei Gemüse und Salaten kräftig zu und denken Sie an mehr Bewegung.

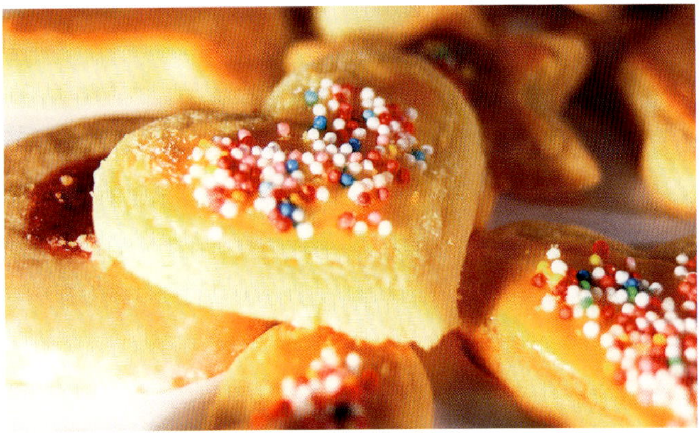

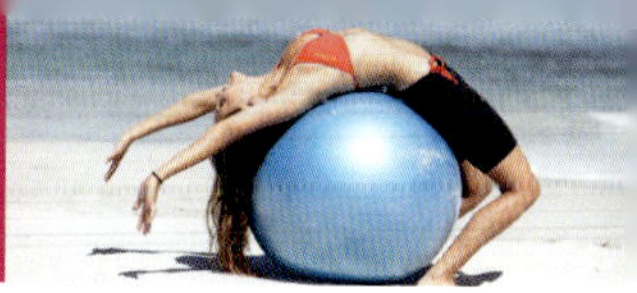

Deshalb Finger weg von allen Blitzdiäten

Durchforsten Sie Ihren Kühlschrank und Ihre Vorratsschränke. Kaufen Sie weniger Fettbomben ein und essen Sie von fettreichen Produkten nur mehr die Hälfte. Damit Sie satt werden, greifen Sie bei fettarmen Lebensmitteln, wie z. B. bei Gemüse und Salat, kräftig zu.

Bekannte Fettbomben

In versteckter Form:

Fettreiche Wurst, Würstel, Cremetorten, Sandkuchen, Linzer Torte, Blätterteig, Plunderteig, Croissant, Mürbteig, Chips, Kräcker, Schokolade, Pralinen, fertige Salatdressings, Wurstsalat, Leberkäse ...

In für das Auge gut sichtbarer Form:

Speckfett, Fettränder beim Fleisch, Margarine, Butter, Butterschmalz, Öl, Ceres ...

Welche Rolle spielen die Gene?

Oje, die lieben Gene! Auch in der Wissenschaft ist es heute unumstritten: Die Vererbung spielt was das Gewicht anbelangt, eine gewichtige Rolle. Es gibt sie also, die schlechten und die guten Futterverwerter. Ob Sie normal- oder übergewichtig werden, dafür sind zu rund 30 % Ihre Gene verantwortlich.

Aber stellen Sie sich vor. **Fast 70 % können Sie selbst beeinflussen!** Wie oft haben Sie sonst eine Chance von 70 %! Packen Sie die Gelegenheit am Schopf und tun Sie etwas für Ihren Körper.

Geben Sie sich einen Ruck!

- Schreiben Sie für mehrere Tage auf, was Sie täglich essen, und vergessen Sie die Getränke nicht. 1 Liter Limo oder Saft macht für die meisten von uns schon ⅓ vom tatsächlichen Tagesenergiebedarf aus.
- Durchforsten Sie Ihre Liste. Sie werden staunen, was da alles zusammenkommt.

> Tipp <

Packen Sie Ihr Gewicht am Schopf. Denken Sie an Ihre 70 % Chance und beginnen Sie heute noch mit der Überlegung, wie Sie Ihren inneren Schweinehund überlisten können.

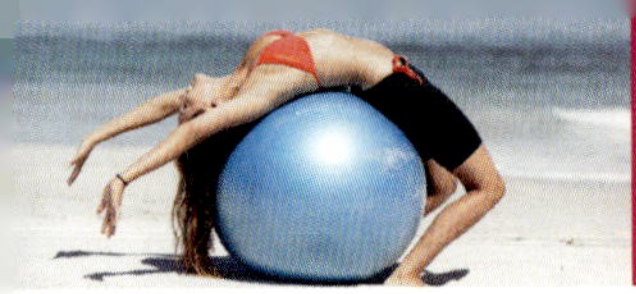

Sie haben Kinder?

Denken Sie bitte daran, dass sich der Großteil der Fettzellen in den ersten Lebensjahren einnistet. Was sich die Kinder zu viel einverleiben, kriegen sie später nur mit Müh und Not wieder los. Liebe Mamis und Papis, meinen Sie es aber nicht zu gut mit Ihren Sprösslingen. Setzen Sie Ihr Kind **nicht** auf Diät. Es gibt nichts Schlimmeres als ein fünfjähriges „Zwutschgerl", das schon den Kaloriengehalt der Lebensmittel auswendig kennt. Achten Sie bei bummeligen Kindern darauf, dass das Gewicht gleich bleibt. Das Wachstum erledigt den Rest.

Weg mit den Kilos!

Mal ehrlich. Haben Sie sich nicht auch schon öfters den Vorsatz gemacht: „Ab morgen gibt es keine Schokolade mehr, ab morgen wird nicht mehr geknabbert" und dann ist der Morgen da und Sie denken pausenlos an Schokolade, Knabbereien usw. Und dann rollt da noch im Fernsehen die Schokokugel herum, hmmm lecker! Jedes Kind weiß, alles was verboten ist, schmeckt noch viel besser.

Her mit Genusstagen!

Machen Sie es deshalb geschickter. Richten Sie sich einen oder zwei Genusstage pro Woche ein. Z. B. den Mittwoch und den Sonntag. An diesen Tagen können Sie all die Leckereien schlemmen, die Sie sonst nur mit Schuldgefühlen hinunterwürgen.
Sie werden sehen, dass Sie in den Tagen dazwischen bei weitem nicht mehr so oft an die süßen und pikanten Naschereien und Knabbereien denken müssen. Und auch die Verführungen via Fernsehen lassen Sie kalt. Denn es ist ja für Sie nichts mehr verboten.
Denken Sie daran, dass die **Genusstage** auch wirklich **zum Genießen** da sind. Also setzen Sie sich hin und genießen Sie in aller Ruhe. Vergessen Sie die Waage an diesen Tagen. Sie haben ja immerhin fünf Tage als Ausgleich, an denen es keine Naschereien gibt.

> Tipp <

Schlemmen Sie in Zukunft am Mittwoch und am Sonntag. Geizig dürfen Sie die restliche Woche über sein.

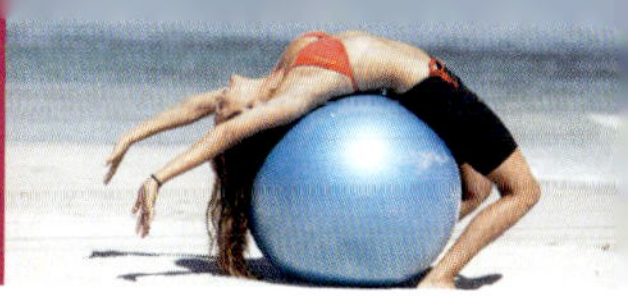

Weg mit der Waage!

Sie trainieren und trainieren, haben Ihr Essen umgestellt und der Zeiger auf der Waage hat sich um kein Gramm nach unten bewegt? Trotzdem fühlen Sie sich irgendwie leichter und auch der Hosenbund kneift weit weniger?

Dann beherzigen Sie meinen Tipp. Verräumen Sie die Waage, Sie sind auf dem richtigen Weg! Legen Sie Ihr Gewicht nicht auf die Waagschale, sondern „auf den Hosenbund"!

Warum? Ganz einfach! Die Muskeln formen Ihren Körper, sind aber schwerer, weil Sie mehr Wasser enthalten. Fett hingegen macht den „Schwabbelfaktor" aus. Je mehr Fett, desto schwabbeliger wird Ihre Figur. Wenn Sie durch Bewegung und richtiges Essen Muskeln aufgebaut haben, kann es ohne weiteres sein, dass Ihr Gewicht steigt. Allerdings wirkt Ihre Silhouette schlanker, weil die Muskeln Ihren Körper knackig und resch formen.

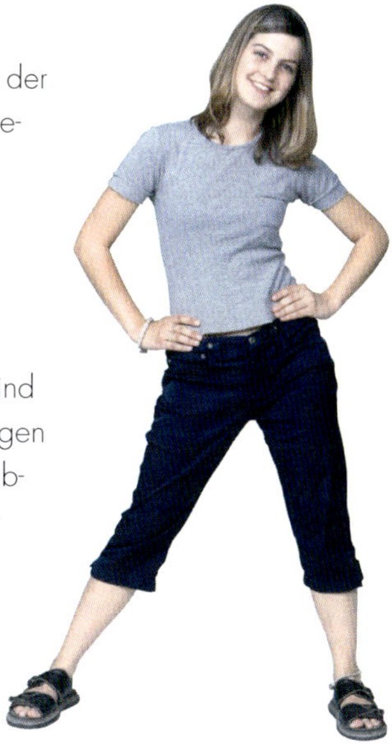

Dass Muskelmasse mehr Wasser enthält als Fett, ist Ihnen bekannt. Ein Versuch aus der Küche verdeutlicht das. Geben Sie ein Schnitzel, also Muskelfleisch, in die Pfanne. Das Fett wird spritzen, da ein Teil des Wassers austritt. Hingegen spritzt bei Fett, z. B. bei der Zubereitung von Grammeln, kaum etwas.

Viel Muskelmasse bietet ein zusätzliches Plus. Muskeln dienen zur Energieverbrennung. Je höher der Muskelanteil, desto mehr Energieverbrennung, d. h. desto mehr können Sie essen ohne zuzunehmen.

> Tipp <

Nehmen Sie künftig als Maß keine Waage, sondern eine Hose, die Ihnen zurzeit gerade gut passt. Das ist jetzt Ihre „Kilo-Purzel-Kontrollhose". Wenn Sie wissen wollen, ob Sie abgenommen haben, dann schlüpfen Sie einfach in die Hose. Sitzt Sie lockerer, sind Sie Ihrem Ziel wieder ein Stückchen näher gekommen. Sitzt sie enger, planen Sie täglich eine Bewegungseinheit mehr ein und durchforsten Sie Ihren Kühlschrank nach Fettbomben.

So legen Sie Ihr Süßigkeitenlager an!

Wie viele Süßigkeitenlager befinden sich in Ihrer Wohnung? Sie wissen, jedes lädt zum Naschen ein.

Probieren Sie folgenden Trick!

Als Erstes holen Sie sich einen Korb oder eine Wäschewanne. Werden Sie zum Detektiv und durchforsten Sie alle Süßigkeitenlager in Ihrer Wohnung. Räumen Sie alle Lager und geben Sie alle

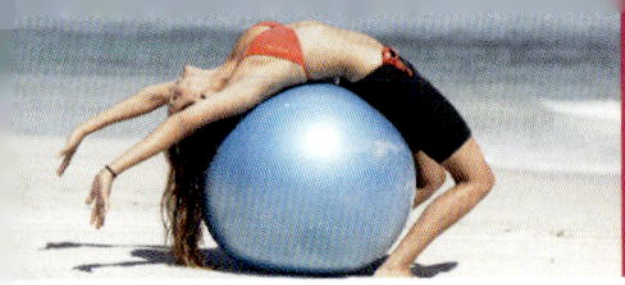

Naschereien in den Korb. Jetzt suchen Sie sich einen Schrank oder eine Schublade in Ihrer Wohnung, die für Sie ganz unbequem zu erreichen ist. Geben Sie sämtliche Naschereien in diesen Schrank.

Als Nächstes suchen Sie sich alle Bilder heraus, auf denen Sie besonders unvorteilhaft abgebildet sind. Tapezieren Sie Ihr Süßigkeitenlager mit diesen Bildern aus.

Sie werden sehen, wenn Sie das nächste Mal wieder das Lager räumen möchten, wirken allein die Bilder schon Wunder.

Schokoladenhunger abgewöhnen?

Lieben Sie Süßes? Muss man Schokoriegel vor Ihnen verstecken?

Dann gibt es zwei Tipps, die Ihnen helfen, Ihren Süßhunger einzudämmen.

- Essen Sie täglich mindestens drei große Stück Obst, z. B. einen Apfel, eine Birne und eine Banane, und mindestens eine Scheibe Vollkornbrot oder ein Vollkornweckerl und eine Portion stärkereiche Produkte, z. B. Kartoffeln, Nudeln, Reis, Boh-

> Tipp <

Richten Sie sich ein Zentral-Süßigkeitenlager ein und spicken Sie dieses mit den schrecklichsten Fotos von Ihnen, die Sie finden können.

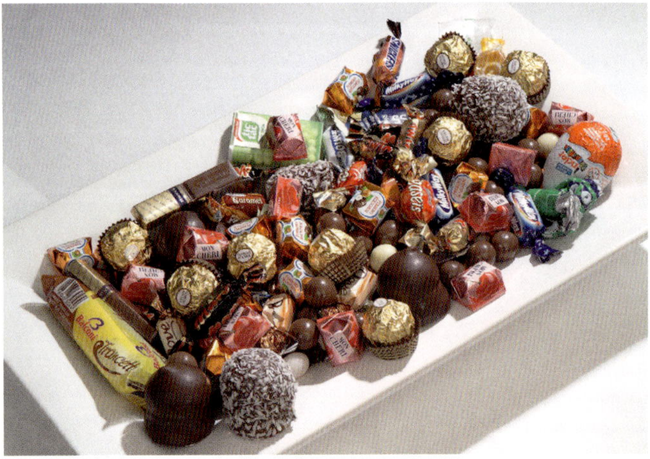

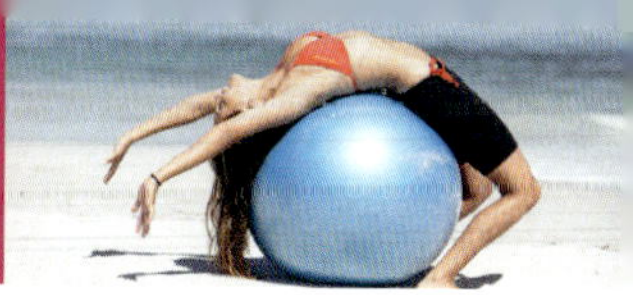

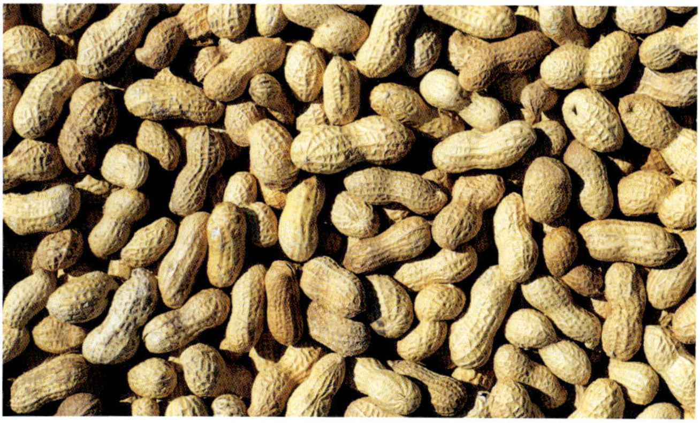

> Tipp <

Greifen Sie bei Süßhunger zu Nüssen und verspeisen Sie als Basis mindestens drei Stück Obst pro Tag.

nen, Erbsen, Linsen, Polenta, Spätzle und Schupfnudeln. Natürlich alles in fettarmer Variante.

- Greifen Sie immer dann, wenn Sie der Süßhunger plagt, zu Nüssen, z. B. zu Haselnüssen oder Pistazien. Übrigens, der Energiegehalt von Nüssen und Schokolade ist in etwa der Gleiche. Nur mit dem einen Unterschied. Beim Nussfett handelt es sich um ein besonders hochwertiges Fett, das der Körper zum Aufbau und Schutz verschiedenster Organe verwendet. Nur wenn Sie zu viel davon verspeisen, schlägt es sich auf den Hüften nieder. Nüsse enthalten zudem viele Vitamine, Mineralien, bioaktive Substanzen und Ballaststoffe.
- **Tipp:** Geröstete Nüsse schmecken noch viel besser. Einfach Nüsse auf ein Backblech streuen, in den Ofen schieben und ein paar Minuten bei Oberhitze oder Grillfunktion rösten. Achtung: Die Nüsse verbrennen sehr rasch!

Probieren Sie diese zwei Maßnahmen sechs Wochen lang aus. Sie werden sehen, Sie sind den Süßhunger bis auf wenige „Sünden" los.

Wenn Sie immer noch der Süßhunger plagt, liegt vielleicht ein Kohlenhydratmangel vor. Ein Diaetologe kann Ihnen bei der Therapie behilflich sein. Die Therapie ist relativ einfach, aber individuell verschieden.

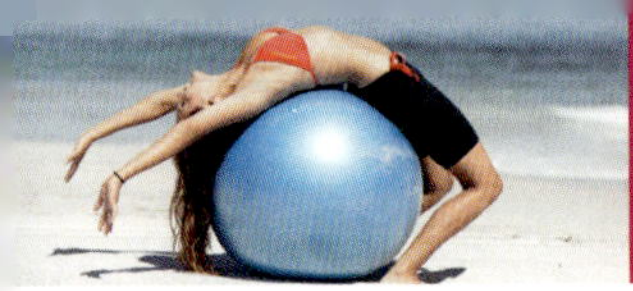

> Tipp <

Fazit: Naschen ist erlaubt, nach dem Motto, die Dosis macht das Gift. Bevorzugen Sie Schokolade mit einem hohen Kakaoanteil!

Schokolade ist gesund?

Nach dem Motto „Manchmal muss es eben doch Schokolade sein", verrate ich Ihnen zwei positive Seiten der Schokolade.
Schokolade enthält reichlich Polyphenole. Diese sollen unter anderem vor **Herzinfarkt schützen**. Da die Polyphenole im Kakao vorkommen, steigt der Polyphenolgehalt mit dem Kakaogehalt der Schokolade an, d. h. je höher der Kakaogehalt der Schokolade, desto gesünder – bezogen auf die Polyphenole – ist die Schokolade. Angaben zum Kakaogehalt finden Sie mittlerweile auf den meisten Verpackungen. Ansonsten fragen Sie beim Hersteller nach.
Schokolade schenkt Ihnen **Glücksgefühle**, verantwortlich dafür ist das Glückshormon Serotonin.

Kalorienvergleich bei Knabbereien

Welche Knabbereien eignen sich für die schlanke Linie und welche sind Kalorienbomben?
Als kalorienärmste Knabberei empfehle ich Ihnen **Schüttelbrot**. Mit knapp 200 kcal pro 100 Gramm können Sie ohne schlechtes Gewissen zugreifen. **Salzstangerl**, **Salzbrezel** und **Popcorn** zählen mit bis zu 350 kcal auf 100 Gramm ebenfalls noch zu den empfehlenswerten Knabbereien.
Als wahre Energiebomben entpuppen sich – wie wir eh alle wissen – **Chips** und verwandte Knabbereien, **Erdnussflips** und **Nüsse**. Wobei den Nüssen ein besonderer Stellenwert zukommt. Sie sind zwar fettreich, dafür aber besonders gesund.
Um beim Kalorienvergleich zu bleiben 100 Gramm Schokolade entsprechen vom Kaloriengehalt her in etwa 100 Gramm Nüssen. Die Nüsse liefern aber im Gegensatz zur Schokolade viele lebenswichtige Substanzen.
Die nachstehende Liste beginnt mit jenem Produkt, das die niedrigste Energiemenge (Kalorien) enthält. Die Werte beziehen sich auf **100 g**, also 10 dag des jeweiligen Produkts. Beachten Sie den stark variierenden Fettgehalt. Am besten geeignet sind jene

> Tipp <

Wenn Sie pikant und relativ kalorienarm naschen möchten, dann greifen Sie zu Schüttelbrot, Salzstangerl und Salzbrezel.

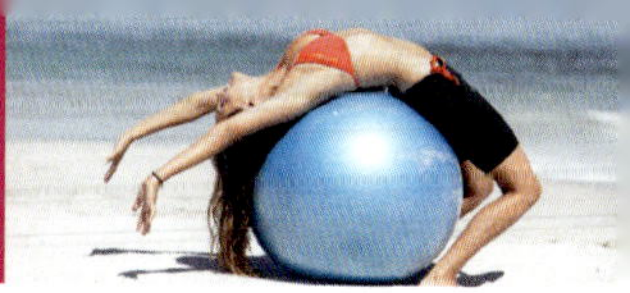

Lebensmittel, die sowohl wenig Kalorien als auch wenig Fett enthalten, wie z. B. das Schüttelbrot.

Produktname	Kalorien kcal	Fett g	Eiweiß g	Kohlenhydrate g
Schüttelbrot	188	0.96	6.49	37.57
Fladenbrote	235	1.28	7.05	48.08
Salzstangen, Salzbrezeln ...	345	0.50	9.00	76.00
Knäckebrot leicht & cross	345	1.33	11.21	70.84
Baiser = Eiklar-Zucker-Schaumgebäck, z. B. Windringerl	364	0.10	5.57	83.86
Zwieback	365	4.30	9.19	71.41
Pop Corn	368	5.00	12.70	68.00
Lebkuchen	380	9.44	6.64	66.40
Pfeffernüsse	396	5.24	7.22	78.71
Kräcker, z. B. runde Kräcker aus der Knabberbox	450	14.00	11.00	70.00
Waffelmischung	472	20.00	5.00	68.00
Butterkeks	480	21.21	9.98	61.82
Teegebäck aus Mürbteig	482	24.37	7.25	58.49
Spekulatius aus Mürbteig	489	25.64	7.78	56.81
Buttergebäck aus Mürbteig	498	25.58	6.24	59.57
Schweinsohren aus Blätterteig	501	29.59	5.60	53.26
Käseknusperchen aus Mürbteig	503	36.29	11.80	32.88
Käsegebäck aus Blätterteig	527	38.44	10.92	34.80
Erdnussflips	529	34.68	9.69	45.17
Kartoffelchips	539	39.40	5.48	40.60
Waffelblätter mit Schokoüberzug	552	33.50	7.50	55.00
Käsemürbteigplätzchen	567	44.29	15.75	27.33
Erdnuss, geröstet und gesalzen	568	48.43	25.13	9.27
Macadamianuss, geröstet und gesalzen	692	75.02	7.12	0.00

Quellen: Diät 2000, Soft & Hard, Souci-Fachmann-Kraut, BLS, GU Nährwerttabelle

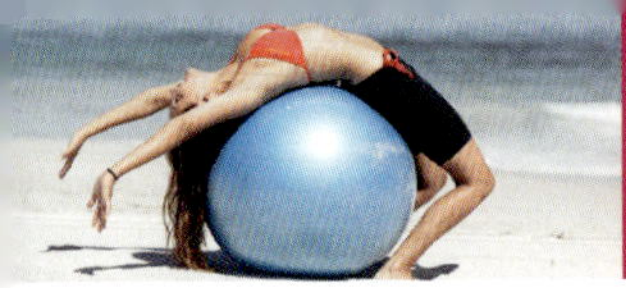

Was ist gesünder – 3 x oder 5 x am Tag essen?

Leider lässt sich diese Frage nicht eindeutig beantworten.

> Tipp <

5 x pro Tag essen ist gesünder und beugt Heißhungerattacken vor. 3 x pro Tag kann essen für jene Menschen hilfreich sein, die kein Sättigungsgefühl kennen. Entscheiden Sie selber, was Ihnen gut tut.

Wenn Sie 5 x am Tag essen, dann ergeben sich folgende Vorteile:

- Sie können die Vitamine und Mineralien leichter aufnehmen
- der Heißhunger bleibt aus
- es entsteht kein Völlegefühl, da die Portionsgrößen kleiner sind

Sie gehören zu den Menschen, denen es schwer fällt, mit dem Essen aufzuhören, wenn Sie einmal begonnen haben?

Dann essen Sie nur 3 x am Tag – dann ergibt sich auch das Problem nur 3 x pro Tag.

Möchten Sie länger leben?

Ein interessanter Bericht von Herrn DDr. Huber von der Universitätsklinik Wien regt zum Nachdenken und Nachahmen an. Darin wird die These vertreten, dass man sein Leben verlängern kann, wenn man 2–3 x pro Woche auf das Abendessen verzichtet. In der Nacht werden im Hungerzustand krankmachende Zellen zerstört. Zusätzlich produziert der Körper mehr Wachstumshormone, die diesen Effekt noch verstärken.

> Tipp <

Angeblich leben wir länger, wenn wir 2–3 x pro Woche auf das Abendessen verzichten.

Kaloriensparen beim Backen

Kuchen mit Müsli kalorienärmer zaubern

Sie können für jeden Kuchen anstatt fettreicher Nüsse ungezuckertes Müsli verwenden. So schmeckt das Müsli auch dem Müslimuffel! Ungezuckerte Müslis sind meistens die preisgünstigsten im Müsliregal.

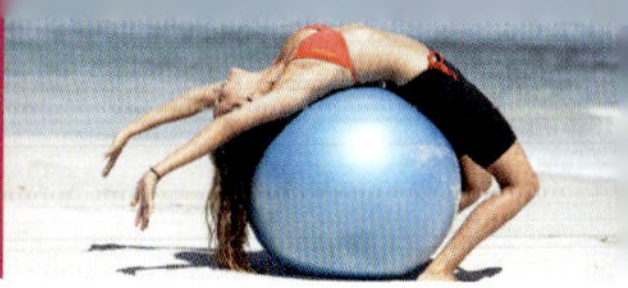

Die Verwendung ist ganz einfach!

Mahlen Sie das Müsli in einer Küchenmaschine, Moulinette oder Kaffeemühle mittelfein bis fein. Diesen Müslischrot bzw. das Müslimehl können Sie anstatt der Nüsse in den Kuchenteig geben. Nehmen Sie von der Müslimischung rund 10–20 % weniger als Sie Nüsse benötigen würden. Ansonsten schmeckt der Kuchen trocken. D. h. anstatt 100 Gramm Nüsse 80–90 Gramm Müslimehl oder -schrot.

> Tipp <

Tauschen Sie fettreiche Nüsse gegen fettarmes Müsli aus!

Haben Sie Gusto auf eine Linzer Torte in Müsli-Variante?

Hier finden Sie das passende Rezept dazu. Die Linzer Torte ist nur für Liebhaber trockener Kuchen geeignet.

Rezept

Gerührte Linzer Torte – Originalrezept (1 Torte/12 Stück)

Aus Butter, Zucker und Dottern einen Abtrieb herstellen. Restliche Zutaten mit dem steif geschlagenen Eiklar unterheben.
Teig in eine Silikonform oder befettete und bemehlte herkömmliche Tortenform streichen. Marmeladehäufchen mit einem Löffel daraufsetzen und etwas in den Teig eindrücken. Mit Mandelblättchen bestreuen. Bei ca. 170 °C backen.
Wer viel Zeit hat, kann natürlich auch ein Gitter auf die Torte spritzen. D. h., ⅔ der Teigmasse in die Kuchenform streichen, Marmelade darüber verteilen und den restlichen Teig mit Hilfe eines Spritzsacks als Gitter darauf dressieren. Mit Mandelblättchen bestreuen.

100 g Butter
200 g Zucker
3 Eier
100 g Nüsse, gemahlen
200 g Mehl, glatt
1 gehäufter TL Backpulver
etwas Milch

zum Ausfertigen
200 g Preiselbeermarmelade
1 EL Mandelblättchen

Gewürze: Zitrone, Zimt, Nelkenpulver, Rum

✗ Backpulverteige innerhalb von 3 Min. in das Rohr! (s. S. 144)

Originalrezept, Quelle: Mein 1. Kochbuch / pro Stück

Kcal	kJ	Eiweiß/g	Fett/g	KH/g	BE
302	1265	6	13	41	3.38

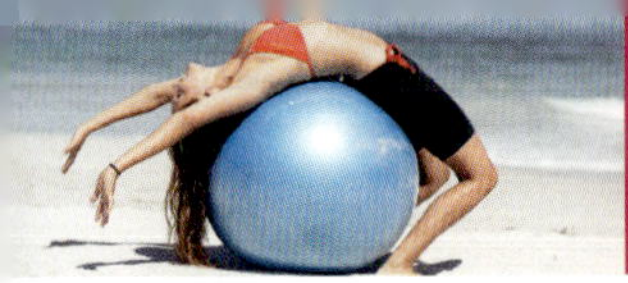

Rezept

Gerührte Linzer Torte – Müslivarianten (1 Torte/12 Stück)

80 g Rapsöl
130 g Zucker oder Honig
3 Eier, Größe M
50 g Nüsse, gemahlen
40 g Müsli, gemahlen
200 g glattes Weizenmehl
1 gehäufter TL Weinsteinbackpulver
5 EL Milch (50 g)
1 ungeschälter geriebener Apfel (150 g)

zum Ausfertigen
200 g Preiselbeermarmelade
1 EL Mandelblättchen

Gewürze: Zitrone, Zimt, Nelkenpulver, Rum

Alle Zutaten rasch verrühren.
Weitere Zubereitung siehe Originalrezept.

✗ Müsli-Vollkornvariante:

Verwenden Sie statt 200 g glattes Weizenmehl 160 g Weizen-Vollkornmehl.

Müslivariante mit Öl / pro Stück

Kcal	kJ	Eiweiß/g	Fett/g	KH/g	BE
272	1140	5	11	38	3.16

Kalorienersparnis gegenüber Originalrezept 10 %

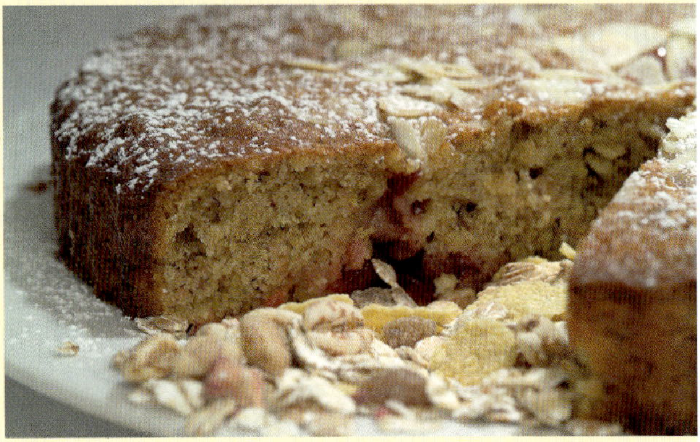

✗ Diabetikervariante:

Verwenden Sie anstatt 130 g Zucker 70 g Zucker oder Honig und 6 ml flüssigen Süßstoff, ungezuckertes Müsli, Beerenmarmelade laut Rezept auf S. 57

Diabetikervariante / pro Stück mit Süßstoff

Kcal	kJ	Eiweiß/g	Fett/g	KH/g	BE
238	995	4.92	11	29	2.44

Kalorienersparnis gegenüber Originalrezept 21 %

Müsli-Vollkornvariante mit Öl / pro Stück

Kcal	kJ	Eiweiß/g	Fett/g	KH/g	BE
258	1080	5	11	34	2.85

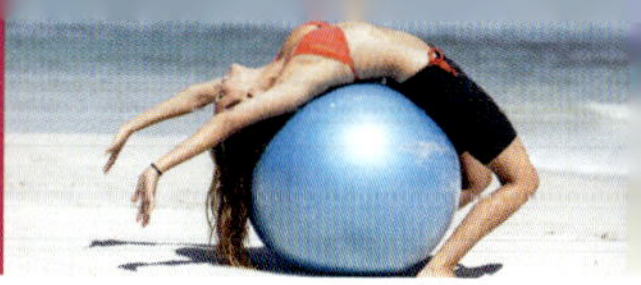

Ersetzen Sie Nüsse durch Haferflocken!

Damit das Gebäck gelingt, beachten Sie folgende Punkte:

- Ersetzen Sie maximal die Hälfte der Nüsse oder Mandeln durch Haferflocken.
- Rösten Sie die Haferflocken in einer Pfanne ohne Fett oder im Backrohr bei Oberhitze oder Grillfunktion. Achtung, die Haferflocken verbrennen sehr schnell! Nicht zu stark rösten!
- Mahlen Sie die Haferflocken nach dem Rösten sehr fein, z. B. mit Hilfe einer elektrischen Kaffeemühle oder einer Moulinette.
- Reduzieren Sie die Haferflockenmenge gegenüber der Nussmenge um 10–20 %, sonst schmeckt das Gebäck trocken. Beispiel: Sie benötigen für einen Kuchen 100 Gramm Haselnüsse. Für die abgewandelte Version benötigen Sie dann 50 Gramm Haselnüsse und 40–45 Gramm Haferflocken. Anstatt die Haferflockenmenge zu reduzieren, könnten Sie auch mehr Flüssigkeit verwenden. Diese Variante ist aber nicht so empfehlenswert.

Sie sparen mit dieser Methode nicht nur Kalorien, sondern auch Geld, denn Haferflocken sind ja bekanntlich wesentlich günstiger als Nüsse.

Zeitspartipp

Rösten und mahlen Sie gleich die ganze Packung Haferflocken. In einer gut verschließbaren Dose hält das Haferflockenmehl sehr lange.

> Tipp <

Zaubern Sie Ihr Gebäck und Ihre Kuchen kalorienärmer, indem Sie die halbe Nussmenge durch geröstete und fein gemahlene Haferflocken ersetzen. Reduzieren Sie die Haferflockenmenge um 10–20 % und einem g'schmackigen Gustostückerl steht nichts mehr im Wege.

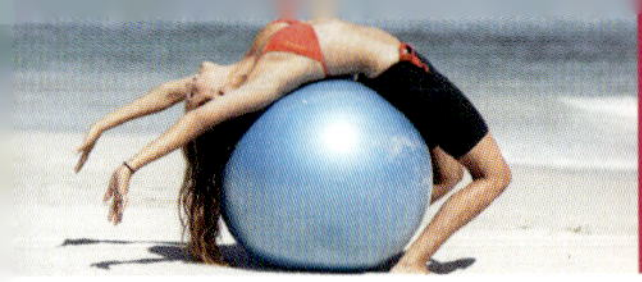

Rezept

Kirschkuchen – Originalrezept (1 Kuchen/10 Stück)

100 g Butter
100 g Zucker
3 Dotter
200 g Mehl, glatt
4 EL Milch (40 g)
50 g Nüsse, gemahlen
1 gehäufter EL Backpulver
3 Eiklar

200 g Kirschen zum Belegen

Gewürze: Vanillezucker

✗ Achtung! Geben Sie Teige mit Backpulver innerhalb von 3 Min. in das Rohr, sonst kann es passieren, dass sich die Wirkung des Backpulvers außerhalb des Rohrs entfaltet und der Kuchen nicht mehr aufgeht!

Aus Butter, Zucker und Dotter einen Abtrieb herstellen. Eischnee und restliche Zutaten unterheben. Teig in eine runde Silikonform oder befettete und bemehlte herkömmliche Kuchenform streichen und mit Kirschen belegen. Bei ca. 170 °C backen.

✗ **Kirschkuchen mit Haferflocken:**
Verwenden Sie statt 50 g gemahlenen Nüssen nur 25 g Nüsse und 20 g Haferflocken.

Originalrezept, Quelle: Mein 1. Kochbuch / pro Stück

Kcal	kJ	Eiweiß/g	Fett/g	KH/g	BE
250	1046	6	13	28	2.33

Haferflockenvariante / pro Stück

Kcal	kJ	Eiweiß/g	Fett/g	KH/g	BE
243	1018	5	12	29	2.42

Kalorienersparnis gegenüber Originalrezept 3 %

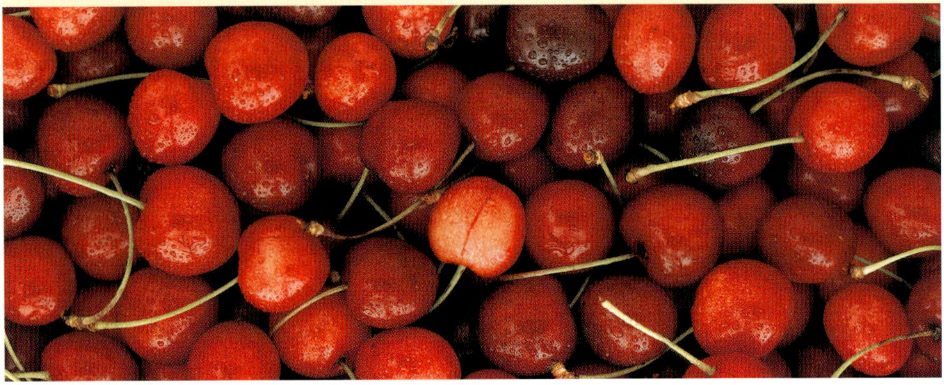

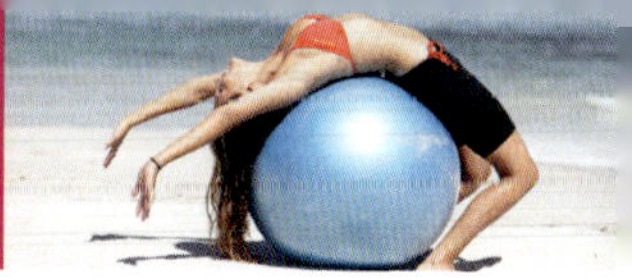

Rezept

Kirschkuchen – Vollkornvariante (1 Kuchen/10 Stück)

Alle Zutaten rasch verrühren.
Weitere Zubereitung siehe Originalrezept.

Diabetikervariante:
Verwenden Sie anstatt 80 g Zucker 50 g Zucker oder Honig und 3 ml flüssigen Süßstoff, Zimt

- 80 g Rapsöl
- 80 g Zucker oder Honig
- 3 Eier Größe M
- 160 g Weizen-Vollkornmehl
- 4 EL Milch (40 g)
- 25 g Nüsse, gemahlen
- 20 g Haferflocken, geröstet, gemahlen
- 1 gehäufter EL Backpulver

200 g Kirschen zum Belegen

Gewürze: Vanille, Zitronenschale, Rosenblätter

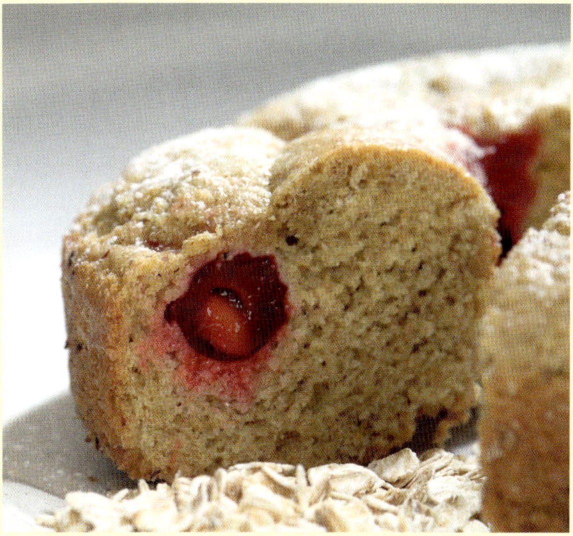

Vollkornvariante / pro Stück

Kcal	kJ	Eiweiß/g	Fett/g	KH/g	BE
214	895	5	11	23	1.88

Kalorienersparnis gegenüber Originalrezept 15 %

Diabetikervariante / pro Stück

Kcal	kJ	Eiweiß/g	Fett/g	KH/g	BE
201	844	5	11	20	1.63

Kalorienersparnis gegenüber Originalrezept 20 %

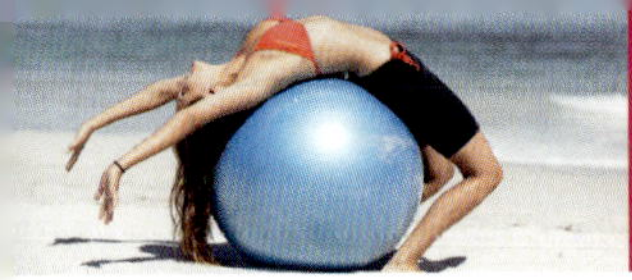

Rührkuchen mit Öl anstatt Margarine

Dass man Öle festen Fetten vorziehen soll, ist bekannt. Wie können Sie aber diese Empfehlung der Ernährungswissenschaft beim Backen von Rührkuchen umsetzen?
Ganz einfach. Es gibt nur zwei Punkte, die Sie beachten müssen.

- **1. Die Ölmenge:** Verwenden Sie 20 % weniger an Öl, als im Rezept an Margarine/Butter angegeben ist.
- **2. Die Zubereitung:** Verrühren Sie alle Zutaten. Nicht zu lange, sonst wird der Teig zäh und der Kuchen speckig.
- Verwenden Sie am besten **raffiniertes Raps- oder Olivenöl**. Raps- und Olivenöl sind besonders reich an den für den menschlichen Körper wichtigen einfach ungesättigten Fettsäuren. Kaltgepresste Öle ergeben wenig Sinn, da durch das Backen viele wertgebende Inhaltsstoffe verloren gehen.

Rezept

Apfelkuchen – Originalrezept
1 Kastenkuchen/10 Stück

100 g Butter
2 Eier
100 g Zucker
100 g Mehl, glatt
1 TL Backpulver

Äpfel zum Belegen (200 g)

Gewürze: Zitronenschale, Vanille, Zitronenmelisse

Einen Abtrieb aus Butter, Zucker und Ei herstellen. Restliche Zutaten unterheben.
Teig in eine Kastenform streichen, mit Apfelspalten belegen und bei ca. 170 °C backen.

✗ Apfelkuchen – Ölvariante:
Verwenden Sie statt 100 g Zucker nur 80 g Zucker oder Honig und anstatt 100 g Butter 80 g Öl.

Originalrezept, Quelle: Mein 1. Kochbuch / pro Stück

Kcal	kJ	Eiweiß/g	Fett/g	KH/g	BE
175	735	2	10	20	1.65

Ölvariante

Pro Stück / Kalorienersparnis gegenüber Originalrezept 7 %

				Kcal	kJ	Eiweiß/g	Fett/g	KH/g	BE
		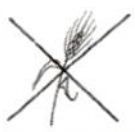 *		163	684	2	9	18	1.5

* glutenfreies Universalmehl mit hohem Ballaststoffanteil verwenden

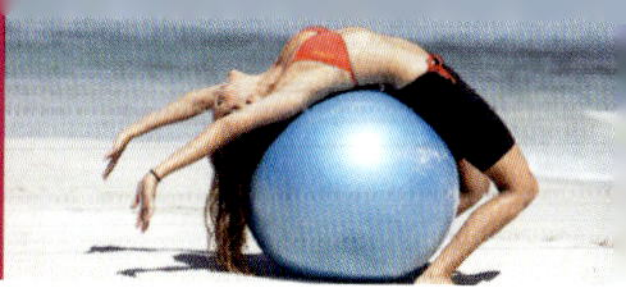

Apfelkuchen – Öl-Vollkornvariante:

Wie Apfelkuchen-Öl-Variante, allerdings statt 100 g Mehl nur 80 g Weizen-Vollkornmehl.

Apfelkuchen – Öl-Vollkorn-Diabetiker-variante:

Verwenden Sie anstatt 80 g Zucker 50 g Zucker oder Honig und 3 ml flüssigen Süßstoff, Zimt

Achtung! Geben Sie Teige mit Backpulver innerhalb von 3 Min. in das Rohr, sonst kann es passieren, dass der Kuchen nicht mehr aufgeht!

Zubereitung der Varianten

Alle Zutaten nacheinander in eine Schüssel geben. Dazwischen nicht verrühren. Zum Schluss das Mehl hinzufügen, das Backpulver darüber streuen und mit dem Mehl vermischen. Dann alle Zutaten rasch mit einem Löffel verrühren und sofort in die vorbereitete Kuchenform füllen. Mit Apfelspalten belegen. Im vorgeheizten Backrohr bei 170° C backen.

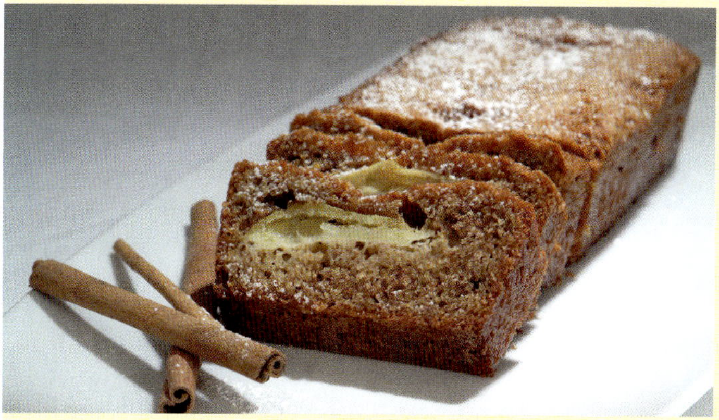

Öl-Vollkornvariante — Pro Stück / Kalorienersparnis gegenüber Originalrezept 12 %

				Kcal	kJ	Eiweiß/g	Fett/g	KH/g	BE
		*		155	647	2	9	16	1.30

Diabetikervariante — Pro Stück / Kalorienersparnis gegenüber Originalrezept 19 %

				Kcal	kJ	Eiweiß/g	Fett/g	KH/g	BE
		*		142	597	2	9	13	1.05

* glutenfreies Universalmehl mit hohem Ballaststoffanteil verwenden

Abnehmen mit Apfelessig?

Apfelessig wird vielseitig verwendet. Ob als Entschlackungsmittel, zum Abnehmen oder zum Putzen. Apfelessigfans finden immer wieder neue Anwendungsmöglichkeiten.

> Tipp <

So gesund Apfelessig auch sein mag, Abnehmwunder vollbringt er keine.

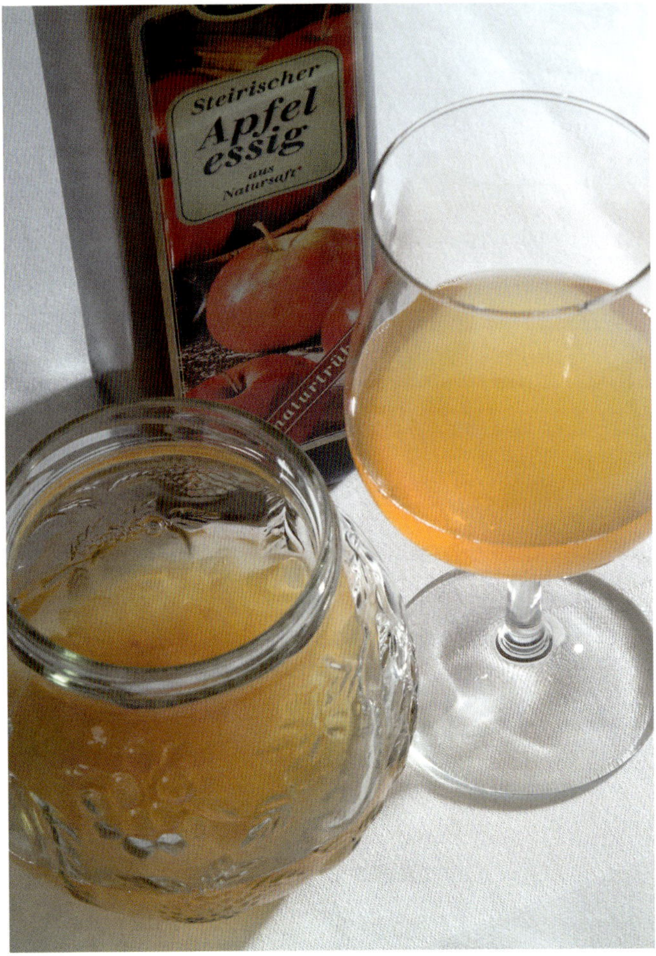

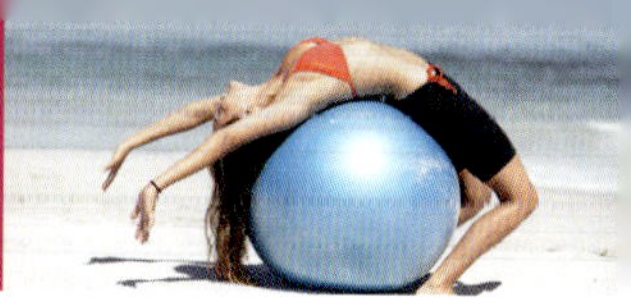

Kann Apfelessig beim Abnehmen helfen?

Sie kennen vielleicht die Empfehlung: 1 Glas Wasser mit Apfelessig und Honig auf nüchternen Magen und vor jedem Essen getrunken soll Wunder wirken.
Leider bleibt es beim Wunsch nach einem Wunder. Der einzige Vorteil: Durch ein Getränk vor dem Essen füllt sich der Magen und es haben weniger Lebensmittel Platz.
Achtung! Apfelessigwasser kann bei empfindlichen Personen eine Magenentzündung, also eine Gastritis auslösen.

Sie fühlen sich wohler, wenn Sie nach dem Essen noch ein Stamperl Apfelessig trinken?

Die Säure aus dem Apfelessig unterstützt die Magensäure bei der Verdauungsarbeit. Die Verdauung wird erleichtert, das Völlegefühl reduziert, nicht aber die Kalorien, die Sie verspeist haben, die bleiben leider gleich.

Saucen verfeinern und dabei Kalorien sparen?

Jeder weiß, dass Rahm und Crème fraîche gehörig auf das Kalorienkonto buchen. Aber gibt es eine Alternative dazu?
Fett ist der Geschmacksträger schlechthin, deshalb wird es nie einen hundertprozentigen Ersatz dafür geben, aber es gibt einige Alternativen, die sich durchaus sehen und schmecken lassen können.

Sauerrahm + Naturjogurt

Mischen Sie Sauerrahm (Sauerrahm: 10–15 % Fettgehalt, ca. 100–200 kcal/100 g) und Naturjogurt im Verhältnis 1:1. Geben Sie diese Mischung **nach** dem Garen in die Soße. Nicht mehr aufkochen, sonst flockt es aus.

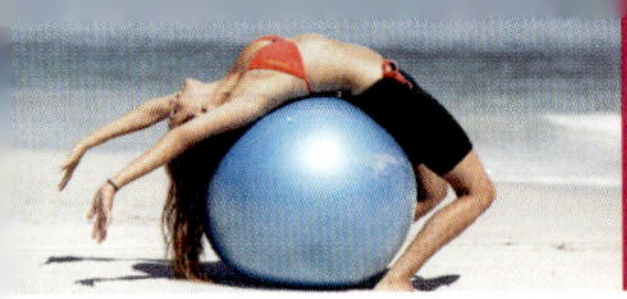

Beispiel: Wenn Sie anstatt einen kleinen Becher mit 150 Gramm Crème fraîche 70 Gramm Jogurt und 70 Gramm Sauerrahm verwenden, sparen Sie so viel Kalorien, wie in 2 Kilogramm Paprika oder in knapp einer ½Tafel Schokolade enthalten sind.

> Tipp <

Verfeinern Sie Ihre Soßen kalorienarm mit Sauerrahm, Naturjogurt oder mitgegartem Gemüse und Kartoffeln.

Naturjogurt

Die Verwendung bleibt gleich wie beim Sauerrahm-Naturjogurt-Gemisch. Auch Naturjogurt darf keinesfalls aufgekocht werden, da es sonst ausflockt.

Mitgegartes Gemüse, mitgegarte Kartoffeln

Pürieren Sie das mitgegarte Gemüse mit etwas Milch. Diese Variante schmeckt ausgezeichnet, ist aber etwas aufwendiger.

Sauerrahm oder Qimiq® – Wo liegt da der Unterschied?

Beide unterscheiden sich im Nährwert kaum voneinander. Fett-, Kalorien- und Cholesteringehalt sind fast ident. Einzig die „Roh-Zutat" ist anders. Sauerrahm wird aus saurem Rahm (10 % bei vielen deutschen Produkten, 15 % bei den meisten österreichischen Produkten) und Qimiq® (15 % Fettanteil) aus Süßrahm und Gelatine hergestellt.

> Tipp <

Ob Sie sich für Sauerrahm oder Qimiq® entscheiden, liegt in Ihrem Ermessen. Beide sind gleich gesund. Einziger Unterschied, Qimiq® enthält Gelatine.

Sie verwenden Qimiq®, weil es nicht so schnell ausflockt?

Sie können auch Sauerrahm verwenden, allerdings darf Sauerrahm nicht mehr aufgekocht werden, sonst flockt er aus. D. h., erst ganz zum Schluss dazugeben.

Wie fett sind Butter, Rahm und Co?

Allen gemeinsam ist, dass sie aus Milchfett hergestellt werden. Der Fettgehalt variiert aber beträchtlich.

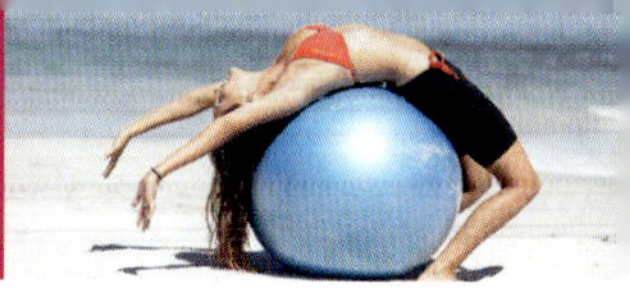

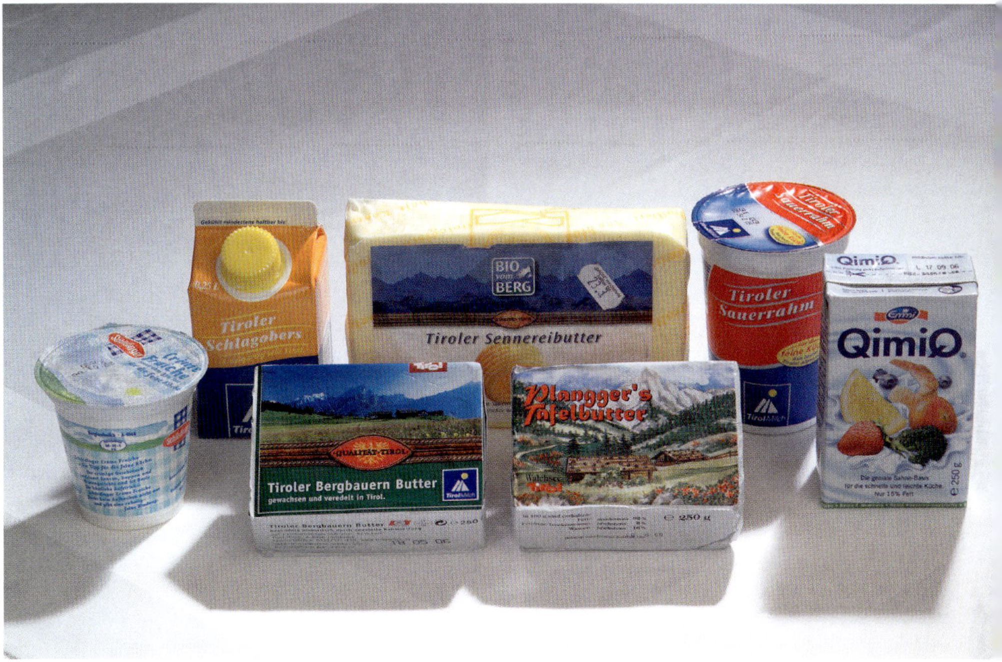

80 % Fettanteil

Butter enthält rund 80 % Fett und unterscheidet sich daher vom Fettgehalt nicht von den **Margarinen**. Selbst Diätmargarinen enthalten gleich viel Fett. Außer wenn es sich um Halbfettmargarinen oder als fettreduziert gekennzeichnete Margarinen handelt. Bevorzugen Sie bei Streichfetten hochwertige Butter.

30–35 % Fettanteil

Dazu zählen **Crème fraîche** und **Süßrahm**, also Schlagobers.

Ca. 15 % Fettanteil

Sauerrahm mit einem Fettgehalt von 10–15 %
Qimiq® mit einem Fettgehalt von 15 %

> Tipp <

Wenn Sie ein kalorienarmes Rahmprodukt verwenden möchten, dann greifen Sie zu Sauerrahm oder, falls Sie an der Gelatine Gefallen gefunden haben, zu Qimiq®.

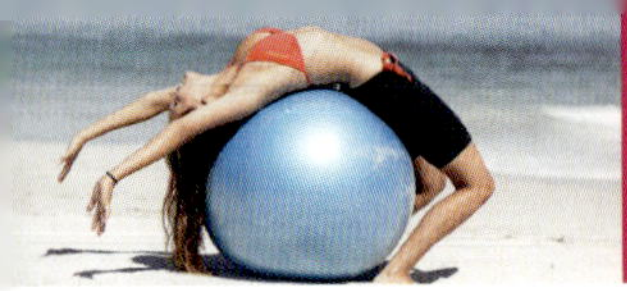

Sie möchten Ihre Gerichte mit Crème fraîche verfeinern und trotzdem Kalorien sparen?

Dann verzichten Sie bei der Zubereitung dieser Mahlzeit auf das Fett beim Anbraten und reduzieren Sie das Öl im Salat. So bleibt der Gesamtfettanteil und damit der Kaloriengehalt annähernd gleich. Die Ernährungsfachleute schreien bei dieser Empfehlung sicherlich auf. Denn Öl ist aufgrund seiner Fettsäurenzusammensetzung das für den Menschen gesündeste Fett. Mit dem Trick Crème fraîche anstatt Öl drücken wir ein Auge zu – denn hin und wieder eine kleine „Sünde" brauchen wir doch alle, oder?

Wie funktioniert das Anbraten ohne Fett?

Sie können für das Anbraten ohne Fett jede beliebige Pfanne verwenden, d. h., es muss keine beschichtete Pfanne sein. Wichtig ist, dass Sie die Zutaten immer in die **heiße** Pfanne geben. D. h., Pfanne ohne Inhalt auf den Herd stellen und erhitzen. Rühren Sie öfters um und bleiben Sie daneben stehen, denn ohne Fett brennt es sehr rasch an.

Achtung! Pfannen mit qualitativ minderwertiger Beschichtung dürfen nicht ohne Inhalt erhitzt werden.

So wird Tiramisu „leichter"!

Mischen Sie Sauerrahm und Mascarpone bzw. Mascarino im Verhältnis 1:1. Schon sparen Sie jede Menge fettige Kalorien.

Weihnachtszeit – Keksbackzeit oder Kalorienfalle?

Sitzen Sie vor einem Teller mit verführerischen Keksen? Dann nehmen Sie die süßen Verführungen doch einmal unter die Kalorienlupe!

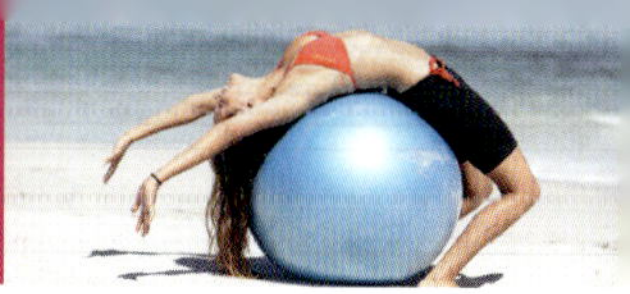

Kekse, die schlanken

Am figurschmeichelndsten entpuppen sich Kekse aus Baisermasse, z. B. Windringel, oder aus Biskuitmasse, z. B. Anisbögen. Auch der klassische Lebkuchen lässt sich ohne schlechtes Gewissen genießen. Baiser-, Biskuitkekse und Lebkuchen enthalten zwar viel Zucker, aber kaum Fett.

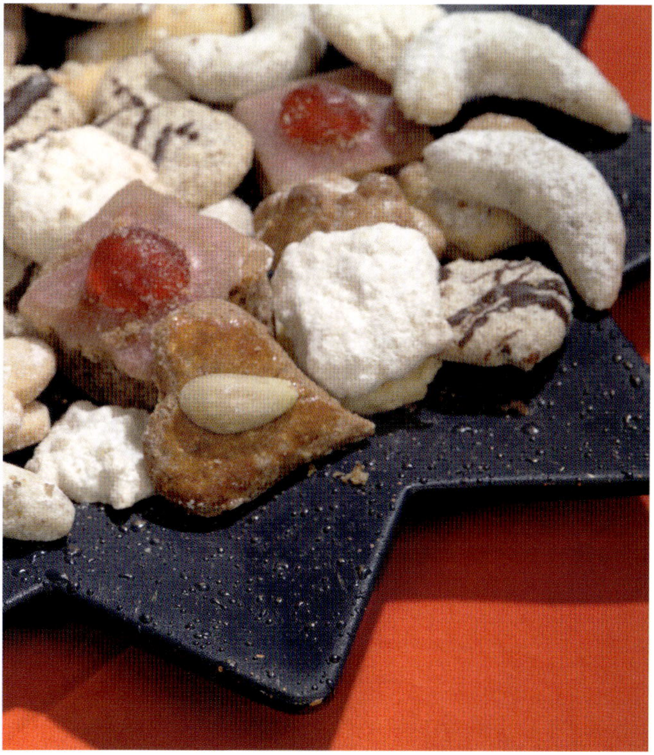

> Tipp <

In Maßen genossen werden sich auch die deftigsten Kekse nicht auf Ihre Figur niederschlagen. Genießen Sie in der Weihnachtszeit die süßen Verführungen und sorgen Sie für einen entsprechenden Ausgleich, z. B. beim Skifahren, Eislaufen, Rodeln oder Schneewandern.

Kekse, die mittleren

Makronen, wie z. B. Kokosbusserl oder Haselnussbusserl, schmecken nicht nur gut, sie tun auch dem Kalorienkonto gut – und zwar im negativen Sinn.

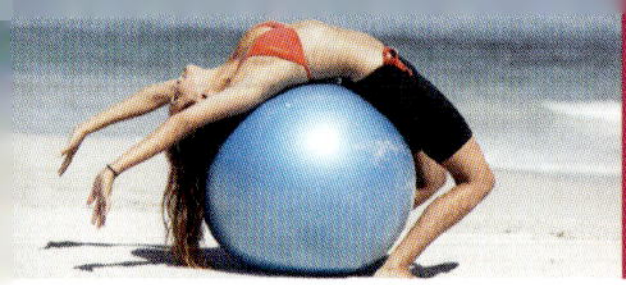

Kekse, die deftigen

Deftiger schlägt das Mürbteiggebäck zu Buche. Vanillekipferl, Spritzgebäck und Butterkeks hinterlassen ihre Spuren. Ein Kalorienvergleich bringt es ans Tageslicht. In einem Keks, natürlich abhängig von der Größe, kann sich der Kaloriengehalt von ⅓ bis ½ Tafel Schokolade oder bis zu 5 kleinen Äpfeln oder bis zu 1 Kilogramm Karotten verstecken.

Deftige Gerichte – Schlanke Gustostückerln?

Möchten Sie aus deftigen Gerichten schlanke Gustostückerln zaubern? Hier finden Sie ein paar Anregungen dazu.

Beispiel Wiener Schnitzel mit Pommes frites

Denken Sie als Erstes an ein knuspriges Wiener Schnitzel mit Pommes frites. Manche von Ihnen werden schon beim Gedanken daran ein schlechtes Gewissen bekommen.

Aber selbst das deftigste Wiener Schnitzel lässt sich „entschärfen", und zwar indem Sie das Schnitzel gleich nach dem Herausbacken in Küchenrollenpapier einwickeln und fest andrücken. Sie werden staunen, wie viel Fett Sie aus der Panade herausdrücken können. Entfernen Sie das Küchenrollenpapier **sofort** nach dem Ausdrücken, ansonsten wird das Schnitzel weich. Einen Nachteil hat dieses Fett-Ausdrücken leider: Schön soufflierte Schnitzel werden etwas platt gedrückt.

Wenn Sie als Beilage anstatt der frittierten Pommes fettfreie Petersilienkartoffeln, Preiselbeeren und einen großen gemischten Salat, am besten mit Bittersalaten wie Radicchio und Endiviensalat oder Rettich, verspeisen, so rutscht nicht nur das Kalorienbarometer um ca. 300 kcal nach unten, sondern auch der Cholesterinspiegel wird weit weniger negativ beeinflusst als beim herkömmlichen Wiener Schnitzel.

> Tipp <

Verspeisen Sie anstatt Wiener Schnitzel mit Pommes frites Wiener Schnitzel gut „ausgedrückt" mit Petersilienkartoffeln, Preiselbeeren, gemischtem Salat und Zitronenspalte und sparen Sie ganz nebenbei 300 kcal ein.

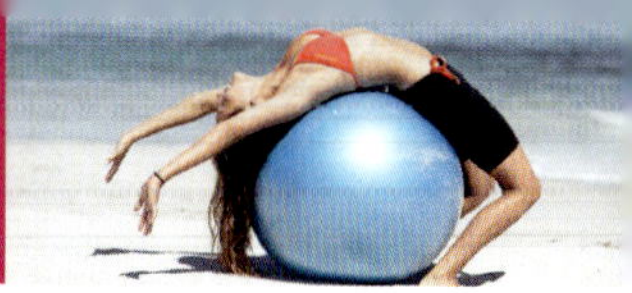

Beispiel Wurstnudeln

Bei Wurstnudeln geht das Kaloriensparen ganz einfach.
Verzichten Sie beim Nudeln Kochen auf das Öl im Kochwasser. Verwenden Sie ausreichend Nudelkochwasser und rühren Sie öfters um, dann kleben die Nudeln auch ohne Öl nicht zusammen. Ersetzen Sie die Hälfte der fettreichen Wurst, z. B. Braunschweiger, durch magere Wurstsorten, z. B. Schinken oder kalten Braten. Geben Sie die Wurstmischung als Erstes in die Pfanne, dann brät sich das Fett heraus. So sparen Sie sich die Zugabe von zusätzlichem Fett.
Diese Maßnahmen ergeben eine Ersparnis von ca. 500 kcal oder anders ausgedrückt eine Kalorienersparnis von einer Tafel Schokolade.

> Tipp <

Pro Löffel erspartes Fett sparen Sie 50–100 kcal!

Palatschinken fettarm zubereiten

Wie können Sie Palatschinken fettarm zubereiten, ohne dass die Palatschinken trocken schmecken? Probieren Sie doch einmal folgenden Trick:

- Geben Sie das Öl in die Pfanne.
- Wenn das Öl so heiß ist, dass es dünnflüssig wird, gießen Sie es in eine Tasse zurück.
- Backen Sie ein bis zwei Palatschinken.
- Geben Sie die Palatschinken nach dem Backen sofort auf einen Teller und decken Sie die Palatschinken mit einem gut schließenden Deckel oder einem zweiten Teller zu. So kann keine Flüssigkeit verdampfen. Die Palatschinken trocknen nicht aus.
- Gießen Sie etwas von dem Öl aus der Tasse in die Pfanne zurück. Öl erhitzen, überschüssiges Öl wieder in die Tasse zurückleeren, Palatschinken backen, auf die fertig gebackenen Palatschinken legen, sofort zudecken. Vorgang so oft wiederholen, bis der Teig aufgebraucht ist.

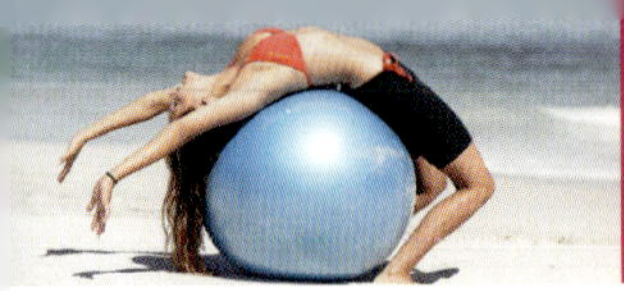

> Tipp <

Wassereissorten gelten als Kalorienschmeichler. Je mehr Fett, Nüsse, Mandeln, Kokos und Schokolade das Eis enthält, desto kalorienreicher wird es. Aber einmal ehrlich. Das wissen wir alle, aber die fettreichsten Eissorten sind halt doch die cremigsten und damit die besten. Eis in Maßen genossen, wird Ihrer Figur kaum schaden. Wenn Sie aber täglich Eis naschen möchten, dann greifen Sie auf kalorienarme Sorten wie Wassereis oder Fruchtsorbet zurück. Sorgen Sie für ausreichend sportlichen Ausgleich!

Welches Eis schmeichelt Ihrer Bikinifigur?

Sport als Ausgleich für Eisschlemmereien?

Sie träumen von Eis und von der Bikini-Figur? Wie viel Sport Sie als Ausgleich für Speiseeis benötigen, erfahren Sie in diesem Tipp.
Um die Kalorien eines Eislutschers zu verbrennen, müssen Sie 20 Minuten bis 4 Stunden wandern oder 5 Minuten bis 1 Stunde Rad fahren, und das bei durchschnittlich 20 km/h. Natürlich ist beim Fahrradfahren nur die Tretzeit gemeint, nicht die Zeit, die Sie bergab fahren.
Sie denken sich, 20 Minuten wandern bzw. 5 Minuten radeln ist nicht viel? Sie haben Recht. Aber leider haben Sie in dieser Zeit auch nur die Kalorien eines winzigkleinen Mini-Kinder-Wassereislutschers verbrannt.
Eislutscher mit leckerem Schokoüberzug oder in knuspriger Waffeltüte beanspruchen mehr Zeit als Ausgleich. 4 Stunden wandern oder 1 Stunde kräftig radeln müssen Sie dafür in Kauf nehmen.
Aber um das Ganze zu relativieren: Eis schlemmen gehört einfach zum Sommer. Mit Maß und Ziel genossen, wird es Ihrer Figur nicht schaden.

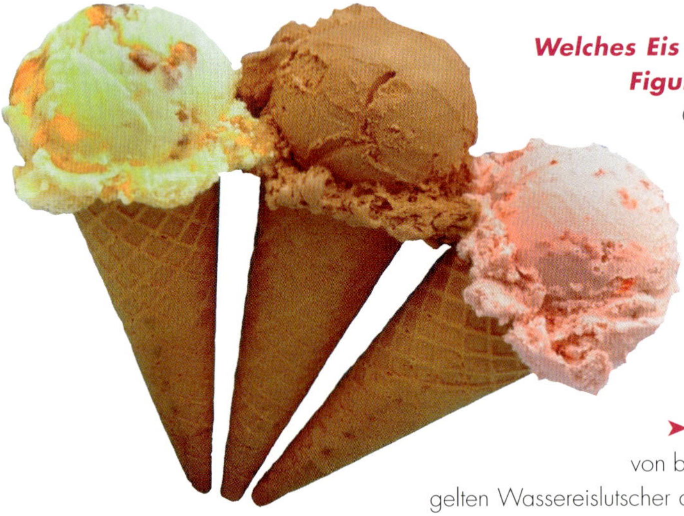

Welches Eis schmeichelt Ihrer Figur?

Grundsätzlich bewegt sich der Kaloriengehalt von Eislutschern zwischen 18 und satten 400 kcal. Das entspricht rund einem Viertel von dem, was der Durchschnittseuropäer pro Tag an Kalorien verbrennt.

➤ Mit einem Kaloriengehalt von bis zu 100 kcal pro Eislutscher gelten Wassereislutscher als am figurschmeichelndsten.

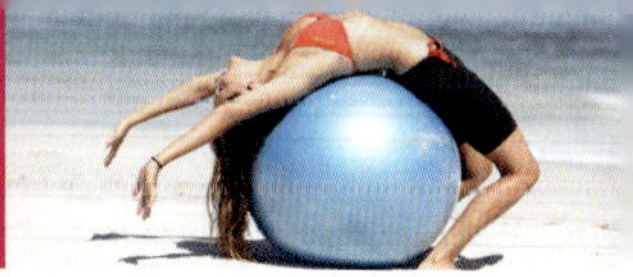

- Kleine Cremeeislutscher, z. B. für Kinder, ohne Schokoladeüberzug und ohne Nüsse liegen zwischen 100 und 150 kcal pro Stück.
- Die Waffeleistüten-Liebhaber müssen mit 220 bis 300 kcal vorlieb nehmen, wobei die Fruchtsorten, also z. B. die Sorte Erdbeere, mit 224 kcal im Vergleich zur Sorte Walnuss mit fast 300 kcal noch ganz günstig liegt.
- Die absoluten Kalorienbomben mit bis über 400 kcal sind die großen Cremeeislutscher mit viel Schokoladen- und teilweise Mandelüberzug und die großen Waffeleistüten.

> Tipp <

Mixen Sie ½ Kilogramm gefrorene Beeren mit ½ Becher Naturjogurt und Zucker oder Süßstoff. Sofort genießen, oder wenn es zu weich geworden ist, für einige Stunden ins Tiefkühlfach stellen.

Alternative Eisschlemmerei – blitzschnell zubereitet und figurschmeichelnd

Sie essen gerne Eis? Es plagt Sie oft ein schlechtes Gewissen wegen der vielen Kalorien? Dann habe ich das Richtige für Sie. Nämlich ein Rezept für eine schnelle schlanke Eisköstlichkeit, die Ihren Hüften schmeichelt und die auch Diabetiker schlemmen können.

Rezept

Eisschlemmerei (4 große Portionen)

Ca. 500 g ungezuckerte Tiefkühlbeeren, z. B. Erdbeeren
125 g Naturjogurt = ½ Becher
Zucker, Honig oder Süßstoff nach Geschmack

Alle Zutaten pürieren, sofort genießen oder in Portionsbecher füllen, für einige Stunden ins Kühlfach stellen und halb gefrieren lassen.

Gewürze: Vanille, Zitronenschale, Zitronenmelisse, Rosenblätter

Beilagentipp: Frische Früchte

Pro Portion mit 10 g Zucker/Portion

Kcal	kJ	Eiweiß/g	Fett/g	KH/g	BE
102	426	2	2	18	1.54

Diabetikervariante, pro Portion mit Süßstoff

Kcal	kJ	Eiweiß/g	Fett/g	KH/g	BE
62	256	2	2	8	0.71

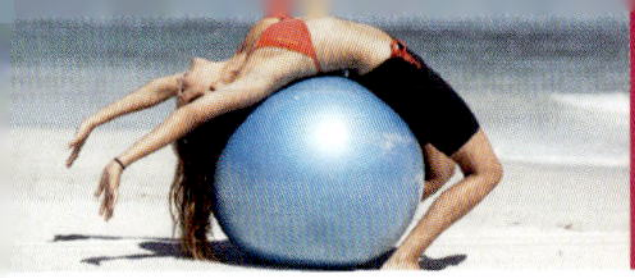

Machen Sie den Mengen- und Kalorienvergleich!

Mengenvergleich

Würden Sie die Gesamtmenge der Eisschlemmerei in Form von Eislutschern abfüllen, so ergäbe dies eine Menge von 5–6 großen Eislutschern.

Kalorienvergleich

Lassen Sie sich das auf der Zunge zergehen!
5–6 große Eislutscher dieser alternativen Eisschlemmerei enthalten gleich viel Kalorien wie 1–2 herkömmliche große Eislutscher (1 Eislutscher, wenn Sie das „Eis" mit Süßstoff zubereiten, und 1$\frac{1}{2}$–2 Eislutscher, wenn Sie das „Eis" mit Zucker zubereiten). Anders ausgedrückt: 1 „Eislutscher" entspricht kalorienmäßig rund $\frac{1}{5}$ eines herkömmlichen Eislutschers.

Eisschlemmerei für die Gesundheit

Das Eis ist reich an

- Vitaminen, z. B. enthält es so viel Vitamin C, wie Sie für 3 Tage benötigen,
- Mineralstoffen, vor allem reich an Eisen und Kalzium
- bioaktiven Substanzen, die Ihren Körper rundum verwöhnen.

Zusätzlich

- fördert es die Verdauung und
- ist fast cholesterinfrei (15 mg Cholesterin auf die gesamte Eismenge)

Was sagt die Zutatenliste aus?

Ist für Sie die Zutatenliste auf den Lebensmittelverpackungen ein Buch mit sieben Siegeln? Das muss nicht sein. Ein paar einfache Tipps lassen Sie Leseprofi in Sachen Zutatenliste werden.

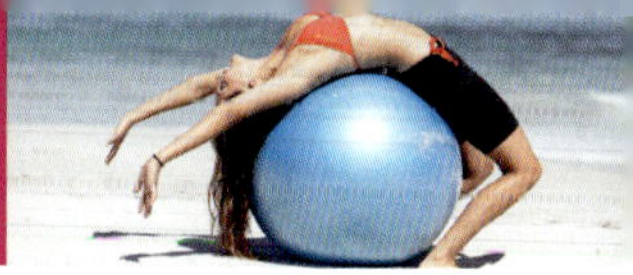

Reihenfolge

Je weiter vorne in der Liste eine Zutat steht, umso mehr ist davon enthalten.
Beispiel: Finden Sie auf der Zutatenliste folgende Angabe *Mehl, Hefe, Fett, Salz,* dann ist Mehl der Hauptbestandteil und Salz der geringste.

> **> Tipp <**
>
> Wenn Sie mehr über ein Produkt erfahren möchten, dann achten Sie auf die Zutatenliste. Die Reihenfolge bestimmt den Anteil der Zutat. 1. Zutat = höchster Anteil, letzte Zutat = geringster Anteil.

Allein anhand der Zutatenliste lassen sich schon Aussagen über die **Qualität des Produktes** treffen. Wenn Sie z. B. vorgefertigte Fleischlaibchen kaufen und die Zutaten Brot, Mehl oder Stärke stehen weit vorne in der Zutatenreihenfolge, dann erwerben Sie eher ein Mehllaibchen als ein Fleischlaibchen.

Wenn Sie einen Blick auf die Zutatenreihenfolge werfen, fällt Ihnen auch der Preisvergleich leichter.

Woran erkennen Sie, ob ein Produkt Zucker enthält oder nicht?

Angaben wie „ohne Zusatz von Haushaltszucker“, „ohne Zusatz von Saccharose“ oder „nur mit der Süße von Früchten“ geben keine Auskunft darüber, ob Zucker enthalten ist oder nicht. Wenn Sie auf Nummer sicher gehen wollen, werfen Sie einen Blick auf die Zutatenliste. Finden Sie ein Wort mit der Silbe -ose, z. B. Glukosesirup, Fruktose, Glukose oder Maltose, oder Angaben wie Rohrohrzucker, Rohzucker, Fruchtzucker, Traubenzucker, Malzzucker, Honig, Traubenfruchtsüße, Birnendicksaft, Apfeldicksaft, Zuckerrübensirup, Ahornsirup und viele mehr, dann handelt es sich ebenfalls um Zucker. Übrigens: herkömmlicher Haushaltszucker besteht aus Fruchtzucker und Traubenzucker im Verhältnis 1:1.

Zusatzstoffe, E-Nummern

Da Zusatzstoffe nur in geringen Mengen in einem Produkt vorkommen, stehen sie am Ende der Zutatenliste. Zusatzstoffe können ent-

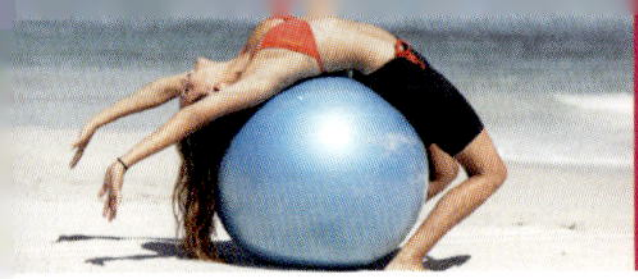

weder in Form einer E-Nummer angeführt oder im vollen Wortlaut ausgeschrieben werden.

Wenn Sie wissen möchten, welcher Zusatzstoff sich hinter den E-Nummern versteckt und welchen Einfluss dieser Zusatzstoff auf den menschlichen Körper hat, besorgen Sie sich eine **E-Nummern-Broschüre**, z. B. bei der Niederösterreichischen Arbeiterkammer oder im Buchhandel. Achten Sie auf einen seriösen Autor! Es kursieren leider die dubiosesten Listen, z. B. eine Liste mit dem Absender St. Anna Kinderspital. Das St. Anna Kinderspital distanziert sich aber von dieser Liste auf das Schärfste. Autor dieser Liste ist wohl irgendein Witzbold, der sich einen schlechten Scherz erlaubt hat. Also schenken Sie derartigen Listen keinen Glauben und entsorgen Sie diese Listen besser.

Hilfreiches aus der Ernährungsmedizin

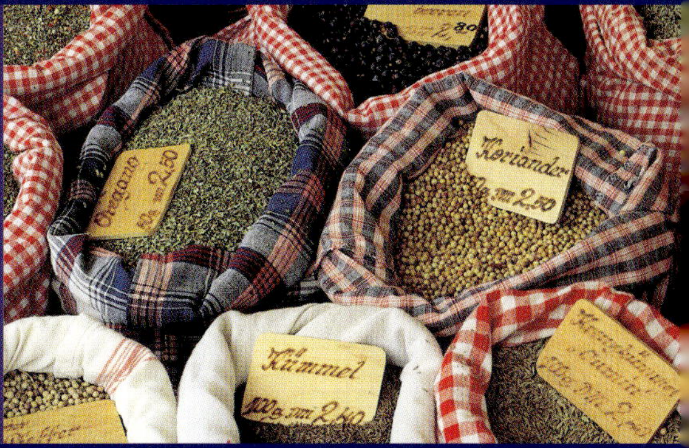

- *Nie wieder trockenes glutenfreies Brot und Gebäck!*
- *Dinkel statt Weizen bei Weizenunverträglichkeit?*
- *So messen Sie Ihr Herz-Kreislauf-Risiko!*
- *Diagnose Krebs – Gibt es Hilfe in Sachen Ernährung?*
- *So geben Sie Ihren Knochen nach dem Winter frischen Schwung!*
- *Kalziumtabletten – So verbessern Sie die Aufnahme*
- *So werden Ihre Gelenke fit!*
- *Was tun bei Hämoglobinmangel?*
- *Cholesterinspiegel senken – aber wie?*
- *Braunhirse als Nahrungsergänzungsmittel*
- *Weizenkeimöl – Wertvolle Medizin!*
- *Holen Sie sich eine Top-Kondition für die kommende Saison!*
- *Acrylamid – Krebserreger entlarvt!*
- *Schlechte Laune im November?*
- *Chinesische Ernährungsmedizin – Was bringt's?*
- *Wer kann was im Ernährungsberaterdschungel?*

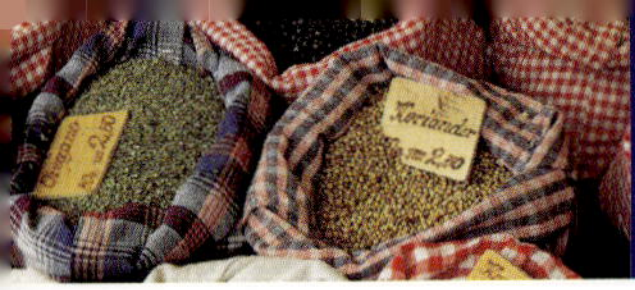

Nie wieder trockenes glutenfreies Brot und Gebäck!

Sie kennen das. Sie backen glutenfreies Brot oder Gebäck und wenn Sie das Gebackene nicht sofort abdecken und einfrieren, dann wird es trocken und hart.

Wie bleibt glutenfreies Brot und Gebäck saftig?

Geben Sie ein paar Löffel **Apfelfaser** in den Teig.
Bei Apfelfaser handelt es sich um getrockneten Apfel in Pulverform. Äpfel sind pektinreich und dieses Pektin bindet Flüssigkeit. Ihr Gebäck bleibt saftig und frisch, und das nicht nur am ersten Tag.

Wo erhalten Sie Apfelfaser?

Sie können die Apfelfaser

- selber herstellen, indem Sie entkernte Äpfel oder Apfelschalen gut trocknen und in der elektrischen Kaffeemühle fein mahlen, oder Sie
- kaufen die Apfelfaser im Reformhaus oder bei gut sortierten Vollwertbäckern.

> Tipp <

Verfeinern Sie glutenfreies Brot und Gebäck mit Apfelfaser, dann bleibt es länger saftig und frisch!

Dieser Tipp stammt übrigens von dem erstklassigen Vollwertbäcker Hans Hauber aus Kufstein/Tirol, der sein glutenfreies Brot und Gebäck mit Apfelfaser verfeinert. Durch Zufall bin ich auf das Brot von Herrn Hauber gestoßen. Bisher schmeckte für mich jedes glutenfreie Brot trocken. Aber dieses Brot hat selbst mich überzeugt. Ich organisierte mit meinen Studenten eine Exkursion in die Bäckerei Hauber. Dort konnten wir unsere letzten Zweifel, z. B. hinsichtlich der Übertragung von Gluten durch Mehlstaub, ausräumen.. Mit Liebe und viel Engagement konstruierte Herr Hauber eine kleine, abgeschlossene Backstube, die nur für die Herstellung von glutenfreiem Brot und Gebäck verwendet wird. Ich erlaube mir, Herrn Hauber als Kapazität auf dem Gebiet der glutenfreien Brote und Gebäcke zu bezeichnen.

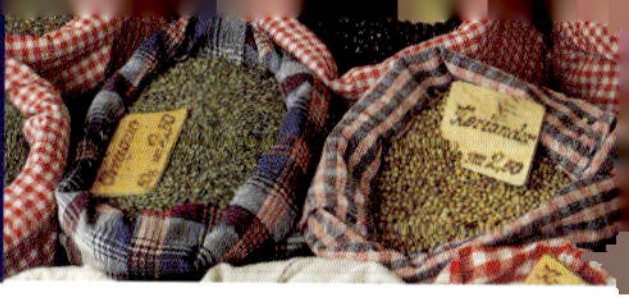

Rezept

Brot, glutenfrei (1 Kastenbrot)

300 g glutenfreies Mehl
30 g Apfelfaser
½ Würfel Hefe
ca. 270 ml lauwarmes Wasser
50 ml Rapsöl

Gewürze: 1 EL Brotgewürz, 1 leicht gehäufter TL Salz (6 g)

Alle Zutaten ca. 20 Minuten langsam miteinander verkneten. Der Teig soll sehr weich sein. Teigoberfläche mit Wasser bestreichen und gut zugedeckt an einem warmen Ort rasten lassen.

Je nachdem wie viel Wasser Sie zum Teig hinzugefügt haben, können Sie aus dem Teig mit Hilfe einer Teigkarte einen Laib formen oder den Teig in eine Kastenform streichen. Gut! hineindrücken. Mit einer langen Nadel oder einem Spieß tiefe Löcher hineinstechen, da sonst Hohlräume entstehen. Mit Wasser bestreichen. Zugedeckt noch einmal ca. 10 Min. rasten lassen.

Rohr auf ca. 180 °C vorheizen. Wasser hineinsprühen. Brot einschieben und backen.

Gesamtmenge

				Kcal	kJ	Eiweiß/g	Fett/g	KH/g	BE
				1585	6633	10	52	267	22,2

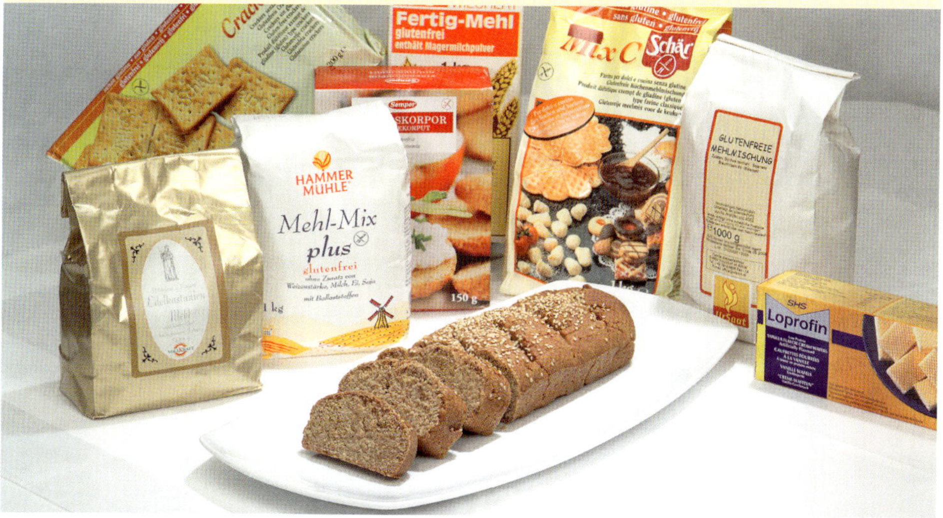

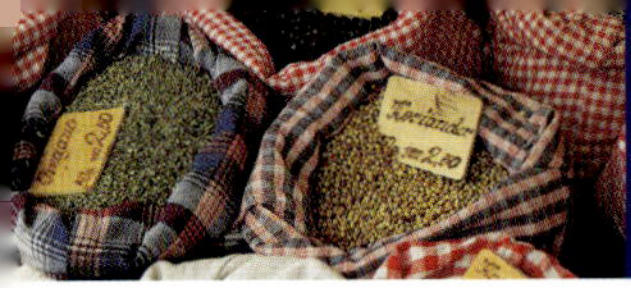

Dinkel statt Weizen bei Weizenunverträglichkeit?

> Tipp <

Dinkel kann bei Weizenunverträglichkeit eine Alternative sein, nicht aber bei Weizenallergie, Zöliakie oder Sprue.

Sie vertragen Weizen schlecht? Dann probieren Sie Dinkel aus. Dinkel ist zwar nichts anderes als die Urform unseres Weizens, enthält aber etwas weniger, dafür höherwertiges Eiweiß. Diese Tatsache macht Dinkel für manche Menschen bekömmlicher.
Für Weizenallergiker ist Dinkel leider ungeeignet. Ebenso für Menschen mit Zöliakie oder Sprue.

So messen Sie Ihr Herz-Kreislauf-Risiko!

Möchten Sie wissen, wie es um Ihr Risiko für Herz-Kreislauf-Erkrankungen steht?

Dann holen Sie sich ein Maßband und eine Person, die Ihnen behilflich ist.
Es kann losgehen!

- Stellen Sie sich gerade hin.
- Messen Sie Ihren **Taillenumfang**. Sie wissen ja, die Taille liegt in etwa in Nabelhöhe, genauer ausgedrückt zwischen dem Rippenbogen und dem Beckenkamm.

Risiko für die Entstehung einer Herz-Kreislauf-Erkrankung bei Menschen mit europäischer Abstammung

	erhöhtes Risiko ab einem Wert von	deutlich erhöhtes Risiko ab einem Wert von
Frauen	80 cm	88 cm
Männer	94 cm	102 cm

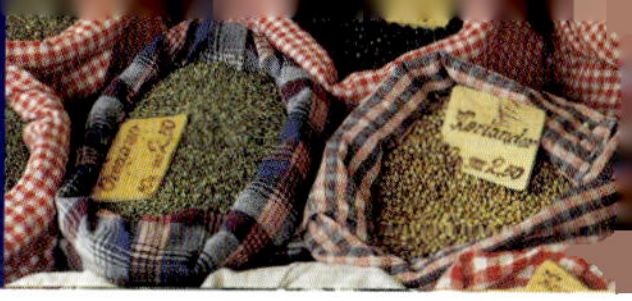

Diagnose Krebs – Gibt es Hilfe in Sachen Ernährung?

Leider gehört die Ernährungstherapie bei Krebserkrankungen immer noch nicht zum Standard. Sie alle kennen das Bild von abgemagerten krebskranken Menschen. Man braucht kein Spezialist zu sein, um zu erkennen, dass bei einem ausgemergelten Menschen sowohl die Lebensqualität als auch die Lebenserwartung sinken.
Glaubt man den Schätzungen, dann sterben zwei Drittel der Krebspatienten an den Folgen der Mangelernährung. Es ist also höchste Zeit, dass man den Betroffenen Hilfe zukommen lässt und dass diese die Hilfe auch annehmen.
Wenn Sie betroffen sind, dann werden Sie sich jetzt denken, darüber schreiben ist leicht. Mir geht es schlecht, ich bin geplagt von Müdigkeit und Antriebslosigkeit und dann soll ich mir auch noch Gedanken übers Essen machen? Und Sie haben Recht. Scheuen Sie sich nicht, verlangen Sie nach einer psychologischen Unterstützung und suchen Sie einen Ernährungsspezialisten auf. Neben privaten Diaetologen bieten viele Sozial- und Gesundheitssprengel ernährungsmedizinische Beratung mit einer Diaetologin/einem Diaetologen zu einem minimalen Selbstkostenbeitrag an.
Mit einer gezielten ernährungsmedizinischen Behandlung, die früh genug begonnen wird, können Sie eine Mangelernährung beseitigen, verzögern oder sogar verhindern und damit Ihre Lebensqualität und Ihre Lebenserwartung um ein Vielfaches steigern!

> Tipp <

Nehmen Sie Ihre Kräfte zusammen und lassen Sie sich eine maßgeschneiderte ernährungsmedizinische Therapie zukommen. Sie werden sehen, es lohnt sich. Ihre Lebensqualität wird steigen.

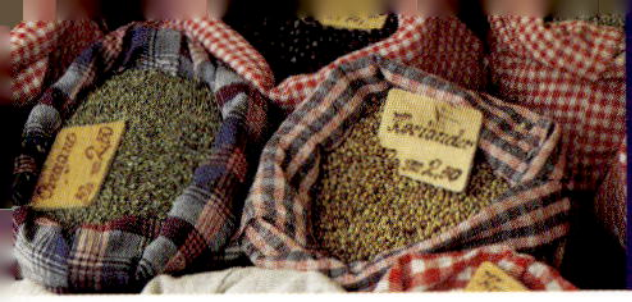

So geben Sie Ihren Knochen nach dem Winter frischen Schwung!

> Tipp <

Verwöhnen Sie Ihre Knochen, indem Sie möglichst viel an die frische Luft gehen.

Der Frühling ist die beste Zeit, um die Knochen aus dem Winterschlaf zu reißen. Mit Hilfe des Sonnenlichts bildet der Körper unter der Haut das Knochenvitamin D. D. h., je mehr Sie sich im Freien aufhalten, umso mehr Vitamin D wird gebildet.

Das ist auch der Grund, warum Ihnen Ihr Kinderarzt für Ihr Baby in den Herbst- und Wintermonaten Vitamin-D- Tropfen verordnet, z. B. Oleovit®. Durch die dicke Kleidung gelangt kaum Licht an Babys Haut und die Vitamin-D-Bildung wird unterdrückt. Der Ausgleich ist durch Vitamin-D-Präparate gegeben. Bekommt das Baby zu wenig Vitamin D, egal ob natürliches oder künstliches, leidet das Knochenwachstum. Und Sie wissen ja, dass gerade bei Säuglingen und Kleinkindern das Knochenwachstum enorm rasch vor sich geht, d. h. besonders viel Vitamin D verbraucht wird.

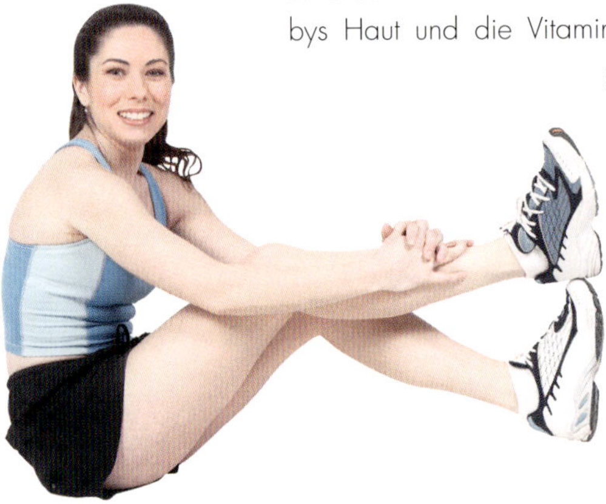

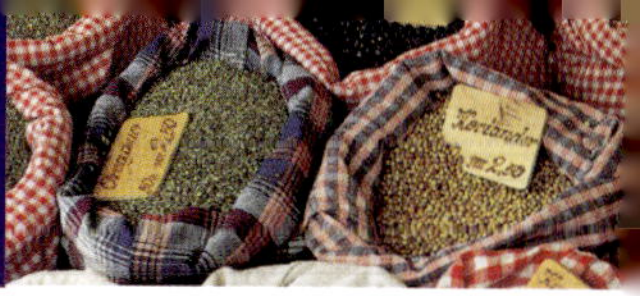

Kalziumtabletten – So verbessern Sie die Aufnahme

Sie müssen aufgrund von z. B. Osteoporose ein Kalziumpräparat einnehmen.

Dann achten Sie auf die optimale Einnahme, denn nur so ist gewährleistet, dass Sie das Kalzium, das Sie schlucken, auch aufnehmen können.

Verteilen Sie die Kalziumration über den Tag. Schlucken Sie alles auf einmal, geht ein Teil des Kalziums verloren, da Ihr Körper „Riesenportionen" nicht in so kurzer Zeit aufnehmen kann.

Nehmen Sie das Präparat immer zum Essen ein. Dadurch bleibt es länger im Darm liegen und der Körper kann mehr davon herausholen.

Essen Sie zum Kalziumpräparat immer ein Vitamin-C-reiches Lebensmittel, z. B. Obst, Salat, frische Kräuter oder Gemüse. Vitamin C verbessert die Kalziumaufnahme.

> Tipp <

Kalzium-Tagesration über den Tag verteilen, zum Essen einnehmen und auf Vitamin-C-reiche Lebensmittel nicht vergessen. Dann können Sie das Kalzium aus der Tablette optimal aufnehmen.

So werden Ihre Gelenke fit!

Ihre Gelenke machen Ihnen zu schaffen? Dann probieren Sie doch einmal Folgendes aus (nicht nur für Rheumatiker geeignet!).

- Essen Sie in den nächsten drei Monaten mindestens zwei Mal pro Woche Meeresfisch oder Lachs, z. B. am Freitagmittag ein Fischgericht und irgendwann während der Woche zum Abendessen einen Fisch aus der Dose, einen geräucherten Lachs oder was Ihnen sonst noch so an Fischgerichten schmeckt.
- Gleichzeitig reduzieren Sie Ihren Fleisch- und Wurstkonsum auf maximal zwei kleine Portionen pro Woche. Je weniger, desto besser. Untersuchungen verdeutlichen, dass sich eine fleischfreie Zeit äußerst günstig auf die Besserung von Gelenksbeschwerden auswirkt.

➤ Verwenden Sie für den Salat Leinöl (Leinöl enthält Alpha-Linolensäure, die wie ein Gelenksbalsam wirkt) und Weizenkeimöl (Weizenkeimöl zeichnet sich durch den hohen Vitamin-E-Gehalt aus) und zum Kochen Rapsöl.

> Tipp <

Viel Fisch und wenig Fleisch ist für viele sehr schwierig einzuhalten, aber Sie werden sehen, Ihre Gelenke danken es Ihnen!

Warum hilft diese Ernährungsweise?

Beim Abbau von Fleisch- und Milchfett entstehen im Körper entzündungsfördernde Stoffe (bestimmte Eicosanoide), die durch Produkte aus dem Abbau von Fischfett wieder entschärft werden können. D. h., die Gelenksentzündung wird gehemmt. Da sich im Körper meist schon viele der schlechten Stoffe angesammelt haben, dauert es bis zu einem Jahr, bis durch diese Ernährungsweise eine Besserung feststellbar ist.

Was tun bei Hämoglobinmangel?

Bei Hämoglobin handelt es sich um den roten Blutfarbstoff, der mit Hilfe von Eisen aufgebaut wird. Eine ausreichende Eisenversorgung trägt also zum Hämoglobinaufbau bei.
Für eine ausreichende Eisenaufnahme sind aus ernährungsmedizinischer Sicht zwei Punkte wichtig:

➤ Essen Sie möglichst eisenreich
➤ Kombinieren Sie die Lebensmittel so, dass Sie das Eisen optimal aufnehmen können. Es nützt Ihnen nichts, wenn Sie zwar eisenreich essen, aber der Körper nichts damit anfangen kann.

Das war die Theorie, nun die Praxis.

Eisenreiche Lebensmittel

➤ **Fleisch** gilt als der wichtigste Eisenlieferant. Das Fleischeisen ist für den Menschen am leichtesten verfügbar. Je mehr Gras und Heu die Tiere fressen, desto eisenreicher wird das Fleisch. Man erkennt dies auch an der dunklen Fleischfarbe. Da ein täglicher Fleischberg nicht unbedingt unserer Gesundheit schmeichelt, gibt es natürlich auch **pflanzliche Alternativen**.

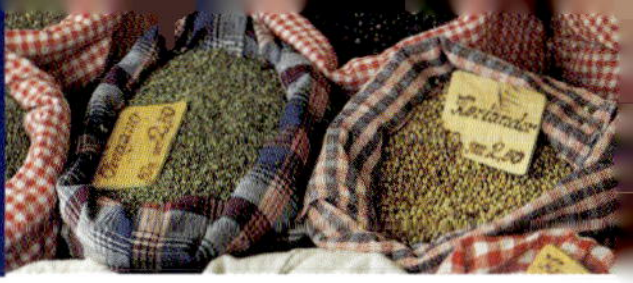

Zum Beispiel

- **Kräuter** und Gewürze: Kardamom, Majoran, Kreuzkümmel, Dill, Oregano, Lorbeer, Basilikum, Süßholz, Kurkuma, Vanille, Zimt, Bohnenkraut, Anis, Brennnessel, Brunnenkresse, Ingwerwurzel, Löwenzahnblätter, Portulak und Spitzwegerichblätter. Würden Sie 100 Gramm getrockneten Thymian essen, so wäre der Eisenbedarf eines Erwachsenen für fast 14 Tage gedeckt ➜ Bitte nicht ausprobieren! Gefahr der Überdosierung!
- **Eierschwammerl** ➜ 200 Gramm decken den Eisen-Tagesbedarf
- **Hülsenfrüchte**, also Erbsen, Bohnen, Linsen und Sojabohnen
- Die meisten Samen und Nüsse, Spitzenreiter sind **Kürbiskerne**: 100 Gramm decken den Eisen-Tagesbedarf eines Erwachsenen.
- **getrocknete Feigen**, z. B. als Süßigkeitenersatz

> Tipp <

Füllen Sie Ihr Hämoglobinkonto auf, indem Sie einerseits eisenreich essen und andererseits dafür sorgen, dass das verspeiste Eisen auch aufgenommen werden kann.

Optimale Eisenaufnahme

Eisen wird durch natürliches Vitamin C leichter aufgenommen. Essen Sie also eisenreiche Lebensmittel immer in Verbindung mit Obst, Kräutern, Gemüse oder Salat. Z. B. ein Apfel als Dessert.

Eisenkiller hingegen sind Schwarztee, Weizenkleie und phosphorhaltige Lebensmittel, wie z. B. viele Fertiggerichte, Cola, Schmelzkäse, Kakao und Bierhefe.

Der Sommer ist die beste Zeit, um den Eisenspeicher aufzutanken

Blasse Gesichtsfarbe und Müdigkeit sind für Sie kein Fremdwort? Dann liegt der Grund dafür vielleicht in einem Eisenmangel.
Nutzen Sie die Sommermonate, um den Eisenspeicher aufzutanken. Essen Sie zu jedem eisenreichen Lebensmittel ein Vitamin-C-reiches Lebensmittel dazu. Damit erleichtern Sie die Eisenaufnahme in Ihrem Körper.

> Tipp <

Essen Sie Eisenreiches immer in Verbindung mit Vitamin-C-reichem Obst und Gemüse, z. B. zum Wiener Schnitzel Preiselbeeren.

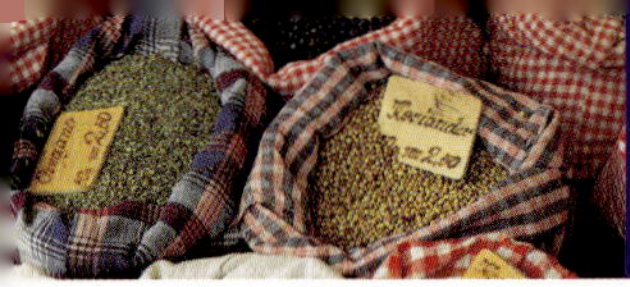

Welche Lebensmittel enthalten viel Vitamin C?

- Je frischer die Lebensmittel, umso höher liegt der Vitamin-C-Gehalt. Greifen Sie im Sommer also bei Frischware, z. B. Obst, Gemüse und frischen Kräutern, zu.

Cholesterinspiegel senken – aber wie?

> **> Tipp <**
>
> Essen Sie möglichst cholesterinarm, indem Sie Fett sparen und Cholesterinbomben nur in Maßen genießen. Kombinieren Sie Lebensmittel, die das Cholesterin aus dem Körper hinausschleusen.

Wie können Sie Ihren Cholesterinspiegel senken?

Es ist leider nicht möglich, mit wenigen Worten ein Patentrezept zu geben, aber ein paar kleine Tipps verrate ich Ihnen gerne.

Es gibt zwei Ansatzpunkte, um dem Cholesterin zu Leibe zu rücken:

- Essen Sie möglichst wenig Cholesterin.
- Versuchen Sie jenes Cholesterin, das sich in Ihrem Körper angehäuft hat, wieder loszuwerden. Räumen Sie Ihre Altlasten auf und geben Sie neuem Ballast keine Chance!

Cholesterin sparen

Cholesterin ist ein Fettbestandteil. Das bedeutet, je fettärmer Sie essen, umso weniger Cholesterin nehmen Sie auf. Werden Sie also zum Geizhals in Sachen fettreicher Wurst, z. B. Hartwurst oder Extra, fettreichem Speck, fettreichem Käse und natürlich auch bei sichtbaren Fetten, also z. B. Speckfett, Kokosfett, Margarine oder Butterschmalz. Auch viele Fertiggerichte sind äußerst fettreich. Innereien, Meeresfrüchte und Eier sind ebenfalls als Cholesterinbomben bekannt.

Cholesterin wieder loswerden

Dieser Punkt macht die Arbeit für uns Ernährungsfachleute spannend. Denn hier kann man sehr viel tun. Es gibt diverse Lebensmittel, die die Cholesterinausscheidung fördern. Z. B. Preiselbeeren, Haferkleie, Äpfel, Bittersalate und Rettich. Lebensmittel richtig kombiniert, sind eine Gaumenfreude und eine echte Cholesterinabfuhr.

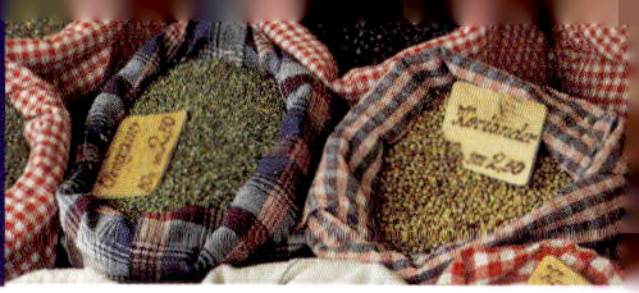

Rezept

Anti-Cholesterin-Creme (ca. 8 Portionen)

Haferkleie in das Jogurt geben, über Nacht im Kühlschrank quellen lassen oder mit dem Pudding mitkochen. Mit dem Topfen und dem Pudding kräftig verrühren.

Restliche Zutaten untermengen.

Beilagentipp: Frische Früchte

1 EL Haferkleie mit Keim (15 g)
½ Becher Magerjogurt (125 g)
½ Becher Magertopfen (125 g)
Vanillepudding aus ¼ l Milch und ½ Packung Puddingpulver
500 g Beerenobst
1 EL Preiselbeermarmelade (25 g)
40 g Honig oder Zucker

Diabetikervariante
4 ml Süßstoff anstatt Zucker oder Honig
25 g Beerenmarmelade lt. Rezept anstatt herkömmlicher Preiselbeermarmelade

Gewürze: Vanille, Zimt, Zitronenschale, Rosenblätter, Zitronenmelisse

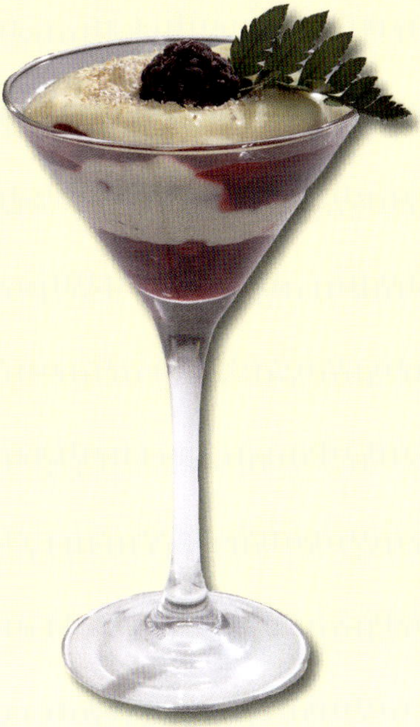

Pro Portion mit Zucker

				Kcal	kJ	Eiweiß/g	Fett/g	KH/g	BE
				130	544	4	2	23	1.90

Diabetikervariante: Pro Portion mit Süßstoff

				Kcal	kJ	Eiweiß/g	Fett/g	KH/g	BE
				104	434	4	2	16	1.36

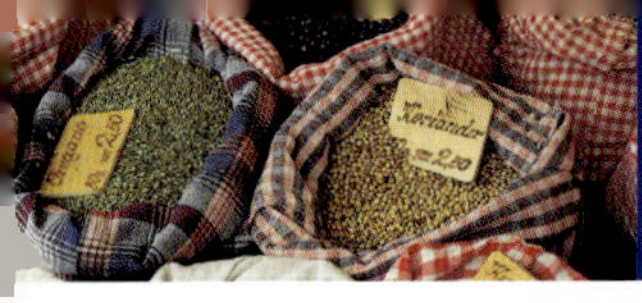

Ein Beispiel: Sie lieben Wiener Schnitzel? Fettarm zubereitet und mit Preiselbeeren serviert, ist das ein Hochgenuss, ohne Preiselbeeren und voll von triefendem Fett allerdings eine echte Cholesterinbombe.

> Tipp <

Reduzieren Sie Ihr Cholesterinhoch, indem Sie möglichst viel Haferkleie essen. Aber bitte genügend dazu trinken, sonst bekommen Sie Verstopfung.

Mit Haferkleie gegen das Feiertagscholesterin!

Ihr Cholesterinspiegel ist nach den Feiertagen, z. B. nach Weihnachten oder Ostern, nach oben geklettert? Dann probieren Sie doch einmal ein altes Hausmittel aus. Nämlich die **Haferkleie**. Haferkleie erhalten Sie in Drogerien, Reformhäusern und gut sortierten Lebensmittelgeschäften. Der Preis einer Packung liegt unter der Rezeptgebühr eines cholesterinspiegelsenkenden Medikaments.

Wie verwenden Sie Haferkleie richtig?

Am besten wirkt die Haferkleie, wenn Sie sie zu den Hauptmahlzeiten dazuessen. Dazu gibt es zwei Möglichkeiten.

1. Kochen Sie die Haferkleie mit

Geben Sie 1–2 Esslöffel Haferkleie z. B. in den Spätzleteig, in die Suppe, die Knödelmasse oder in den Kuchenteig.

2. Sie wollen die Haferkleie nicht in das Essen mischen? Sie kochen nicht?

Weichen Sie zwei Esslöffel voll Haferkleie über Nacht in ca. ½ Becher Jogurt oder Buttermilch ein und essen Sie diese Mischung als Dessert.

Tipp: Verfeinern Sie die Haferkleiemischung mit Preiselbeermarmelade oder Äpfeln, dann steigern Sie den cholesterinsenkenden Effekt zusätzlich.

Egal in welcher Form Sie die Haferkleie verspeisen, **trinken Sie immer ausreichend dazu**, ansonsten bekommen Sie Verstopfung. Blähungen in den ersten Wochen der Haferkleie-Therapie sind übrigens normal.

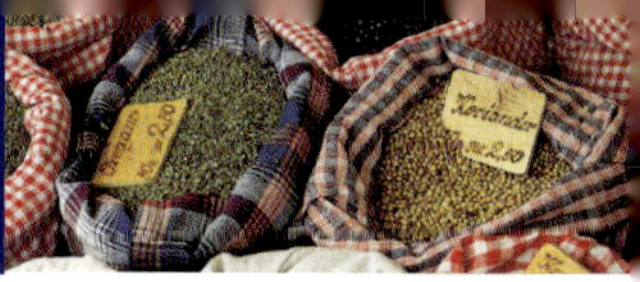

Rezept

Kuchen – Cholesterinschmeichler (1 Kuchen/12 Stücke)

Alle Zutaten rasch verrühren. In eine flache Kuchenform leeren.

Bei 180 °C ca. 45 Min. backen.

Tipp: Achtung! Geben Sie Teige mit Backpulver innerhalb von 3 Min. in das Rohr, sonst kann es passieren, dass sich die Wirkung des Backpulvers außerhalb des Rohrs entfaltet und der Kuchen nicht mehr aufgeht!

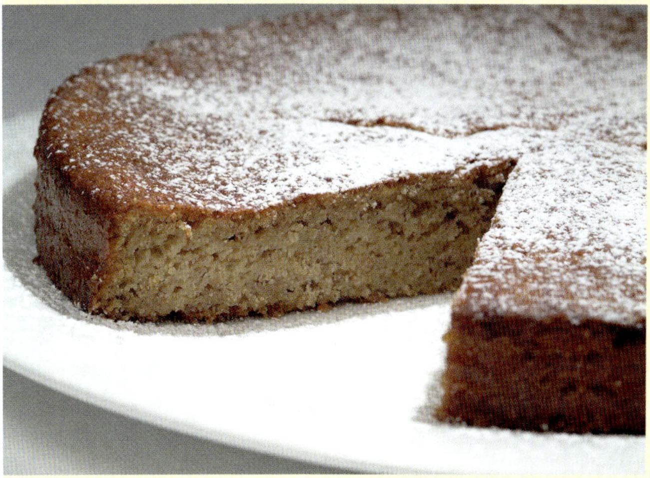

1 Becher Magerjogurt (250 g)
Knapp 1 Becher Zucker oder Honig (200 g)
1 Becher Weizen-Vollkornmehl (140 g)
Knapp ½ Becher Vollkornbrösel (50 g)
Knapp ½ Becher Haferkleie (50 g)
Knapp ½ Becher Raps- oder Olivenöl (100 g)
1 Packung Weinsteinbackpulver
3 Eier (150 g)
1 Apfel (150 g), ungeschält in Stücke geschnitten

Diabetikervariante

Verwenden Sie anstatt 200 g Zucker 120 g Zucker oder Honig und 6 ml flüssigen Süßstoff, Zimt

Gewürze: Vanille, Lebkuchengewürz

Pro Stück mit Zucker

				Kcal	kJ	Eiweiß/g	Fett/g	KH/g	BE
				247	1034	5	11	32	2.66

Diabetikervariante, pro Stück

				Kcal	kJ	Eiweiß/g	Fett/g	KH/g	BE
				220	921	5	11	25	2.10

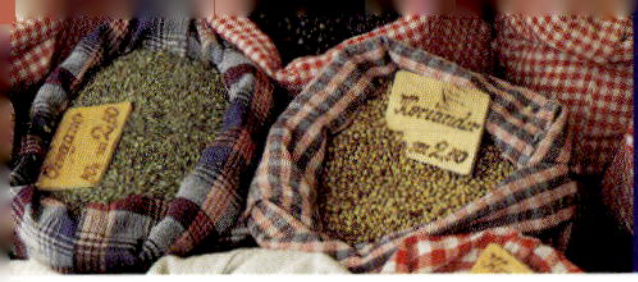

Haferkleie hilft bei Verstopfung

Haferkleie quillt im Darm auf und reguliert den Stuhlgang. Vorausgesetzt, Sie trinken ausreichend, ansonsten wird der Stuhl noch fester.

Bitte denken Sie daran: Ein auf Dauer erhöhter Cholesterinspiegel wird durch Haferkleie allein nicht in den Normbereich gelangen. Die Haferkleie-Kur kann aber Bestandteil einer cholesterinsenkenden Therapie sein. Suchen Sie bei ständig erhöhtem Cholesterinspiegel Ihren Arzt und einen Diaetologen auf.

Braunhirse als Nahrungsergänzungsmittel

Sind Sie ein Fan von Nahrungsergänzungsmitteln und Basenpulver? Dann probieren Sie Braunhirse als günstige Alternative aus.
Braunhirse wächst in Österreich und wirkt stark basisch. Nicht nur der hohe Gehalt an Vitaminen und Mineralstoffen macht dieses Getreide so wertvoll. Auch der Kieselsäuregehalt ist von Bedeutung. Kieselsäure dient sowohl der Pflanze als auch dem Menschen als Aufbau und Stütze. Kieselsäure stärkt Knochen, Knorpel, Bindegewebe, Nägel, Haare, Haut, senkt den Blutdruck, beugt Arteriosklerose („Arterienverkalkung") vor und hilft bei Arthrose. Braunhirse enthält kein Gluten und eignet sich daher auch für Menschen mit Zöliakie und Sprue.
Braunhirse erhalten Sie in gut sortierten Drogerien und Reformhäusern zu einem im Vergleich zu Nahrungsergänzungsmitteln und Basenpulvern günstigen Preis.
Braunhirse wirkt wie ein Mechaniker in Ihrem Körper!

Wie können Sie Braunhirse verwenden?

Achtung! Braunhirse sollte **niemals roh**, sondern nur in erhitztem Zustand verzehrt werden!

Mischen Sie die Braunhirse einfach in das Essen, z. B. einen Löffel Braunhirse

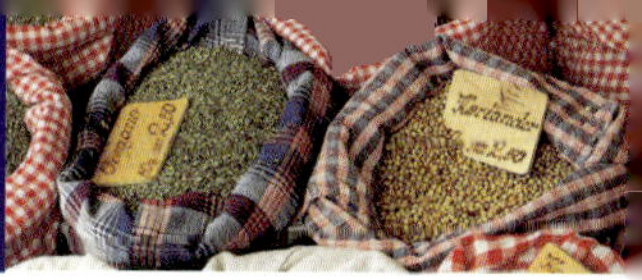

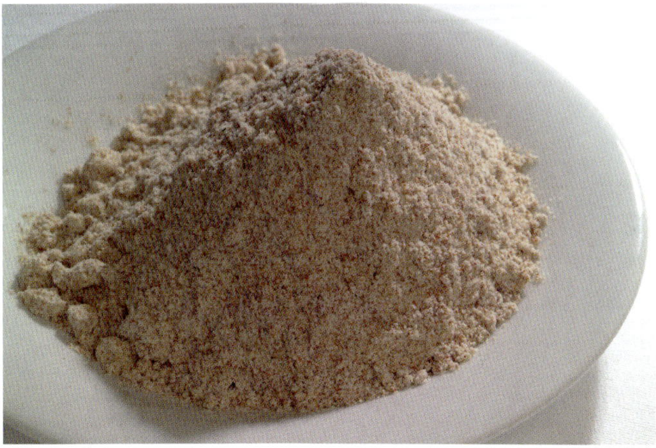

> **Tipp**
>
> Wenn Sie ein günstiges Pflegemittel für Ihren Körper suchen, dann greifen Sie zu Braunhirse.

- zum Mehl, z. B. für Spätzle, Palatschinken, Kuchen und Brot
- in Eintöpfe und Suppen
- in Gulasch und in die Soße von Fleischgerichten
- zu Fertiggerichten, *(die Sie idealerweise kaum essen)*

Weizenkeimöl – Wertvolle Medizin!

Verwenden Sie Weizenkeimöl? Weizenkeimöl erhalten Sie mittlerweile in fast jedem Lebensmittelgeschäft. Meistens in kleinen Flaschen oder Dosen abgefüllt zu einem relativ hohen Preis. Dieser ist aber gerechtfertigt. Weizenkeimöl ist so hochwertig, dass es eigentlich als Medikament in der Apotheke verkauft werden müsste.

Hergestellt aus Weizenkeimen gilt Weizenkeimöl als das Vitamin-E-reichste Öl. Und genau dieses Vitamin E macht das Öl so wertvoll. Als gängige Angabe für den Vitamin-E-Gehalt wird Tocopherol-Äquivalent – kurz TocÄ – verwendet. Der Tagesbedarf an TocÄ liegt, laut deutscher Gesellschaft für Ernährung, für einen gesunden Erwachsenen bei 14 mg TocÄ. 100 g Weizenkeimöl enthalten ca. 185 mg TocÄ, 100 g Olivenöl ca. 13 mg TocÄ.

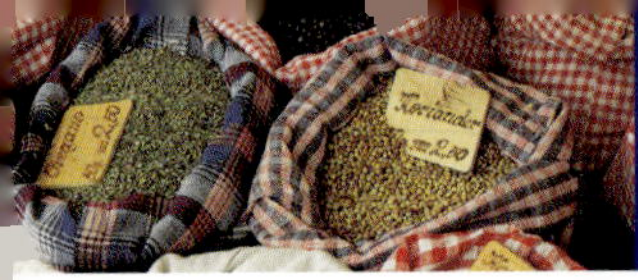

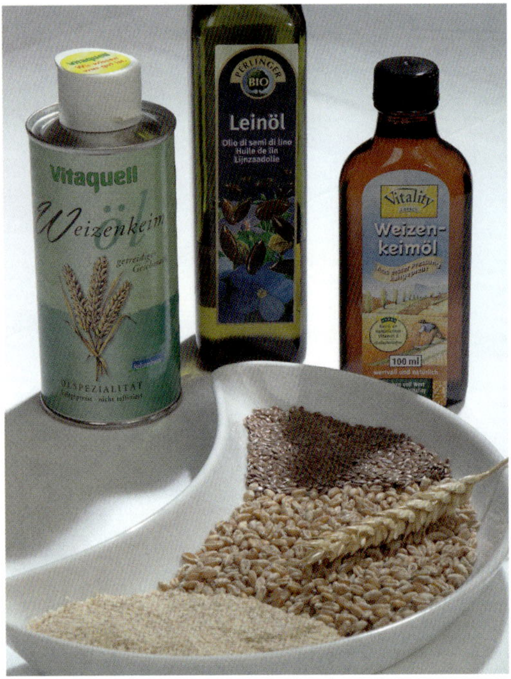

Warum ist Vitamin E so wertvoll?

Vitamin E gilt als hochwirksames Schutzvitamin. Immer wenn im Körper Entzündungen auftreten und es etwas zu reparieren gibt, kommt das Vitamin E zum Zug, z. B. bei Rheuma, bei Diabetes, bei Multipler Sklerose, bei Arteriosklerose (umgangssprachlich „Verkalkung") und bei vielen anderen Erkrankungen. Man vermutet sogar, dass das Fortschreiten der Alzheimer-Krankheit durch Vitamin E verlangsamt wird.

Kann das Öl durch Vitamin-E-Kapseln ersetzt werden?

Laut Studien wirkt Vitamin E aus natürlichen Quellen, also aus Lebensmitteln, viel effektiver.

Wie viel Öl pro Tag ist empfehlenswert?

- 1 Esslöffel Öl pro Tag, z. B. über den Salat gegeben, reicht beim Gesunden aus. Bei Menschen mit Rheuma oder anderen Beschwerden muss die Dosis erhöht werden. Sprechen Sie mit Ihrem ernährungsgeschulten Arzt oder mit einem erfahrenen Diaetologen über die richtige Dosierung.
- Das Öl soll nicht erhitzt werden!
- Ein Zuviel an Weizenkeimöl über einen langen Zeitraum erhöht die Blutungsneigung, da Vitamin E mit dem für die Blutstillung verantwortlichen Vitamin K interagiert.
- Essen Sie Vitamin E immer in Verbindung mit Vitamin C, d. h., essen Sie Weizenkeimöl nur in Verbindung mit Gemüse, Salat, frischen Kräutern oder Obst.

> Tipp <

Gönnen Sie sich ein Reparaturmittel und essen Sie täglich Weizenkeimöl, aber nur in Verbindung mit Gemüse, Salat, frischen Kräutern oder Obst!

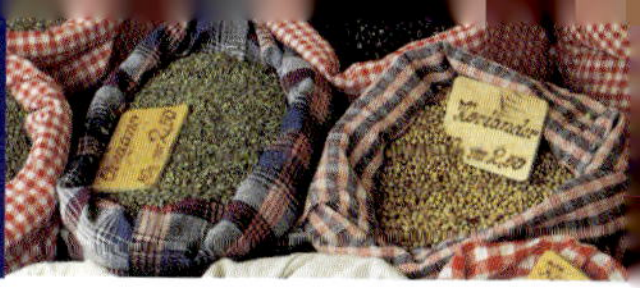

Holen Sie sich eine Top-Kondition für die kommende Saison!

Möchten Sie eine Top-Kondition aufbauen?

Dann denken Sie neben dem optimalen Training auch an ein optimales Essen.
Wählen Sie vor, während und unmittelbar nach dem Sport fettarme und kohlenhydratreiche Lebensmittel aus. Z. B. ein Marmeladenbrot mit wenig Butter, Nudeln mit Tomatensoße, Polenta mit Apfelmus, Apfelmiasl (siehe Rezept), Moosbeernocken (siehe Rezept) oder einen Bohnensalat mit wenig Öl.

Rezept

Apfelmiasl (4 Portionen)

1 kg Äpfel
ca. 300 g Weizen-Vollkornmehl
ca. ¼ l Wasser

1 EL Rapsöl (10 g)
1 EL hochwertige Butter (10 g)
Honig, Zucker oder Süßstoff nach Bedarf

Gewürze: Zimt, Nelken, Vanille, Zitronenschale

Ungeschälte Äpfel blättrig oder stiftelig hobeln. Mehl hinzufügen, vermischen. Etwas Wasser untermischen, sodass ein Teig entsteht, der an die Konsistenz eines dickflüssigen Palatschinkenteiges erinnert.

Wenig Öl in einer Pfanne erhitzen (Tipps zum sparsamen Umgang mit Fett siehe Tipp Palatschinken backen), etwas Teig hinzufügen und wie dicke Palatschinken backen. Wenden. Mit zwei Gabeln wie einen Schmarren zerteilen. Wenn Sie es kross mögen, rösten Sie den Schmarren noch einmal durch. Nach Belieben mit Zucker, Honig oder Süßstoff süßen.

Beilagentipp: Vanillesauce

✗ Apfelmiasl enthält knapp 75 % „sportliche" Kohlenhydrate!

Pro Portion ungesüßt

	*	**		Kcal	kJ	Eiweiß/g	Fett/g	KH/g	BE
				405	1694	10	7	74	6.19

* Süßstoff verwenden

** glutenfreies Universalmehl mit hohem Ballaststoffanteil verwenden

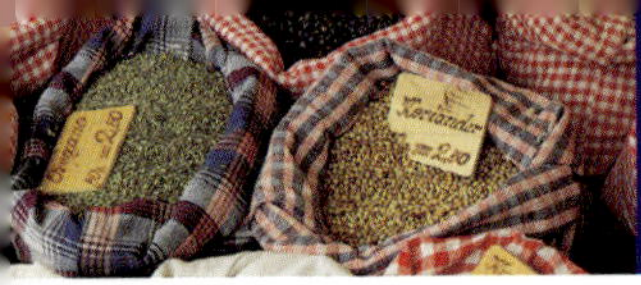

> Tipp <

Wenn Sie konditionell um die Nasenlänge vorne sein wollen, dann bauen Sie Ihre Glykogenspeicher auf, indem Sie viel Brot, Reis, Kartoffeln, Nudeln, Obst, Gemüse und andere fettarme Lebensmittel verspeisen.

Warum kohlenhydratreiche Lebensmittel?

Nach dem Sport öffnen Ihre Muskeln die Tore, um rasch verfügbare Energie in Form von Glykogen einzulagern. Glykogen ist die Speicherform der Kohlenhydrate, also eine Art Zuckerspeicher, der bei Leistungen für die schnelle Energielieferung nötig ist. Ihre schnell verfügbaren Energiespeicher vergrößern sich. Das bringt Ihnen im Sport den entscheidenden Vorteil.

Essen Sie fettreich, wird dieser Mechanismus gehemmt. Sie verpassen die Chance des Konditionsaufbaus im Sinne von optimaler Energieeinspeicherung. Zudem dauert die Regeneration zwei bis drei Mal so lange.

Energiespeicher füllen, macht das nicht dick?

Nein, nur wenn Sie Ihre Fettspeicher füllen. Füllen Sie Ihre Kohlenhydratspeicher kann es zwar zu einer leichten Gewichtszunahme im Sinne von Muskelaufbau kommen, aber Ihre Figur wird knackig und fest.

Rezept

Heidelbeernocken (4 Portionen)

1 kg Heidelbeeren
ca. 300 g Weizen-Vollkornmehl
ca. 125 ml Wasser

2 EL Rapsöl zum Braten (20 g)
Honig, Zucker oder Süßstoff nach Bedarf

Gewürze: Vanille

Heidelbeeren mit Mehl vermischen. Die Beeren leicht andrücken, bis Saft austritt. Etwas Wasser untermischen, sodass ein weicher Teig entsteht, aus dem man gut Nocken formen kann.

Nocken (Laibchen) formen und in sehr wenig Öl zugedeckt braten ((Tipps zum sparsamen Umgang mit Fett siehe Tipp Palatschinken backen). Nocken herausnehmen.

Beilagentipp: Vanillesauce

✗ Heidelbeernocken enthalten knapp 65 % „sportliche" Kohlenhydrate!

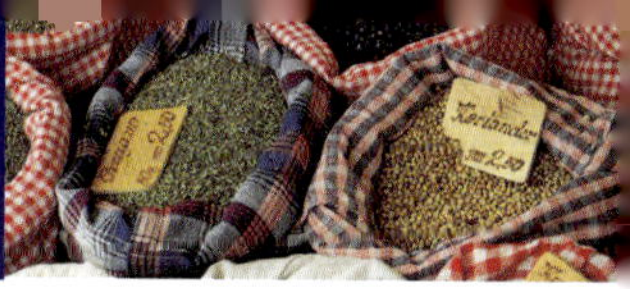

Variante mit Zucker

Etwas Zucker in die Pfanne geben, karamellisieren lassen, mit ca. ¼ l Wasser aufgießen und aufkochen lassen. Nocken einlegen und ein paar Minuten zugedeckt ziehen lassen.

Variante mit Honig oder Süßstoff

Bratenrückstand mit ¼ l Wasser aufgießen, aufkochen, Honig oder Süßstoff hinzufügen, Nocken einlegen und zugedeckt ein paar Minuten ziehen lassen.

✗ Oft zerfallen die Nocken, vor allem dann, wenn Sie sie mit Tiefkühlheidelbeeren zubereiten, das tut dem ausgezeichneten Geschmack aber keinen Abbruch.

Pro Portion ungesüßt

	*	**			Kcal	kJ	Eiweiß/g	Fett/g	KH/g	BE
					384	1606	10	8	64	5.36

* Süßstoff verwenden

** glutenfreies Universalmehl mit hohem Ballaststoffanteil verwenden

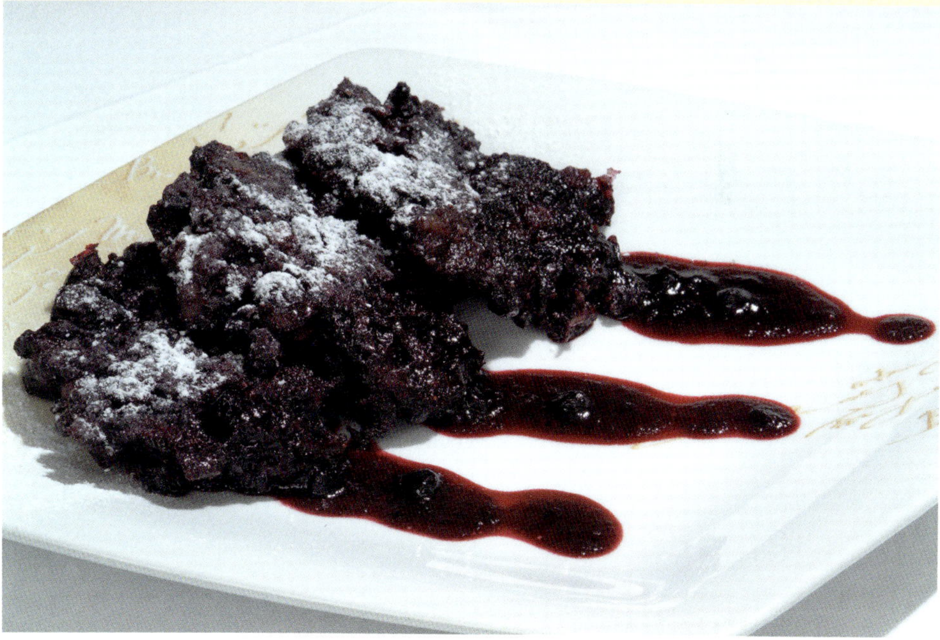

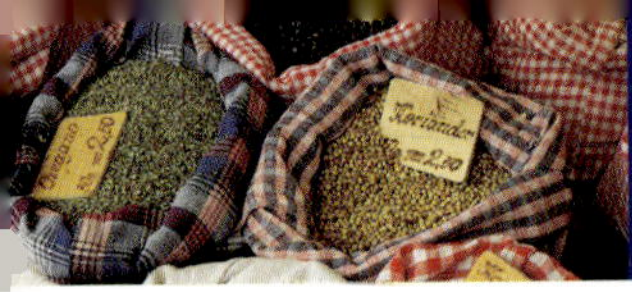

Acrylamid – Krebserreger entlarvt!

> **> Tipp <**
>
> Bräunen Sie stärkereiche Lebensmittel nicht zu stark, lagern Sie Kartoffeln über 8 °C, kochen Sie Kartoffeln für alle Gerichte vor und rösten Sie grundsätzlich keine Kartoffeln mit grünen Stellen.

Acrylamid ist in die Schlagzeilen geraten. Krebsfördernd soll es sein und in Pommes, Chips, Knäckebrot und noch vielen anderen Lebensmitteln vorkommen. Bei Acrylamid handelt es sich aber nicht um eine Neuentdeckung. Einzig der krebsfördernden Wirkung sind nun schwedische Wissenschaftler auf die Schliche gekommen. Was in der Laienpresse zu einem Aufschrei führte. Panikmache ist aber fehl am Platz. Mit einer Reihe von Tricks können Sie die Acrylamidentstehung vermeiden bzw. auf ein Minimum reduzieren.
Wichtig zu wissen ist, dass **nur stärkereiche Produkte** betroffen sind. Also z. B. Knäckebrot und Kartoffelprodukte, wie Bratkartoffeln, Chips oder Pommes frites.

Vermeiden Sie die Entstehung von Acrylamid, indem Sie folgende Maßnahmen einhalten

- Bräunen Sie die Speisen nicht zu stark. **Je dunkler die Bräunung, desto höher der Acrylamidgehalt.** Bevorzugen Sie das Garen bei niedrigen Temperaturen.
- **Lagern** Sie Kartoffeln **über 8 °C.**
- **Rösten** Sie **keine rohen Kartoffeln**. Kochen Sie die Kartoffeln für jedes Gericht ein wenig vor, d. h. auch für Bratkartoffeln und für das Kartoffelgratin.

Zugegeben, das Vorkochen ist bei manchen Gerichten sehr umständlich. Überlegen Sie, wie oft Sie derartige Kartoffelgerichte zubereiten. Bereiten Sie sie oft zu, dann empfehle ich Ihnen, die Kartoffeln tatsächlich vorzukochen, essen Sie solche Speisen aber z. B. nur 1 x im Monat, dann können Sie großzügiger mit dieser Empfehlung umgehen.

- Verwenden Sie **keine Kartoffeln mit grünen Stellen**, vor allem nicht zum Rösten. Auch dann nicht, wenn Sie die grünen Stellen großzügig wegschneiden.

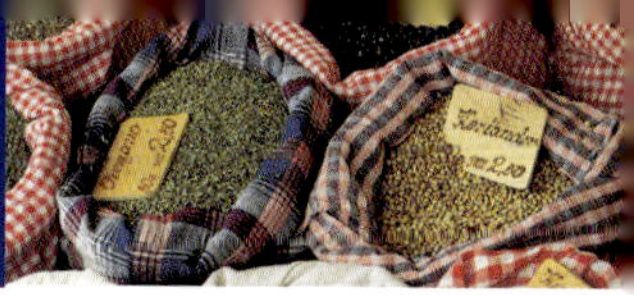

Schlechte Laune im November?

Möchten Sie sich, wenn es draußen düster und kalt ist, am liebsten einigeln? Drückt das miese Wetter auf Ihre Stimmung?
Dann überhäufen Sie sich mit B-Vitaminen, die stärken die Nerven und bringen die Stimmung wieder in Schwung. Nicht umsonst ernten wir die Nüsse, die als Vitamin-B-Bombe gelten, im Herbst. Auch Hülsenfrüchte, wie Erbsen, Bohnen und Linsen, spenden wertvolle B-Vitamine. Ein feuriger Bohneneintopf mit Chili hebt die Stimmung durch die **B-Vitamine** und wärmt aufgrund der Chilischote.
Auch Vollkorngetreide, also Vollkornbrot, Müsli oder Haferflocken, heben die Stimmung. Wie wäre es z. B. mit einer leckeren Haferflockensuppe?
Herbstliches Gemüse, wie z. B. das Kraut, aber auch die Kartoffeln helfen Ihnen über die grauen Novembertage hinweg.

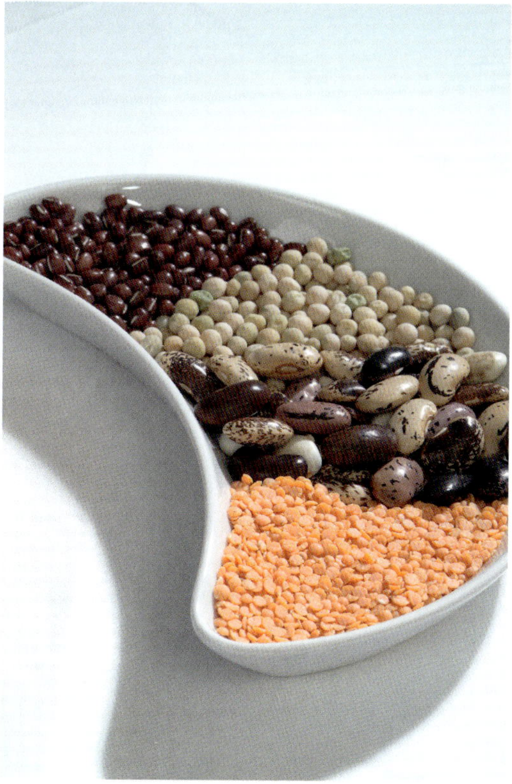

Süßes hebt die Stimmung, das ist bekannt. Wenn die süßen Naschereien sich aber auf der Hüfte breit machen, schwenkt das Stimmungshoch rasch über in ein Stimmungstief. Beugen Sie dem vor, indem Sie Obst, Trockenfrüchte und, wenn schon Naschereien, dann möglichst fettarme, wie z. B. Gummibärchen, auswählen.

> Tipp <

Verwöhnen Sie Ihre Nerven mit Gemüse und Obst der Saison, mit Vollkorngerichten, Hülsenfrüchten und hin und wieder mit ein paar Süßigkeiten.

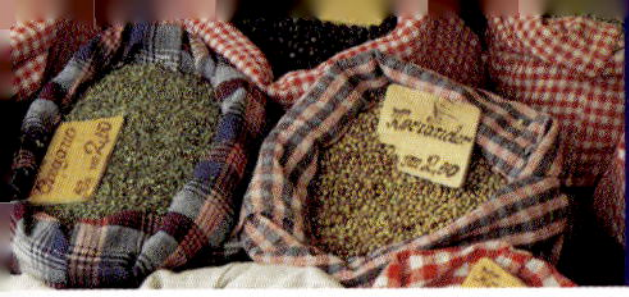

Chinesische Ernährungsmedizin – Was bringt's?

> Tipp <

Bevor Sie sehr viel Zeit und Geld in eine bei uns kaum praktikable Ernährungsweise mit dutzenden Speziallebensmitteln aus fernen Ländern investieren, gönnen Sie sich einen Ausflug in das heimische Angebot. Wenn Sie sich einmal mit der Wirkung unserer Lebensmittel beschäftigen, dann werden Sie von der Vielfalt begeistert sein.

Können asiatische Ernährungsempfehlungen unsere Gesundheit verbessern?

Prinzipiell ja. Allerdings nur, wenn wir das Wissen auf unsere Lebensbedingungen und unseren Körper anpassen. Jede Bevölkerungsgruppe trägt ihre eigenen Merkmale, so können z. B. viele asiatische Bevölkerungsgruppen keine Milchprodukte verdauen, da ihnen das Spaltenzym „Laktase" fehlt. Für viele Asiaten sind Milchprodukte aber auch nicht wichtig, denn es gibt in Asien ausreichend pflanzliche Alternativen, die den Knochen mit Kalzium versorgen. Bei uns sind zwar auch kalziumreiche Gemüsesorten heimisch, aber nur in geringer Vielfalt, und die Aufnahme des Kalziums aus diesen Pflanzen ist für uns nicht ganz einfach. D. h., wir sind auf das Kalzium aus der Milch angewiesen. Ein Zuwenig müssen wir meistens mit Kalziumpräparaten ausgleichen. Bei der Fülle an Milchprodukten, die uns zur Verfügung stehen, ist diese Maßnahme beim gesunden Menschen aber unsinnig.

Es stellt sich die Frage, ob wir wirklich primär das Wissen aus fernen Ländern nützen sollen oder doch lieber das Heimische wieder beleben? Rufen wir uns das Wissen unserer Vorfahren in Erinnerung! Kaum einer kennt heute noch die heimischen Wildkräuter und -früchte, geschweige denn deren Wirkung. Vom Jochschnittlauch, der jeder Vitamin-C-Pille Paroli bieten kann, über die Preiselbeeren, die nicht nur bei Harnwegsinfekten, sondern auch bei Verstopfung und hohem Cholesterinspiegel helfen, bis hin zum verdauungsfördernden Sauerampfer findet sich bei uns eine Fülle an gesunderhaltenden und heilungsfördernden Pflanzen.
Und auch die Ernährungsweise unserer Vorfahren muss nicht verdammt werden. In modifizierter Form, die sich an die Bedingungen der heutigen Lebensweise anpasst, hat diese Art der Ernährung sehr wohl ihre Berechtigung.

Wer kann was im Ernährungsberaterdschungel?

Ernährungsberater und selbsternannte Ernährungsfachleute gibt es wie Sand am Meer, aber nur wenige verfügen tatsächlich über eine fundierte Ausbildung.

Gut aufgehoben sind Sie bei folgenden Berufsgruppen:

- **Ernährungswissenschaftler** absolvieren das Studium der Ökotrophologie und sind, wie der Name schon sagt, Kapazitäten im Bereich der Ernährungswissenschaft.
- **Diaetologen** bzw. Ernährungsmedizinische Berater und Diätassistenten studieren an der Akademie für den Diät- und Ernährungsmedizinischen Beratungsdienst und sind für die praktische Umsetzung der Erkenntnisse aus der Ernährungswissenschaft zuständig. D. h., sie verfügen über eine fundierte medizinische Grundausbildung und können sowohl gesunden als auch kranken Menschen ernährungstherapeutisch zur Seite stehen.

> Tipp <

Die Ernährungswissenschaftler sind die Profis im wissenschaftlichen Bereich, die Diaetologen im ernährungsmedizinischen Bereich und die Diätköche im Küchenbereich.

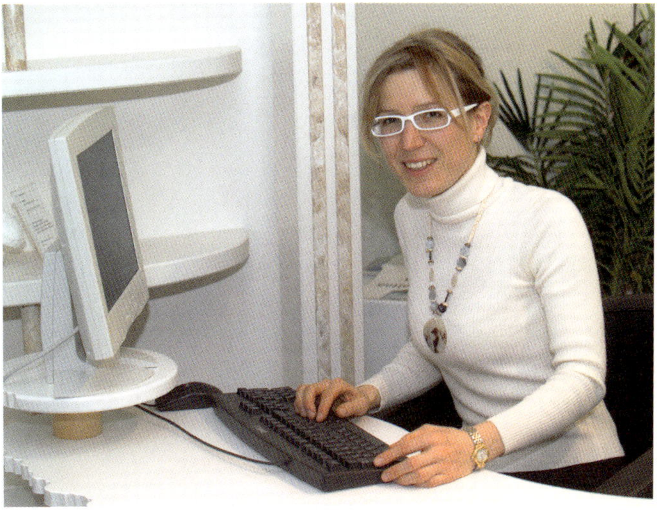

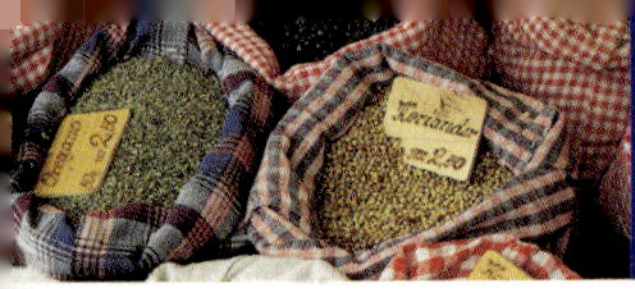

- **Diätköche** absolvieren einen Kurs an einer Erwachsenenbildungseinrichtung und sind Spezialisten, wenn es um die Zubereitung der verordneten Diäten geht.
- **Ärzte** können sich im Bereich der **Ernährung spezialisieren**, wenn sie die nötige Zusatzausbildung dafür absolvieren. Im Standardmedizinstudium spielt der Bereich Ernährung eine untergeordnete Rolle.

In Österreich gibt es eine klare Regelung darüber, wer befugt ist, ernährungsmedizinische Beratung und Therapie durchzuführen. Grundsätzlich gilt, dass die Beratung und Therapie von **kranken** Menschen Diaetologen und ernährungsbeauftragten Ärzten mit ernährungsmedizinischer Zusatzausbildung vorbehalten ist, im Bereich der **gesunden** Ernährung sind auch Ernährungswissenschaftler dazu befugt.
Zusätzlich dürfen Angehörige anderer Gesundheitsberufe im Rahmen ihrer Tätigkeit auf ernährungsmedizinischem Gebiet aufklären. Z. B. können Hebammen über die Ernährung des Säuglings nach der Geburt entscheiden.

Zu den Rezepten

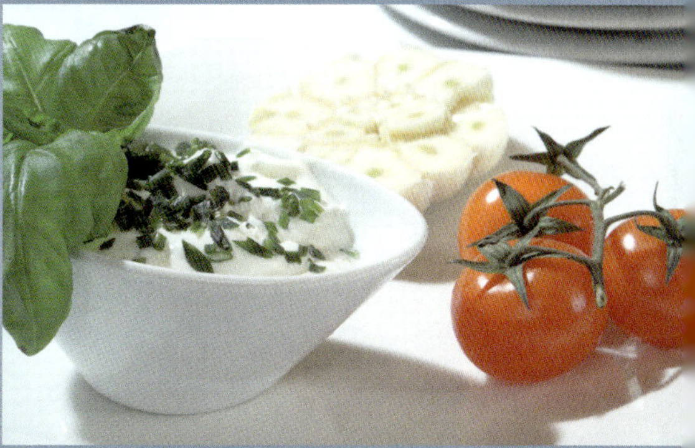

- *So entstehen meine Rezepte*
- *Nährwertdaten, Gesundheitsinformationen*
- *Wo erhalten Sie die Lebensmittel für die Speisen?*
- *Tipps zur Kräuterverwendung*
- *Tipps für die Zubereitung von Einzelportionen*
- *Alle Rezeptzutaten für eine Portion*

Zu den Rezepten

> Tipp <

Für schwache Esser reicht in der Regel bei den Rezeptzutaten die halbe Menge.

Die Rezepte bestehen aus einfachen Zutaten, sind auch für Ungeübte leicht nachzukochen und eignen sich für gesundheitsbewusste Genießer genauso gut wie für alle, die krankheitsbedingt auf bestimmte Inhaltsstoffe verzichten müssen. Da ich in den letzten Jahren immer nach Gerichten mit üppiger Portionsgröße, aber geringem Kaloriengehalt gefragt wurde, sind fast alle Rezepte nach dem Motto „Abnehmen mit Riesenportionen" gestaltet.

So entstehen meine Rezepte

Als Erstes steht die Überlegung, welche Inhaltsstoffe in den Rezepten enthalten sein sollen. Dann folgt die Lebensmittelauswahl mit-

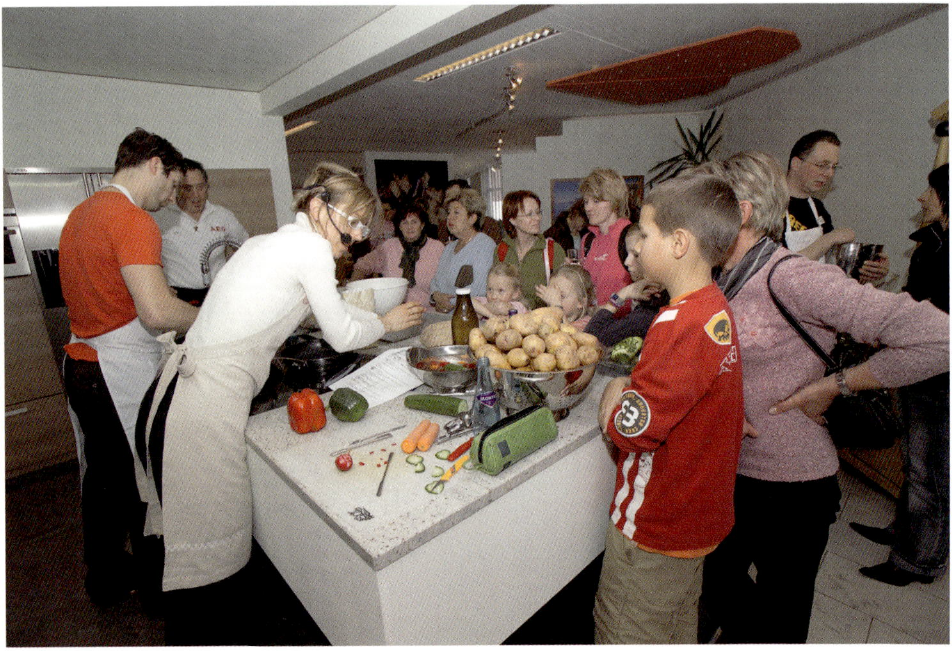

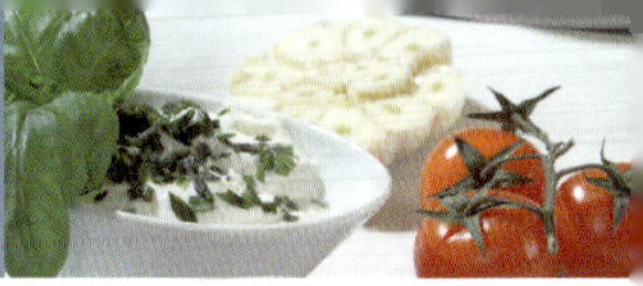

tels Computerprogramm. D. h., die gewünschten Inhaltsstoffe werden eingegeben, z. B. hoher ß-Glucangehalt für cholesterinschmeichelnde Gerichte, und das Computerprogramm erstellt eine Liste von Lebensmitteln, die diesen Anforderungen entsprechen.
Nun folgt der spannendste Teil. Aus den verschiedensten Lebensmitteln soll ein Gericht werden. D. h., Küchenpraxis ist angesagt, verbunden mit Berechnungen am Computer. Rezeptideen hole ich mir aus Gesprächen, Zeitschriften, alten Rezeptsammlungen und Büchern oder einfach aus dem, was mein Kühlschrank gerade anbietet. Sobald ein für mich brauchbares Gericht entstanden ist, geht's auf die Suche nach Testkochern und Testessern. Möglichst bunt gemischt von Jung bis Reif. Nur Gerichte, die von den Testessern für gut befunden werden, kommen in die engere Auswahl.
So hoffe ich, dass für jeden Geschmack etwas dabei ist.
Danke all meinen Testessern und Testkochern!

Nährwertdaten, Gesundheitsinformationen

Alle Rezepte beinhalten Angaben zur Eignung für die schlanke Linie, bei Cholesterinproblemen, Gicht, Rheuma, Verstopfung, Diabetes, Zöliakie, Sprue, Weizenallergie, Milchzuckerunverträglichkeit und Kuhmilchallergie.
Jedes Rezept enthält die errechneten Werte zu Kalorien, Eiweiß, Fett, Kohlenhydraten und BE, also Broteinheiten. Alle Nährwertberechnungen wurden mit Diät 2000 Professional Version 5.0, Soft & Hard, D-Rimbach, D. Beyer durchgeführt. **Da die Lebensmittelinhaltsstoffe natürlichen Schwankungen unterliegen, darf die Nährwertberechnung nur als Richtwert angesehen werden. Besonders Diabetiker müssen dies beachten!** Die für insulinpflichtige Diabetiker interessanten Broteinheiten (Kohlenhydrateinheiten) wurden ebenfalls mit Diät 2000 Professional Version 5.0 berechnet. Ich lege jedem Diabetiker nahe, dass er die Broteinheiten nach seiner gewohnten Methode und mit Hilfe seiner gewohnten Tabelle berechnen soll.

> Tipp <

Alle Rezepte in diesem Buch sind so zusammengestellt, das jeweils der bestmögliche Ergänzungswert herausgeholt wird. Es wurde bewusst auf „rechnerisch" schöne Gerichte verzichtet. Die Gerichte eignen sich für die einfache und schnelle Küche.

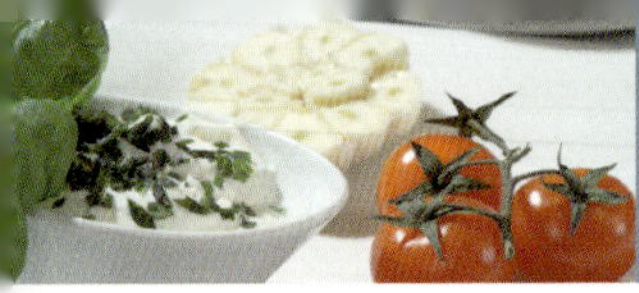

Bedenken Sie, dass bei erhöhtem Cholesterinspiegel, Gicht und Rheuma die Herkunft der Lebensmittel (siehe Einleitung) und das optimale Zusammenspiel der Zutaten viel bedeutender ist, als z. B. der Cholesteringehalt der Speise.

Beispiel:

- Variante 1: Grillkotelett vom Mastschwein mit Semmel, Majonäse und Ketchup
- Variante 2: Grillkotelett vom „Bio-Schwein" mit Vollkornsemmel, Senf, Kren und Endiviensalat

Der Cholesteringehalt beider Speisen ist nahezu ident. Aber **wie** der Körper das Cholesterin aus der Speise aufnimmt und verarbeitet, das können Sie mit der Wahl des Fleisches und der Beilage bestimmen. Bei Variante 2 essen Sie automatisch die „Gegenspieler" des Cholesterins mit, das unerwünschte Cholesterin aus dem Grillkotelett wird abgeschwächt. Wenn Sie Ihr Cholesterinspiegel plagt, dann bevorzugen Sie Variante 2.

Wo erhalten Sie die Lebensmittel für die Speisen?

Alle Zutaten, bis auf das Johannisbrotkernmehl und das glutenfreie Mehl, erhalten Sie in gut sortierten Supermärkten oder in Drogerien. Johannisbrotkernmehl finden Sie unter der Bezeichnung Nestargel® im Reformhaus oder in der Apotheke. Italienfans können es auch dort zu einem sehr günstigen Preis kaufen.
Alternativ dazu erhalten Sie viele Lebensmittel auf Bauernmärkten, in Reformhäusern oder auch teilweise in Apotheken.

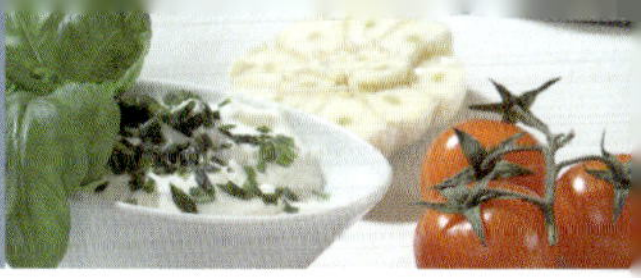

Tipps zur Kräuterverwendung

Getrocknete Kräuter
Mitkochen, damit sich das Aroma entfalten kann.

Frische Kräuter mit fester Struktur
z. B. Lorbeer, Rosmarin, Thymian,
mitkochen.

Frische Kräuter mit feiner Struktur, Tiefkühlkräuter
z. B. Petersilie, Schnittlauch, Kerbel, Basilikum,
kurz vor Ende der Garzeit bzw. nach dem Kochen dazugeben, das Aroma und die Wirkstoffe gehen sonst verloren.

> Tipp <

Kräuter erst unmittelbar vor dem Gebrauch schneiden, um die wertvollen Wirkstoffe und den Geschmack zu erhalten.

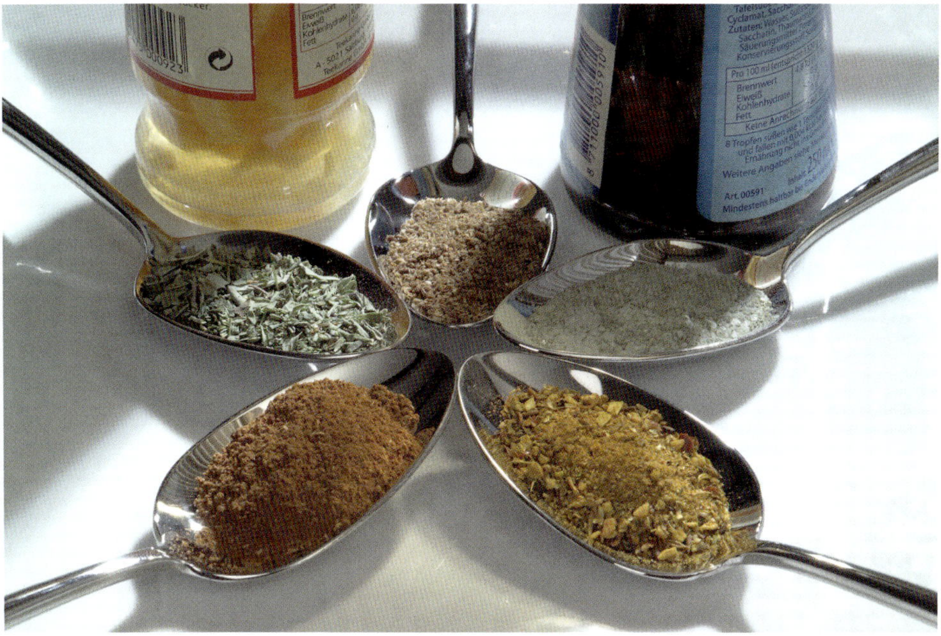

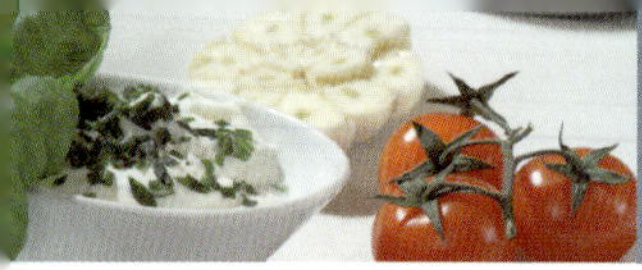

> Tipp <

Werden Speisen gebacken oder gratiniert, muss man die Kräuter immer abdecken, z. B. Pizza: Kräuter mit Käse abdecken, da die Kräuter sonst verbrennen und einen herben Geschmack bekommen.

Frische Kräuter mit feiner und grober Struktur,
d. h. mit feinen Blättern und grobem Stängel,
z. B. Majoran, Oregano, Bergbohnenkraut,
feine Blätter abrebeln, grobe Stängel mitkochen und die feinen Blätter zum Schluss dazugeben.

Tipps für die Zubereitung von Einzelportionen

Wie können Sie ein rohes Ei vierteln, dritteln oder halbieren?

Ganzes Ei versprudeln und die Hälfte (25 g), ein Drittel (17 g) oder ein Viertel (13 g) verwenden. Das restliche Ei können Sie in einer gut verschließbaren Plastik- oder Glasschüssel im Kühlschrank aufbewahren. Bitte stellen Sie das Ei an die kühlste Stelle Ihres Kühlschranks.

Was tun mit Resten von Milchprodukten, wie Jogurt, Topfen, Schafskäse, Buttermilch oder Sauerrahm?

Gut zugedeckt, am besten in einer gut schließenden Plastik- oder Glasschüssel, im Kühlschrank aufbewahren oder tiefkühlen, entweder in Eiswürfelbehältern für kleine Mengen oder in Tiefkühlbehältern bzw. Säcken für größere Mengen. Im Kühlschrank auftauen lassen. Sauerrahm wird durch das Tiefkühlen „grieselig", kann aber trotzdem verwendet werden. Nur zum Binden eignet sich aufgetauter Sauerrahm nicht mehr, da er ausflockt. Einzige Rettung – mit dem Pürierstab alles pürieren.

Wie können Sie 1 TL Öl vierteln?

Das ist nicht möglich, je kleiner die Portion, desto größer im Vergleich ist die benötigte Fettmenge. **Mein Tipp:** Lassen Sie das Fett zum Braten, wo immer dies möglich ist, ganz weg, z. B. beim Anrösten der Zwiebel, und verwenden Sie dafür eine kleine Men-

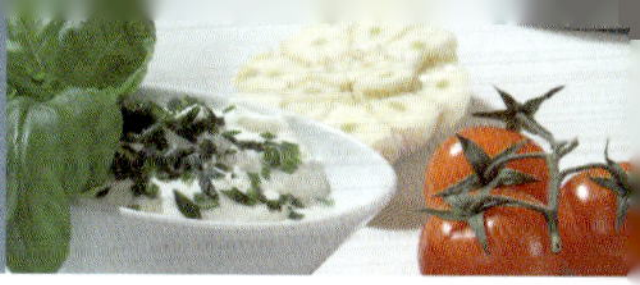

ge hochwertiges Öl für den Salat. Übrigens, Sie können auch unbeschichtete Pfannen zum Braten ohne Fett verwenden. Sie müssen nur die Pfanne ohne Inhalt erhitzen und beim Anrösten und Zugeben der nachfolgenden Zutaten schnell sein. Denn Rösten ohne Fett geht viel rascher!

Wie können Sie die kleinen Mengen am besten abmessen?

Ich empfehle Ihnen die Benützung einer Digital-Waage mit TARA-Funktion, d. h. eine Waage, die Sie immer auf 0 stellen und damit dazuwiegen können. So ersparen Sie sich eine Vielzahl an Messbechern, Löffeln, Tassen usw. Derartige Waagen gibt es heute schon zu günstigen Preisen.

> Tipp <

Auf den nächsten Seiten finden Sie die Zutaten zu allen Rezepten für eine Person. Einfach herausschneiden, in Klarsichtfolie geben oder laminieren und schon haben Sie die Mengen für je eine Portion zu allen Rezepten immer zur Hand.

Bitte fügen Sie die Zutaten ohne Mengenangabe, z. B. Gewürze, noch hinzu!

Alle Rezeptzutaten für eine Person

Hirsepfanne ➤ Seite 29

Ca. ¼ l Wasser, ¼ Suppenwürfel, 90 g Hirse, 250 g Gemüse, frisch oder tiefgekühlt, 25 g Bergkäse, fein gerieben

Schnelles Erdbeer-Frucht-Sorbet ➤ Seite 42

200 g tiefgekühlte Erdbeeren

Heidelbeer-Grießschnitte ➤ Seite 44

450 g Heidelbeeren, frisch oder aufgetaut, 60 g Vollkorn-Weizengrieß, 2 gestrichene EL Maisstärkemehl (10 g) oder 2 Messbecher Johannisbrotkernmehl (2 g), 20 g Honig, Zucker oder 1,5 ml Süßstoff, ½ Ei

Apfelhaufen aus dem Backofen ➤ Seite 46

Pro Apfelhaufen

Apfel: 1 ungeschälter kleiner Apfel à 100 g, 12 g Preiselbeermarmelade

Knödelteig: 30 g Weizen-Vollkornmehl, 30 g Magertopfen, kalt, 28 g hochwertige Butter, kalt, 12 g Zucker, Honig oder 1 g Süßstoff

Apfelnocken ➤ Seite 48

Pro Nocke

1 TL (5 ml) Milch, 1 TL (5 ml) Mineralwasser, ¾ EL (10 g) Weizen-Vollkornmehl, ⅓ (40 g) Apfel, ungeschält, grob geraspelt, ca. 5 g Honig, Zucker oder ½ ml Süßstoff, ⅓ (17 g) Ei

Zum Braten so wenig Esslöffel Rapsöl-Butter-Gemisch wie möglich, Zimt und eine Prise (2 g) Zucker oder Streusüße zum Bestreuen

Fischsalat ➤ Seite 50

65 g Matjeshering, 1 kleines Eck Zwiebel, fein gehackt (16 g), 50 g Ananas oder Apfel, in Würfel, 40 g Sauerrahm, 20 g Naturjogurt, eventuell 1 Stück Essiggurke, gehackt (10 g)

Nudelpfanne mit Lachs und Spargel ➤ Seite 62

90 g Vollkorn-Spaghetti, bissfest garen, 60 g Milch, ½ TL Weizen-Vollkornmehl (4 g), 100 g Spargel, frisch oder tiefgekühlt, 100 g Broccoli, frisch oder tiefgekühlt, 50 g geräucherter Lachs

Schafskäse-Spinatstrudel ➤ Seite 64

½ Packung Blattspinat (350 g), aufgetaut, ½ Packung Schafskäse (60 g), mit den Händen zerbröseln, wenn vorhanden Reste von Reis, Nudeln oder Knödelbrot, 1Blatt Vollkorn-Strudelteig (30 g), 1 TL Rapsöl (8 g)

Kürbiskuchen ➤ Seite 67

Backen Sie einen ganzen Kuchen und frieren Sie den Rest entweder im Ganzen oder gut verpackt in Stücken ein.

Ofenkartoffeln mit kalter Kräutersauce und Gemüsekraut ➤ Seite 71

Ofenkartoffeln: 300 g Kartoffeln, ungeschält halbieren, Kümmel, Salz

Kalte Kräutersauce: 60 g Naturjogurt, 20 g Magertopfen, Schnittlauch, Kresse, Kräutersalz, Pfeffer, gemahlener Kümmel, Knoblauch, 1 Schuss Essig

Gemüsekraut, 200 g Kraut, hobeln, 1 kleine Karotte (50 g), in Streifen schneiden, 1 Stück Lauch (50 g), in Ringe schneiden, 1 kleines Stück Sellerie (25 g), in Streifen schneiden, 1 Schuss Wasser, heiß, ¼ Suppenwürfel ohne Hefe und ohne Glutamat, Kräuter der Provence, Kümmel, Kräutersalz, Pfeffer, Ingwer, Knoblauch, frische Kräuter

Zum Binden: Variante 1 60 g Naturjogurt, 60 g Sauerrahm; **Variante 2** 60 g Milch, etwas Vollkornmehl (6 g)

Fisch unter Kartoffelhaube an Spinatbeet ➤ Seite 74

Spinat: ½ kleines Glas Wasser, ¼ Suppenwürfel ohne Hefe, ohne Glutamat, 400 g Tiefkühlspinat, aufgetaut, Kräutersalz, Pfeffer, Muskat, Knoblauch

Fisch: 1 Fischfilet à ca. 150 g, Kräutersalz, Zitronensaft

Kartoffelhaube: 300 g Kartoffeln, frisch gekocht oder vom Vortag, gerieben, Majoran, Kräutersalz, Pfeffer, ½ Ei, 30 g Sauerrahm, 30 g Naturjogurt

Kernige Nudeln mit Tomatensauce ➤ Seite 75

85 g Vollkornnudeln, bissfest garen, ¼ große Zwiebel, fein gehackt (40 g), ohne Fett oder so wenig wie möglich, 200 g Tomaten frisch, gehackt oder aus der Dose (½ Dose); 25 g Bergkäse, gerieben zum Bestreuen

Servietten-Gemüse-Schnitte ➤ Seite 78

100 g Knödelbrot, 100 ml heißes Wasser, 100 g Tiefkühlgemüse, 1 Ei, 1 Teelöffel Kräuter der Provence, etwas Muskat, etwas Kräutersalz (2 g), frische Petersilie, gehackt, ¼ Bund Schnittlauch zum Bestreuen

250 g Sauerkraut, Kümmel, Wacholderbeeren

Zum Bestreuen und Ausfertigen: 30 g Bergkäse, gerieben, 10 g hochwertige Butter

Nudelgratin mit Gemüse ➤ Seite 80

½ Ei, 100 ml Milch, 75 g Vollkorn-Spiralnudeln, halbweich garen, 300 g Tiefkühlgemüse, 25 g Blauschimmelkäse, mit der Hand zerbröckeln

Salatmarinaden ➤ Seite 82, 87

Die Marinaden halten im Kühlschrank über mehrere Tage, vorausgesetzt Sie achten bei den Rohprodukten auf das Mindesthaltbarkeitsdatum, daher habe ich auf eine Reduktion der Zutaten verzichtet.

Topfenteig für Obstknödel – Schnellvariante ➤ Seite 93

20 g Weizen-Vollkorngrieß, 25 g Vollkornbrösel, ½ Ei, ½ Packung Magertopfen (125 g)

Gewürze wie angegeben + 1 TL Zucker oder 1 ml Süßstoff

Brot – Blitzrezept ohne Hefe ➤ Seite 97

Nur 1 Brötchen zu backen widerspricht jedem ökonomischen Gedanken. Frieren Sie die restlichen Brötchen ein und backen Sie sie z. B. auf dem Toaster wieder auf.

Alle Rezeptzutaten für eine Person

Palmbrezerl aus Kamutmehl ➤ Seite 98

½ Menge vom angegebenen Rezept = ca. 7 Brezerl 200 g Kamutmehl, 40 g Rapsöl, 35 g Zucker oder 3 ml Süßstoff, ¼ Würfel Hefe, frisch, 60–75 g lauwarme Milch, 1 Ei

Curryreispfanne ➤ Seite 101

100 g Naturreis, 1 kleine rote Zwiebel, in Ringe schneiden (75 g), ¼ Stange Lauch, in Ringe schneiden (50 g), ein paar Champignons (60 g), vierteln, 200 g Tiefkühlgemüse, auftauen, 50 g Räucherlachs

Zum Bestreuen: 30 g Tilsiter Käse, 25 % F.i.T., gerieben

Polentabrot ➤ Seite 102

1 kleines Brot/7 Scheiben

250 g Weizen-Vollkornmehl, ¼ Würfel Hefe, frisch (20 g), ca. 70 g Polenta, gekocht gewogen, ca. 180 ml lauwarmes Wasser, 1 Teelöffel Raps- oder Olivenöl (5 g), evtl. 15 g Sonnenblumenkerne, 1 Teelöffel Kräutersalz (ca. 6 g), 1 Teelöffel Brotgewürz

Kalbsstelze mit gebratenen Kartoffeln und Gemüse ➤ Seite 107

Laden Sie sich Gäste ein! Eine Mini-Kalbsstelze gibt es leider nicht.

Hühnerbrust mit Nudeln auf Gemüse ➤ Seite 108

80 g Wasser oder Gemüsesuppe, 75 g Vollkornnudeln, roh, 250 g Frisch- oder Tiefkühlgemüse, 100 g Tomaten frisch oder aus der Dose (1 kleine Dose), 125 g Hühnerbrust im Ganzen

Provenzalisches Omelett ➤ Seite 109

50 g Rindfleischreste, ersatzweise Schinken, würfeln, so wenig Öl wie möglich, 250 g Tiefkühlgemüse, evtl. Reste von Kartoffeln, Reis, Nudeln, 1–2 Eier, 2 EL Milch (20 g), 1 TL Haferkleie (10 g), 50 g würziger Käse, gerieben

Lachsnudeln ➤ Seite 113

1 kleine Zwiebel (60 g), in Ringe schneiden, 1½ Schoten bunte Paprika (250 g), in Stücke schneiden, 90 g Vollkornspaghetti, bissfest garen, 50 g geräucherter Lachs, in Stücke schneiden, 60 g Naturjogurt

Fisch in zarter Kräutercreme ➤ Seite 114

1 beliebiges Fischfilet (150 g), Kräutersalz, Zitronensaft

Kräutercreme: ¼ Becher Sauerrahm (60 g), Zitronensaft, Kräutersalz, weißer Pfeffer, Dill, Petersilie, Kerbel, Schnittlauch, wenig Estragon zum Belegen: 1 kleine Tomate, in Scheiben schneiden (80 g)

Gemüsenudeln ➤ Seite 118

Wenig Öl oder kein Öl, ¼ Zwiebel (25 g), in Ringe schneiden, Kraut (100 g), hobeln, 250 g beliebiges Frisch- oder Tiefkühlgemüse, 90 g Vollkornnudeln, bissfest garen, 2 EL Naturjogurt zum Verfeinern (30 g), 25 g Bergkäse zum Bestreuen

Sauerkraut-Käsepuffer ➤ Seite 120

½ Packung Sauerkraut à 250 g, ½ Ei, 2 EL Weizen-Vollkornmehl (30 g), wenig Rapsöl zum Braten, 25 g Käse zum Bestreuen

Gerührte Linzer Torte – alle Varianten ➤ Seite 141, 142

Backen Sie den ganzen Kuchen, laden Sie Freunde ein oder frieren Sie den Rest entweder im Ganzen oder in Stücke geschnitten und gut verpackt ein.

Kirschkuchen – alle Varianten ➤ Seite 144, 145

Backen Sie den ganzen Kuchen, laden Sie Freunde ein oder frieren Sie den Rest entweder im Ganzen oder in Stücke geschnitten und gut verpackt ein.

Apfelkuchen – alle Varianten ➤ Seite 146, 147

Backen Sie den ganzen Kuchen, laden Sie Freunde ein oder frieren Sie den Rest entweder im Ganzen oder in Stücke geschnitten und gut verpackt ein.

Eisschlemmerei ➤ Seite 157

Eine kleine Menge lässt sich schlecht pürieren. Deshalb bezieht sich die Mengenangabe auf 2 Portionen. Den Rest können Sie tiefkühlen. Vor dem Essen leicht antauen lassen, sonst ist das Eis steinhart.

Zutaten für 2 Portionen: Ca. 250 g ungezuckerte Tiefkühlbeeren, z. B. Erdbeeren, 60 g Naturjogurt = ¼ Becher

Brot, glutenfrei ➤ Seite 163

Backen Sie die Gesamtmenge und bewahren Sie das restliche Brot in einer Brotdose auf oder frieren Sie es entweder im Ganzen oder in Stücke geschnitten und gut verpackt ein.

Anti-Cholesterin-Creme ➤ Seite 171

2 Messerspitzen Haferkleie, 1 EL Magerjogurt, 1 EL Magertopfen, 2 EL Vanillepudding (ersatzweise fertig gekaufter Vanillepudding), 60 g Beerenobst, ½ TL Preiselbeermarmelade, 1 gestrichener Teelöffel Honig oder Zucker

Diabetikervariante: ½ ml Süßstoff anstatt Zucker oder Honig, ¼ TL Beerenmarmelade lt. Rezept anstatt herkömmlicher Preiselbeermarmelade

Kuchen – Cholesterinschmeichler ➤ Seite 173

Backen Sie den ganzen Kuchen, laden Sie Freunde ein oder frieren Sie den Rest entweder im Ganzen oder in Stücke geschnitten und gut verpackt ein.

Apfelmiasl ➤ Seite 177

250 g Äpfel, ca. 75 g Weizen-Vollkornmehl, ca. 60 g Wasser, wenig Rapsöl zum Braten

Heidelbeernocken ➤ Seite 178

250 g Heidelbeeren, 75 g Weizen-Vollkornmehl, ca. 3 EL Wasser

Süße Saucen ➤ Seite 117

Basissauce 1: ⅛ l Milch (125 g), 5 g Maisstärke, 1 TL Zucker oder 1 ml Süßstoff

Basissauce 2: ⅛ l Milch (125 g), 1 Messbecher Johannisbrotkernmehl (1 g), 1 TL Zucker oder 1 ml Süßstoff

Anhang

Rezept

Glutenfreies Kirchmaier-Universalmehl

- 150 g Buchweizen
- 100 g Hirse
- 125 g Polenta oder Maismehl
- 100 g Sojamehl
- 25 g Apfelfaser
- 150 g Maisstärke
- 35 g Nestargel
- 100 g Kastanienmehl
- 40 g Haselnüsse, evtl. schon gerieben
- 25 g Leinsamen

Alle Zutaten vermengen.

In einem leistungsstarken elektrischen Standmixer fein vermahlen.

Sie können natürlich auch alle Zutaten separat mahlen. S.u.

✗ Anstatt Getreidemehle zu kaufen, können Sie Buchweizen, Hirse und Mais in einer Getreidemühle mahlen. Achten Sie bei den Getreidemühlen, dass sie nur für glutenfreies Getreide verwendet werden und beim Hersteller mit glutenfreiem Getreide eingemahlen wurden.
Sojabohnen, Haselnüsse und Leinsamen lassen sich in einer elektrischen Kaffeemühle fein mahlen.
Apfelfaser können Sie selbst herstellen, indem Sie Äpfel trocknen und die gut getrockneten Äpfel in einer elektrischen Kaffeemühle fein mahlen. Oder Sie kaufen die Apfelfaser z. B. bei der glutenfreien Bio-Bäckerei Hauber in Kufstein/Tirol.

100 g dieser glutenfreien Mischung enthalten

Kcal	kJ	Eiweiß/g	Fett/g	KH/g	BE	G. Ballast / g
328	1373	11	8	53	4,4	10,3

D. h., der Ballaststoffanteil entspricht dem eines Weizen-Vollkornmehls. Auch der Kalorien- und Eiweißgehalt sind fast ident. Daher ist es möglich, dass Sie dieses Mehl 1:1 statt Weizen-Vollkornmehl verwenden können.

Zucker- und BE-Gehalt von Apfelsorten

Sorte	Geschmack	Zuckergehalt gesamt g/kg	g/Broteinheit	BE/100 g
Kaiser Alexander	süß	4,7	255	0,4
Lavanttaler Bananenapfel	süß	19,7	61	1,6
Ilzer Rosen	süß	20,7	58	1,7
Schafnase	süß	22,6	53	1,9
Maschanzker	süß	22,8	53	1,9
Sternrenette	süß	24,59	49	2,0
Gravensteiner	harmonisch	10,5	114	0,9
Jakob Lebel	harmonisch	11	109	0,9
Baumanns Renette	harmonisch	16,6	72	1,4
Berner Rosenapfel	harmonisch	21,3	56	1,8
Kronprinz Rudolf	harmonisch	21,7	55	1,8
Rheinischer Bohnapfel	harmonisch	23,3	52	1,9
Trierscher Mostapfel	sauer	9,1	132	0,8
Boikenapfel	sauer	16,1	75	1,3
Lavanttaler Mostapfel	sauer	17,8	67	1,5
Seiling	sauer	20,3	59	1,7
Plattapfel	sauer	21,7	55	1,8
Grünstettiner	sauer	34	35	2,8
Boskoop	sauer	15	80	1,3
Intensivanbau-Apfelsorten				
Gala		11,6	103	1,0
Elstar		11,6	103	1,0
Idared		11,9	101	1,0
Golden Delicious		13,5	89	1,1
Braeburn		13,6	88	1,1
Jonagold		18,3	66	1,5

weitere Daten auf Anfrage unter www.kernobst.at

Quelle: Journal für Ernährungsmedizin, Nr. 1/2005, 7. Jahrgang, Seite 30 ff

Bewährte Teesorten

Dieser Tee	hilft bei
Schwarztee	Durchfall (mindestens 10 Min. ziehen lassen)
Hagebutte	Verkühlung, Grippe
Kamille	Magenproblemen, Entzündungen
Pfefferminze	Erkältungen, Verdauungsproblemen
Johanniskraut	Schlafstörungen, Nervosität
Malve	Verschleimung
Salbei	Halsschmerzen, Milchstau in der Brust bei stillenden Müttern
Brennnessel	Nierenproblemen, Wasseransammlungen (schwemmt aus)
Wermut	Appetitlosigkeit
Anis, Kümmel, Fenchel	Blähungen, Darmkrämpfen

Durchforsten Sie Ihren Speiseplan!

Fühlen Sie sich fit, mit dem richtigen „Sprit" – Teil 1!

Dass das Auto immer den richtigen Sprit bekommt, versteht sich von selbst. Wie schaut es aber mit Ihrer „Spritversorgung" aus? Machen Sie auf den nebenstehenden Listen jeweils einen Strich, wenn Sie ein Lebensmittel aus der entsprechenden Gruppe verspeist haben. Nehmen Sie täglich einen anderen Farbstift dafür. Vergleichen Sie das Ergebnis mit den Empfehlungen!

	Getreide, Kartoffeln, Hülsenfrüchte	Gemüse und Salat	Obst	Milch und Milchprodukte	Trinkflüssigkeit
Besonderheiten	Bevorzugen Sie Vollkornprodukte!	Bevorzugen Sie Frisch- und Tiefkühlgemüse! Legen Sie Gemüse nie ins Wasser!	Essen Sie Obst ungeschält! Bevorzugen Sie Frisch- oder Tiefkühlobst!	Stärken die Knochen! Bevorzugen Sie fettarme Milchprodukte!	Verteilen Sie die Flüssigkeit über den Tag. Einmal ein Riesenschluck bringt nicht sehr viel!
Empfehlung	> 3 Portionen täglich	> 3 Portionen täglich	> 3 Portionen täglich	> 3 Portionen täglich	> mindestens 1 Liter täglich!
1 Portion entspricht…	…1 Scheibe Brot oder 1 hühnereigroßen Kartoffel oder je ca. 4 gehäuften Esslöffeln Nudeln, Reis…	…1 Hand voll Salat oder 1 Stück Gemüse, z. B. Karotte oder 4 gehäuften Esslöffeln Beilagengemüse…	…1 Stück Obst, z. B. 1 Apfel	…1 kleinen Becher Joghurt, Buttermilch, Obstgarten… oder 1 Glas Milch oder 2 Scheiben Käse	Kaffee und Alkohol zählen nicht dazu!
Montag					
Dienstag					
Mittwoch					
Donnerstag					
Freitag					
Samstag					
Sonntag					

Fühlen Sie sich fit, mit dem richtigen Sprit – Teil 2!

Bestimmte Lebensmittel müssen Sie nicht täglich verzehren, sie gehören aber trotzdem zu einem gesunden Essen dazu

	Fleisch und Fleischprodukte	Fisch	Eier	Öle, Fette	Süßigkeiten, Schokolade, Knabbergebäck
Besonderheiten	Ziehen Sie Fleisch und Schinken anderen Fleischprodukten vor!	Verzehren Sie nur selten Fischstäbchen und in Fett gebackenen Fisch. Meeresfische bevorzugen!	So sparsam wie möglich!	Achten Sie auf versteckte Fette in Wurst, Kuchen, Schokolade, Gebäck, Käse…	Je weniger, desto besser!
Empfehlung	maximal 3 Portionen pro Woche	mindestens 2 Portionen pro Woche	3 Eier pro Woche (inklusive Kocheier)	Beachten Sie die Fettregel" für das „gesunde" Verwenden von Fett. Dünn Butter auf das Brot, raffinierte Öle zum Kochen, kaltgepresste Öle für den Salat.	
1 Portion entspricht…	1 handtellergroßen Stück Fleisch oder 2 Scheiben Wurst.	1 handtellergroßen Stück Fisch	1 Hühnerei		
Montag					
Dienstag					
Mittwoch					
Donnerstag					
Freitag					
Samstag					
Sonntag					

Vorträge, Workshops, Kurse, Seminare…

Sie möchten einen Kurs, Vortrag oder Kochkurs in Ihrer Nähe? Sie sind auf der Suche nach einem Ernährungscoach für Ihren Betrieb?

- Sie suchen eine Referentin für einen Vortrag?
- Sie planen eine Veranstaltung und möchten diese durch ein Rahmenprogramm auflockern?
- Die Gesundheit Ihrer Mitarbeiter ist Ihnen wichtig?
- Sie leiten einen Gastronomiebetrieb?
- Sie sind Berghüttenbetreiber und wollen Ihre Speisekarte mit Bergsportler-Gerichten veredeln?
- Sie möchten eine ernährungsmedizinische Therapie starten?
- Sie möchten einen meiner Vorträge, Workshops und Kochkurse besuchen?

Dann kontaktieren Sie mich!

Angelika Kirchmaier
Diaetologin, Gesundheitswissenschafterin i. A.,
ORF Radio Tirol Ernährungsexpertin, Fachhochschullektorin, Köchin

Praxis für ernährungsmedizinische Beratung und Therapie
Schauküche
Lindrainweg 64
A-6361 Hopfgarten/Tirol
http://www.angelika-kirchmaier.at

Die ideale Ergänzung zu diesem Ratgeber

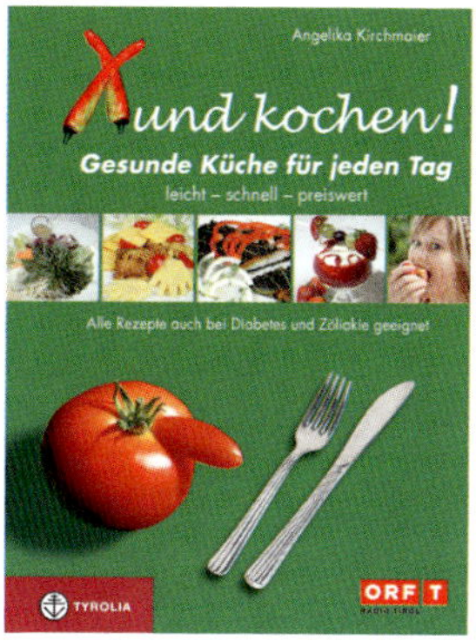

Xund Kochen!
Die erfrischende Rezeptsammlung für den gesunden Alltag im strapazierfähigen Ringbuch.

248 Seiten, 103 farbige Abbildungen
ISBN 978-3-7022-2900-9
€ 19,90

Literaturverzeichnis

Biesalski, Hans-Konrad et al: Ernährungsmedizin, Georg Thieme Verlag Stuttgart, 1995

Dge Info: Fachinformation der deutschen Gesellschaft für Ernährung e.V. Umschau Zeitschriftenverlag Breidenstein GmbH, 10/2004

Die große GU Nährwert- und Kalorientabelle, Gräfe Unzer Verlag, 2004/05

Elmadfa/Leitzmann: Ernährung des Menschen, 2. Auflage, Verlag Eugen Ulmer Stuttgart, 1990

Ernährung im Fokus: aid Infodienst Bonn, 4 (2004), Heft 2

Ernährung und Medizin: Hippokrates Verlag Stuttgart, 19 (2004), Heft 3

Ernährungsumschau, Forschung und Praxis: Umschau Zeitschriftenverlag Breidenstein GmbH, Frankfurt/Main, 51 (2004), Heft Februar

Ernährungsumschau, Forschung und Praxis: Umschau Zeitschriftenverlag Breidenstein GmbH, Frankfurt/Main, 51 (2004), Heft April

Ernährungsumschau, Forschung und Praxis: Umschau Zeitschriftenverlag Breidenstein GmbH, Frankfurt/Main, 51 (2004), Heft Oktober

Ernährungsumschau, Forschung und Praxis: Umschau Zeitschriftenverlag Breidenstein GmbH, Frankfurt/Main, 51 (2004), Heft Dezember

Heepe, Fritz: Diätetische Indikationen, 3. Auflage, Springer Verlag, Berlin, Heidelberg 1998

Huth/Kluthe: Lehrbuch der Ernährungstherapie, Georg Thieme Verlag Stuttgart, 2. Auflage, 1995

Journal für Ernährungsmedizin: Krause & Pachernegg GmbH, Verlag für Medizin und Wirtschaft, Gablitz, 1/2005, S. 30 ff

Kasper, Heinrich: Ernährungsmedizin und Diätetik, 8. Auflage, Urban und Schwarzenberg, 1996

Kochpraxis & Gemeinschaftsverpflegung KKA, Managementzeitschrift für das Care Catering, Matthaes Verlag Stuttgart, 52 (2004), Heft 4 KKA, S. 52

Lassel´s Kräutergoldbuch, Autor und Verlag unbekannt, erschienen 1937

Müller: Praxis der Diätetik und Ernährungstherapie, Hippokrates Verlag, Stuttgart, 2001

Nestlé Nutrition Service: Die Ernährung des jungen Kindes, Band 2, Raven Press, New York, 1990

Nutrition News Journal für Ernährungsmanagement und Therapie: Herausgeber Verband der Diaetologen Wien, 1/2004

Österreichischer Ernährungsbericht 2003: Institut für Ernährungswissenschaften Universität Wien, Bundesministerium für Gesundheit und Frauen

Prof. Dr. med. Reinhold Kluthe (Herausgeber): Ernährungsmedizin in der Praxis, Aktuelles Handbuch zur Prophylaxe und Therapie ernährungsabhängiger Erkrankungen, Stand 2002

Schauder, Ollenschläger: Ernährungsmedizin Prävention und Therapie, Urban und Fischer Verlag München Jena, 2. Auflage, 2003

VFED aktuell: Zeitschrift des Vereins zur Förderung der gesunden Ernährung und Diätetik, Aachen, Nr. 75 (2003), Dezember 03

VFED aktuell: Zeitschrift des Vereins zur Förderung der gesunden Ernährung und Diätetik, Aachen, Nr. (2005), Februar 05

VFED aktuell: Zeitschrift des Vereins zur Förderung der gesunden Ernährung und Diätetik, Aachen, Nr. 78, März/April 04

Zschocke/Hoffmann: Vademecum Metabolicum, Diagnose und Therapie erblicher Stoffwechselkrankheiten, 2. Auflage, Schattauer Verlag, Stuttgart, 1999

Mein 1. Kochbuch, Schulbuch Nr. 1366, Vorarlberger Verlagsanstalt Ges.m.b.H. Dornbirn

Stichwortverzeichnis

50 kunterbunte Fettspartipps

- Braten und rösten Sie, wo immer möglich, ohne Fett. Übrigens, Sie können auch unbeschichtete Pfannen zum Braten ohne Fett verwenden. Sie müssen nur die Pfanne ohne Inhalt erhitzen und beim Anrösten und Zugeben der nachfolgenden Zutaten schnell sein. Denn Rösten ohne Fett geht viel rascher!
- Verwenden Sie kein zusätzliches Fett, wenn Sie Speck oder Wurst anrösten. Durch die Hitze tritt ausreichend Fett von Wurst und Speck aus.
- Messen Sie das Salatöl mit einem Löffel ab. 1 EL Öl entspricht rund 100 kcal! Vergleiche: Der durchschnittliche Tageskalorienbedarf liegt bei 2000 kcal. Also besser keine flotte Runde mit der Ölflasche über den Salat!
- Messen Sie das Bratöl und Bratfett ab. Auch hier entspricht 1 EL Fett rund 100 kcal.
- Backen in der Backform oder auf dem Blech: Verwenden Sie Backpapier, vorzugsweise Dauerbackfolie und Silikonbackformen. Letztere müssen Sie nur hin und wieder einfetten. Reinigen Sie die Silikonbackformen nicht im Geschirrspüler, denn sonst müssen Sie die Backform jedes Mal erneut befetten. Auch hier gilt die Regel 1 EL = 100 kcal.
- Fett ist nicht gleich Fett. Gesättigte Fette machen fett, ungesättigte wirken wie Balsam für den Körper. Natürlich macht die Dosis das Gift. Achten Sie bei allen fettreichen Lebensmitteln auf eine hohe Qualität. Bevorzugen Sie z. B. weiche Butter anstatt harter.
- Ersetzen Sie einen Teil der fettreichen Nüsse durch Haferflocken und/oder Müsli.
- Verleihen Sie den fettarmen Austauschprodukten, z. B. Haferflocken, mehr Aroma, indem Sie die Flocken trocken ohne Fett rösten.
- Fett ist ein Geschmacksträger, verleihen Sie den Gerichten mehr Geschmack, indem Sie reichlich natürliche Kräuter und Gewürze verwenden.
- Ersetzen Sie bei Kuchen und Süßspeisen einen Teil der Schokolade durch Kakaopulver.
- Verwenden Sie Eier der Größe M, statt L.
- Bevorzugen Sie Eier von Betrieben, die keinen Mais und „Kunstgemische" verfüttern. Mais verschlechtert die Fettzusammensetzung.
- Verwenden Sie anstatt 40%igem Topfen Magertopfen.
- Verwenden Sie anstatt Crème fraîche Sauerrahm oder Qimiq®
- Ersetzen Sie einen Teil des Mascarinos durch Sauerrahm, z. B. für Tiramisu
- Verwenden Sie anstatt Sauerrahm Naturjogurt.
- Verwenden Sie anstatt vollfettem Naturjogurt Magerjogurt.
- Ersetzen Sie für Aufläufe, Gratins oder andere Mischungen aus Ei und Rahm einen Teil des Rahms durch Milch.
- Braten Sie fettarmes Fleisch vor dem Garen im Rohr an, damit sich die Poren verschließen und der Fleischsaft nicht austreten kann.